Expertises et addictions

Les trajectoires de « sortie »
à l'épreuve des savoirs professionnels et expérientiels

Conception et dynamique des organisations

Collection dirigée par
Alain Max Guénette et Jean-Claude Sardas

Projet éditorial :

La collection *Conception et dynamique des organisations* a l'ambition d'aborder les enjeux organisationnels, qu'ils relèvent de la transformation des structures et dispositifs, de la gestion des ressources humaines, des relations professionnelles, des enjeux de communication, de gestion ou d'innovation ainsi que des questions relatives au travail et à la place du travail humain dans les organisations.

Graphisme :

Samantha Guénette et F. Paolo Sciortino Agence – B+
bpositive.pa@gmail.com

Line PEDERSEN

Expertises et addictions

Les trajectoires de « sortie » à l'épreuve des savoirs professionnels et expérientiels

Préface de Dominique Jacques-Jouvenot

L'Harmattan

5-7, rue de l'Ecole-Polytechnique, 75005 Paris

http://www.editions-harmattan.fr

ISBN : 978-2-343-16173-0
EAN : 9782343161730

Remerciements

Je tiens tout d'abord à remercier Dominique Jacques-Jouvenot, ma directrice de thèse, pour son accompagnement humain et scientifique, ainsi que pour avoir accepté de porter son regard sur mon travail à travers sa préface. Merci également aux membres du jury d'avoir accepté d'évaluer mon travail, d'y apporter des pistes et des critiques m'ayant permis de faire des ajustements pour la publication du présent ouvrage.

J'adresse mes sincères remerciements à Sophie Le Garrec, maître d'enseignement et de recherche, ma collègue et collaboratrice à l'Université de Fribourg. Merci pour les conseils, les critiques, les relectures et surtout de m'avoir convaincu de publier mon travail. Merci également à la Chaire de travail social et politiques sociales de l'Université de Fribourg de m'avoir donné le coup de pouce nécessaire à cette publication. Je remercie Alain-Max Guénette de m'avoir grandement aidé à mettre aux normes mon document pour la publication et d'avoir accepté de le publier dans la collection « Conception et dynamique des organisations ».

Un très grand merci également aux équipes des CSAPA et aux associations d'entraide pour leur disponibilité, leur soutien et leurs conseils. Je leur suis très reconnaissante d'avoir accepté de constituer mon terrain de recherche. Mes remerciements vont aux interlocuteurs, usagers, soignants et bénévoles militants pour leur disponibilité à mon égard.

Je souhaite exprimer également ma grande reconnaissance envers ma famille qui, malgré la distance, m'a toujours soutenue et encouragée. Ce travail leur est entièrement dédié.

Enfin, je pense à tou-te-s mes ami-e-s et mes amours, de près et de loin, qui m'ont encouragée et soutenue tout au long du processus.

Sommaire

Préface

L'ouvrage que nous propose Line Pedersen pose un problème contemporain fréquemment rencontré qui est celui de l'addiction et des manières que chaque personne concernée par ce problème trouve pour s'en sortir.

L'originalité de son travail est de partir de l'analyse des modalités de sortie du processus d'addiction pour reconstruire ce qu'elle nomme « des trajectoires de déprise ». Car les manières de sortir de la carrière de dépendant sont intimement liées à la façon dont les personnes y sont entrées. Line Pedersen reconstruit les étapes de ces trajectoires de déprise, passant du déni de l'addiction au travail sur soi, en passant par certaines épreuves qui jalonnent les parcours des uns et des autres. Les chemins de déprise ne sont pas tous les mêmes et l'auteure les décrit très finement et nous fait saisir l'existence de modes de sorties de l'addiction différents qui consistent, soit « à changer la vie en se normalisant, changer de vie pour mieux vivre ou encore changer de vie en maintenant un lien au produit ».

Le lecteur comprend que tout est long dans la trajectoire de déprise : du glissement à la chute en passant par la descente aux enfers, toute cette part de soi est là bien avant que ne commence la prise de conscience et la demande d'aide. Ce parcours est fait de chutes, de bricolage, d'essais et d'erreurs, d'astuces pour ne pas échouer et devenir ainsi compétent dans l'apprentissage de sa propre déprise. Longue est la route qui conduira le dépendant vers le soin et l'abstinence.

L'auteure nous met en contact tout au long de ce texte, avec les controverses qui confrontent souvent les milieux médicaux professionnels et les patients, chacun prétendant détenir la compétence nécessaire pour agir sur ce problème d'addiction : savoir médical d'un côté et savoir expérientiel ou biographique de l'autre. Nous voilà placés devant des enjeux de pouvoir et d'expertise.

Pour nous donner à comprendre ces conflits, Line Pedersen nous propose une remarquable description de cette catégorie du savoir qu'est le savoir biographique ou expérientiel. L'expérience de la dépendance est, selon les interviewés, le seul moyen, de savoir comment s'en défaire. C'est parce qu'on est passé par là - la dépendance à l'alcool ou à la drogue — que l'on sait comment en sortir. Ce savoir, une fois partagé permet au dépendant d'élaborer des stratégies de déprise. Sur la base de ce savoir collectif, se construit une preuve expérientielle commune qui permet au patient d'avancer sur le chemin de l'abstinence définitive. Mais, ce savoir expérientiel n'a de réelle efficacité que dans sa mise en récit. L'expérience « éprouvée » est la seule façon d'accéder au savoir thérapeutique et suppose une mise en récit, lieu d'une prise de conscience de la maladie inscrite dans cette histoire singulière.

Le chemin de l'abstinence, objectif ultime de la trajectoire de dépendant passe par un travail émotionnel qui consiste à se connaître, devenir un « soi authentique » en maîtrisant ses émotions. La maîtrise des affects apparaît donc comme un second niveau de savoir qui ouvre le chemin vers l'abstinence. Le savoir expérientiel rend possible ce que les patients appellent l'abstinence heureuse, que Line qualifie très joliment de compétence au bonheur. Tout au long de sa démonstration Line nous fait rencontrer ceux qu'elle nomme « les héros ordinaires », ceux qui ont réussi à vaincre toutes les épreuves jusqu'à atteindre cette abstinence heureuse et seront sortis d'affaire une fois capable de transmettre ce savoir à des collègues moins chanceux. Le héros ordinaire fait figure de preuve du bien-fondé de l'abstinence.

C'est un beau travail socioanthropologique à partir de terrains d'observation difficiles. Line a cette qualité qui consiste à s'impliquer sur son terrain tout en trouvant la bonne distance avec les acteurs. Elle a su construire avec eux une relation de confiance. Car pour comprendre l'expérience biographique des dépendants, il faut – comme elle nous le dit dans de très belles pages de cet ouvrage –, être prise par son terrain (J.-F. Saada) comme les acteurs ont été pris eux-mêmes par l'alcool. Elle s'est laissée faire et elle a bien fait, pour notre plus grand plaisir de lecteur.

Dominique Jacques-Jouvenot
Professeure de socioanthropologie
LASA-UBFC (EA3189)

Introduction

La distinction expert-profane se fait souvent en référence au savoir et à l'expertise. Cette distinction est habituellement employée pour donner sens à la revendication d'un savoir des personnes sans titre professionnel dans un domaine donné de leur expérience, que ce domaine relève du champ de la santé, du social, de la technologie, etc. Le terme « expertise profane » ou « savoir profane » donne ainsi une certaine légitimité à leur intervention ou à ce qu'ils apportent leur point de vue sur le sujet. Mais qu'est-ce que finalement une « expertise profane » ? N'est-ce pas un terme qui légitime, mais aussi réduit le savoir des citoyens à certains aspects de leur expérience ? Cet ouvrage entend questionner cette notion d'expertise profane dans un domaine où, justement, les savoirs disciplinaire et professionnel doivent faire face à une longue tradition d'intervention dite profane, celui des addictions. Ici les associations d'entraide ont survécu quasiment dans leur forme initiale qui est celle de baser leur aide sur leur propre expérience de l'addiction, contrairement au domaine institutionnel d'intervention, nommé désormais addictologie. Ce dernier s'est transformé au fil des décennies en fonction de découvertes scientifiques, changements sociétaux et juridiques, positionnements politiques et moraux. Ce deuxième mot du titre du présent ouvrage, addictions, est également un terme que l'on entend interroger, mais qui est aussi celui qui permet de rassembler sous un terme ce que plusieurs personnes expérimentent avec des produits psychoactifs : une forme d'emprise totale ou partielle.

En effet, quand une personne identifie une consommation problématique de produits psychoactifs, elle tente de se saisir des conséquences de ce trouble pour agir dessus et contrôler son devenir. Il faut ici entendre le terme de trouble au sens large, c'est-à-dire pour signifier l'expérience de quelque chose qui « ne va pas » et donc la manière dont les personnes sont affectées par ce « trouble » et non pas dans le sens restreint d'un trouble mental ou médical. Comment les personnes consommatrices d'un produit psychoactif s'y prennent concrètement pour faire face à une situation problématique, pour identifier, élucider et traiter ce trouble défini habituellement par les termes d'alcoolisme ou de toxicomanie ?

Une manière d'avoir accès à ces *trajectoires de déprise*, est de passer par des collectifs déjà stabilisés, c'est-à-dire que la « solution » qu'ils proposent, cristallisée dans une institution ou une association, ne pose plus question, leur existence « va de soi ». Ces collectifs sont certes stabilisés à divers degrés, mais tentent tous d'apporter une réponse spécifique au trouble. Nous posons l'hypothèse que c'est en s'affiliant à un (ou plusieurs) de ces collectifs que les personnes en prise avec le produit « bricolent », à l'image du processus opératoire de la pensée mythique (Lévi-Strauss, 1962), non seulement une solution, mais aussi une définition de l'addiction, tendant par-là à lui donner un sens.

Le terme de trajectoire de déprise doit ici être compris au sens de se déprendre des différentes formes de contraintes qui peuvent ici à la fois être une pratique, une maladie, des conditions de vie ou des conséquences indésirables d'une consommation de produits psychoactifs. Ce terme de déprise renvoie à l'idée d'un processus, fait de tâtonnements, de bricolage du sens, d'adaptation et de résistance aux contraintes sociales, morales et institutionnelles de la « sortie » d'une consommation dite problématique des produits psychoactifs. Ce concept vise à compléter à la fois la notion de « ligne biographique dominante » d'Albert Ogien qui définit la toxicomanie à partir de l'observation des trajectoires des usagers, mais aussi la distinction que fait Marc-Henry Soulet (2009) entre deux formes principales que peut prendre la « sortie » de cette ligne biographique dominante du point de vue des dispositifs de prise en charge : changement radical de sa vie (professionnelle, sociale, familiale) aboutissant à une forme de « conversion identitaire » par l'inculcation institutionnelle ou aménagement de son existence pour, éventuellement, « vivre avec » (les produits, l'addiction), et donc une sorte de « négociation identitaire » par une logique de subjectivation. Cette distinction reprend en partie la tension entre d'un côté l'abstinence totale et définitive, et de l'autre l'aménagement et le contrôle de ses consommations.

Il est néanmoins important de souligner que le processus de déprise n'est jamais définitif, c'est un perpétuel mouvement d'aller-retour entre consommations, abstinence totale et rechutes dans une conduite addictive. C'est en ce sens que le terme de déprise ne s'applique pas ici complètement au sens que l'on donne habituellement (désengagement des mondes sociaux contraignants, Caradec, 2008), mais renvoie plutôt à différentes formes de sortie de l'addiction en tentant de dépasser la dichotomie habituelle entre abstinence totale et définitive (qui est aussi la forme de sortie socialement valorisée) et la consommation contrôlée (qui peut posséder aussi une dimension normative dans certaines associations d'usagers). Dans cette perspective, quelles sont les modalités de la sortie d'une addiction et quels sont les facteurs individuels, sociaux et institutionnels qui déterminent les différentes formes de déprise ? Est-ce que les différentes formes d'accompagnement proposées favorisent un type de déprise en particulier ? Et sur quels critères pratiques, normatifs et moraux repose alors ce type de déprise ?

Cette recherche s'inscrit dans une démarche ethnographique et prend pour angle d'attaque les situations problématiques de la consommation des produits psychoactifs, autrement dit la transformation de la consommation des produits psychoactifs en une « expérience sociale totale » perçue comme problématique, voire aliénante (Fernandez, 2008).

> *« Quand tu es dans le produit ton univers t'attend, ton univers, ton bonheur est tellement haut à cause des produits, que quand tu arrêtes les produits tu as l'impression qu'il y a le vide. Il y a un vide dans la vie. Ton univers d'attente, tu attends tellement des choses de la vie que tu as l'impression qu'il ne se passe rien ». (Entretien avec Aurél, NA).*

Ainsi, nous nous focalisons ici sur des cas de trajectoires de déprise où les personnes ont sollicité différentes compétences, professionnelles ou profanes, pour « s'en sortir ». Nous interrogeons l'idée selon laquelle les usagers des drogues, les alcoolodépendants, bref, ces « addicts[1] » seraient des êtres souffrants psychiquement, puisqu'ils sont considérés comme tels par les professionnels et les groupes d'entraide ; et son corollaire qui veut qu'un travail introspectif soit nécessaire pour faire émerger un « désir authentique »[2] de s'en sortir. Néanmoins, définir la sortie n'est pas chose aisée compte tenu des multiples points de vue (les personnes concernées, de leur entourage, des professionnels du soin, des associations d'entraide, de la justice, des politiques publiques, des chercheurs, etc.) qui doivent converger vers un accord sur les critères de la « sortie » (retrouver une « vie normale », un travail, des amis, une vie de famille, ne plus être en manque, se sentir « libre », ne plus être obsédé par le produit). Dans cet ouvrage sur les trajectoires de déprise des produits psychoactifs, il s'agit donc d'explorer la question des registres de définition et de classification, pratiques et morales, qui s'articulent dans les modes de traitement de la « population addictée », ainsi que l'appropriation, la soumission ou la résistance à ceux-ci par les « addicts ».

L'addiction, un objet indéterminé et controversé

D'abord, qu'est-ce que l'addiction ? Il s'agit là d'une question inépuisable, posée depuis longtemps par toutes les disciplines scientifiques, de la neurobiologie en passant par la psychologie cognitive et de l'anthropologie morale à la philosophie éthique. Cette question ne sera pas traitée ici dans toute sa multidimensionnalité, mais de notre point de vue socioanthropologique. Plusieurs travaux sociologiques et, plus largement, les Sciences Humaines dans leur ensemble, ont abordé la question des substances psychoactives et leurs usages qui permettent de comprendre en quoi et dans quelles mesures elles sont des construits sociaux et normatifs

---

[1] Nous avons conscience de l'emploi controversé de cette notion, nous y reviendrons sur les pages suivantes.

[2] Ce sont les mots d'Alain Morel, psychiatre renommé en addictologie (vice-président de la Fédération Addiction), mais le registre de l'authenticité est mobilisé également dans les groupes d'entraide témoignant de l'existence d'un registre de sens mobilisé et référé de manière large dans le champ de la santé mentale.

qui participent à régler les conduites humaines en société. Les conceptions des « drogues » et les normes qui les régissent sont donc aussi révélatrices des conceptions et des limites de la « société » (Perreault, 2009). Ainsi, la recherche en sciences sociales a largement contribué à pointer le rôle de la culture dans la compréhension des mécanismes d'apprentissage, de continuation, d'autorégulation et d'arrêt des usages dans des contextes et univers sociaux variés (Bergeron, 2010a). Cependant, ces études prennent la catégorisation juridique (drogues licites-illicites) et/ou pharmacologique et médicale des produits (alcool, drogues, tabac, médicaments) comme allant de soi.

François-Xavier Dudouet (2003) qui a étudié le processus d'interdiction des drogues, postule que les « drogues » n'existent pas juridiquement. Dans ce langage on parle de stupéfiants ou de substances psychotropes, dénominations qui découlent des conventions internationales[3]. Selon ce chercheur, ce ne sont justement pas les « drogues » qui sont interdites, mais ce sont certains usages qui sont illicites, comme il y a des usages licites des produits généralement considérés « illicites » ; par exemple quand on utilise la morphine, la codéine ou leurs dérivés à des fins scientifiques ou thérapeutiques. Se procurer les produits « dans la rue » est une pratique réprimée et l'usage de médicaments « légaux » (sur prescription) comme les benzodiazépines ou la méthadone, dans une optique de « plaisir » est par conséquent interdit, même si certains consommateurs se procurent ces produits hors du circuit légal dans un objectif d'apaisement de souffrances. Il n'y a donc pas de définition juridique des « drogues », ni de définition médicale à cause de la variété des substances et des symptômes (ce que le nouveau champ de l'addictologie au sein de la discipline médicale corrobore). La distinction entre usages licites et illicites relève d'un arbitraire, qui a une histoire et une logique propres, lié à la monopolisation des médecins et des pharmaciens sur la production et la distribution des « drogues ». En effet, la fabrication des drogues (cocaïne, morphine, héroïne[4]) à la fin du XIXe et au début du XXe siècles était l'affaire des grandes industries pharmaceutiques occidentales. Néanmoins, dès le départ apparaît le problème d'une consommation contrôlée, mais problématique, de l'offre licite (notamment la morphinomanie soit dans le cadre médical soit suite aux guerres[5]). D'abord c'est une régulation économique qui se met en place : on construit un monopole pour limiter la fabrication de ces produits pour des fins médicales de telle sorte que les fabricants et

---

[3] Convention unique sur les stupéfiants de 1961 et Convention sur les substances psychotropes de 1971, toutes les deux convoquées par l'ONU. Elles comportent 183 pays signataires.

[4] L'héroïne fut d'abord « inventée » pour soigner la morphinomanie, avant que l'on se rende compte de son potentiel addictif.

[5] La morphine est injectée sur les champs de bataille au XIXe siècle notamment pendant la guerre de Sécession aux États-Unis, la guerre de Crimée en Russie et la guerre franco-prussienne en 1870, ainsi que pendant la Première guerre mondiale (Dudouet, 2003).

distributeurs occidentaux (notamment les États-Unis, le Royaume-Uni et la France) ne soient pas « perdants » économiquement parlant. Les drogues ne sont donc pas interdites, mais *contrôlées* comme l'indique Dudouet (2003). En ce sens, les médecins et pharmaciens peuvent difficilement être en faveur d'usages non-médicaux des drogues, car ils perdraient le monopole, c'est leur utilité sociale qui est en danger. Le but des politiques des drogues n'a donc jamais été d'éradiquer la toxicomanie, les usages illicites sont simplement la conséquence de la régulation des usages licites. Dans une perspective sociologique « la » drogue se définit dès lors par ses *usages*, et peut ainsi être considérée comme un fait social normal au sens durkheimien du terme. Dès lors, il faudrait se poser la question du statut moral des drogues en déconstruisant la notion même de « drogues » : comment se construisent les « seuils » d'une consommation normale et d'une consommation abusive ?

Le terme d'addiction est donc imprécis, et cela d'autant plus qu'il est étendu à toute pratique sociale susceptible d'engendrer un « comportement répétitif ». Il est également critiqué pour cette imprécision et pour être un « fourre-tout » à la mode. Les critiques de l'utilisation de ce terme s'inscrivent par ailleurs dans des débats anciens au sein des sciences humaines et sociales concernant l'utilisation des termes « popularisés », « vulgarisés » : faut-il tenir compte des modifications objectives de la production du social (l'addiction « existe » à travers le vécu et le sens attribué par les « individus » qui, pour certains, l'emploient) ou faut-il rester dans une perspective critique envers des termes (ici de nature médicale plutôt) imposés par les « dominants » : les acteurs des politiques de santé publique à qui on concéderait le monopole de la définition de la vérité ? Dans cette dernière perspective il vaut ainsi mieux adopter des termes neutres, objectifs, au mieux choisis par les « individus concernés » eux-mêmes (ici ce pourrait être « usagers des drogues », terme promu par l'association ASUD), mais comment être certains que tous les « concernés » adhèrent à ce terme ? Est-ce qu'une association d'usager peut prétendre être représentative de l'ensemble de consommateurs ?

Un des objectifs est donc d'interroger cette notion : nous appréhenderons ici l'addiction comme un objet de connaissance socioanthropologique sans pour autant oublier l'emploi nécessairement contingent de cette notion (Raikhel et Garrott, 2013). En effet, les mots employés pour parler du « phénomène de la consommation des substances psychoactives » ne sont évidemment pas anodins, et il convient de les replacer dans le contexte sociohistorique et politique dans lesquels ils apparaissent, prennent forme et, parfois, disparaissent. Nous entendons ainsi contribuer à éclaircir les enjeux de définition de ce phénomène, en reprenant les termes dominants actuellement sur la scène publique tels qu'*addiction* ou *conduite addictive*[6], même si cela ne veut pas forcément

[6]Ces deux termes seront utilisés tout au long de ce travail sans distinction.

dire que nous partageons la définition de ce phénomène comme un trouble (neurologique et psychique[7]), ce que sous-entend la notion d'addiction. Un objectif sous-jacent à ce travail de recherche est de rendre compte des forces « en jeu » pour converger, ou pas, vers un concept (l'addiction) commun à tous les phénomènes de dépendance (signifiant ici une consommation ou un comportement devenu problématique, voire pathologique).

Le sens (vécu, mobilisé ou attribué) de ce phénomène se modifie, s'ajuste, s'adapte en fonction des « découvertes » scientifiques sur les mécanismes à l'œuvre dans l'addiction, qu'ils soient neurobiologiques, psychologiques ou sociaux. Il se modifie également en fonction de l'apparition des nouvelles manières (thérapeutiques ou médicamenteuses) de la traiter, et en fonction d'expériences subjectives avec les produits pouvant varier selon la nature du produit, selon les générations de consommateurs, ainsi que les manières de consommer, le milieu d'origine, le sexe, etc. Cette contingence est *a priori* caractéristique pour le domaine de l'addictologie, en ce sens qu'aucune théorie, aucun traitement, aucun « sens subjectif » attribué au phénomène ne semble faire consensus pour se stabiliser comme le paradigme de référence dans le domaine. Comme le rappelle Robert Castel,

> « Aucune approche médicale ou médico-psychologique n'est encore parvenue à s'imposer d'une manière convaincante comme le mode théorique et pratique de traitement d'ensemble de la question de la toxicomanie » (1998 : 15).

Cette contingence doit être nuancée dans la mesure où tous les champs, disciplinaires, scientifiques et interventionnels, sont potentiellement des domaines de luttes politiques et symboliques pour le monopole du savoir et des compétences concernant l'objet du champ (Bourdieu, 1996). Un consensus peut se stabiliser pendant un moment, mais l'objet des luttes peut être problématisé à nouveau à tout moment[8]. Disons que l'addictologie est une discipline relativement jeune et c'est donc à l'observation d'un champ *en train de se faire* auquel la notion de contingence se réfère.

Elle est aussi à l'origine de notre question de recherche : la récente évolution dans le champ, impulsée notamment par les recherches en neurobiologie qui caractérisent l'addiction comme un dysfonctionnement du système nerveux (et plus précisément du circuit impliqué dans la « récompense »[9]), participe à une biomédicalisation (Conrad et Schneider,

---

[7]La description et l'analyse de l'addictologie (et de son institutionnalisation) fera l'objet du chapitre I.

[8] Comme le montre par exemple Dargelos (2008) à propos du « problème social » de l'alcoolisme en retraçant l'histoire socio-politique de la lutte antialcoolique en France.

[9] Le circuit de la récompense peut être activé par certains comportements (sexe, travail, jeu) et par les substances psychoactives. C'est la dopamine, un neuromédiateur (un soi-disant « messager chimique ») qui diffuse vers des neurones d'une certaine structure profonde du cerveau (le « noyau accumbens »). En bref, plus la récompense associée à une activité est importante, plus l'organisme s'en souvient et plus il cherchera à renouveler cette activité

1992 ; Suissa, 2008) de la consommation des substances. Le trouble addictologique était jusque-là réservé essentiellement à une étiologie psychiatrique et à une thérapeutique d'inspiration psychanalytique (Bergeron, 1999).

Ce changement suscite la curiosité des chercheurs en sciences humaines attentifs et critiques envers les rapports de force dans les différents champs disciplinaires. Nous ne distinguerons pas dans ce travail les produits consommés auxquels les personnes rencontrées sont « addicts », ni si les professionnels, les institutions et les groupes d'entraide sont spécialisés dans la prise en charge de tel ou tel produit. Même si nous ne privilégions pas une « approche produit », il est néanmoins important de souligner que nous ne pensons pas que l'addiction puisse se réduire aux mécanismes neurobiologiques.

En effet, reprendre ce terme d'addiction, entouré d'une « instabilité définitionnelle » (Dassieu, 2014) et traversé par tant d'enjeux politiques, professionnels et idéologiques (Fortané, 2010, 2014), pose la question de la « distance » du chercheur par rapport à son objet d'investigation. Se questionner sur la posture adoptée par le chercheur est primordial dans toute investigation sociologique, en ce sens qu'il ou elle est toujours positionné-e entre l'implication et le détachement quant à son objet de recherche. On peut dire que les différentes postures qui s'offrent au sociologue se situent entre deux pôles : le dedans ou le dehors de la caverne de Platon, c'est-à-dire entre un cheminement au plus près des « acteurs sociaux » ou en position de surplomb en dehors de la caverne (Fassin, 2009a). L'enjeu est de rester dans un mouvement d'allers-retours entre le dedans et le dehors. Didier Fassin, en reprenant Walzer (1996), utilise l'allégorie platonicienne dans un article pour discuter l'utilité des sciences humaines et sociales. Pour lui, le chercheur doit rester au « seuil de la caverne » :

> « Étant ainsi sur le seuil de la caverne, il peut sans cesse passer d'un côté et de l'autre. C'est une autre façon de dire qu'il est toujours dans cette tension entre engagement et distanciation, non pas dans le sens commun qui le placerait entre l'activisme et la neutralité, mais au sens où l'entend Norbert Elias (1993) : il fait partie de ce monde qu'il étudie et y est donc engagé, tout en travaillant à le constituer en objet, par conséquent en s'en distanciant » (Fassin, 2009a : 201-202).

Ainsi, nous adoptons dans un premier temps le « langage » utilisé sur le terrain, pour ensuite prendre de la distance afin de le critiquer. Autrement dit, notre posture tend à être « liminaire » : entre être au plus près des acteurs dans la « caverne » et en « sortir », afin de garder une distance critique permettant de construire l'objet de recherche.

(Malenka et Nestler, 2004).

L'objet de recherche

L'addiction s'est présentée empiriquement à nous en nous « promenant » auprès des acteurs pendant notre travail de terrain, qui a commencé en 2009[10] et concernait les carrières de soin des « toxicomanes[11] » accueillis dans deux Centres de Soins Spécialisés en Toxicomanie, les CSST (de l'époque) qui constituent une partie de notre terrain. Plus précisément nous nous sommes questionnés sur la construction identitaire des toxicomanes en parcours de soins. Nous avons ainsi assisté au regroupement effectif de ces centres spécialisés respectivement en alcoologie (les Centres de Cure Ambulatoire en Alcoologie, les CCAA) et toxicomanie pour devenir des centres d'addictologie : les Centres de Soin, d'Accompagnement et de Prévention en Addictologie (CSAPA), prévus par un décret de 2007 et appliqué fin 2009. Cet événement a tourné notre regard vers le processus de médicalisation qui semblait être en jeu dans cette mise en avant sur la scène de l'action publique du concept d'addiction. Ce processus a été mis en évidence particulièrement par Conrad et Schneider (1992) qui ont cherché à montrer les facteurs permettant le passage d'une définition de la déviance dominée par des catégories juridiques et/ou morales à une désignation de la déviance en fonction des catégories médicales. Il s'agit alors d'interroger l'élaboration d'un consensus médical permettant aux acteurs de justifier l'émergence récente de l'addictologie comme du ressort de la compétence médicale, dans la mesure où le paradigme addictologique repose largement sur des références et théories neurobiologiques[12]. Dans quelle mesure la qualification de la part des professionnels de santé, opérée à partir de ce que disent et font les gens qu'ils sont censés soigner, contribue à légitimer la médicalisation de l'usage d'une substance psychotrope ? À quels principes de justification se réfèrent-ils ? Comment se construit un accord entre un usager de drogues et le centre de soin concernant la définition et la catégorisation de ce qu'est l'addiction, et la solution à y apporter ?

Ce « glissement » vers la notion d'addiction n'est pas seulement sémantique (Fortané 2010 ; Freda, 2012), mais fait bouger les frontières institutionnelles, professionnelles et politiques. Il ouvre une sorte d'interstice permettant de tracer le social, car tous les acteurs doivent se reconfigurer autour de ce nouvel « actant » qu'est « l'addiction » qui agit et fait agir les autres acteurs du scénario de l'addictologie (Callon, 1986). C'est dans ce mouvement que nous pouvons observer la redistribution des

[10] Le travail de terrain du projet de thèse a commencé pendant la préparation d'un mémoire de master 2.

[11] Nous l'avons mis entre guillemets, car nous avons pu observer le caractère profondément stigmatisant de cette notion, tant pour les personnes concernées que pour les professionnels. C'est un terme qui semble en train de disparaître du vocabulaire des pouvoirs publics comme nous le verrons, mais aussi des champs scientifiques divers.

[12] Cette « traduction » d'une référence savante en catégorie d'action publique (Fortané, 2010) sera analysé dans le chapitre I)

frontières de l'expertise en addictologie, c'est-à-dire le réagencement des rapports entre savoir et pouvoir dans le domaine. Nous utilisons le concept d'expertise comme un concept opératoire (et non pas un concept « indigène ») pour décrire et analyser les négociations, les ajustements, les réagencements des entités engagées dans la résolution du trouble addictologique. Il est donc employé dans le sens large du terme pour décrire la lutte pour la « bonne définition de la réalité » (Lézé, 2007) et des « bons » outils à engager dans une situation d'expertise, et non pas en tant qu'activité exercée par des « experts » mandatés[13]. Cette transformation, observée sur le terrain, a ainsi mis en évidence dans quelle mesure « l'addiction » est associée à des enjeux politiques, économiques et sociaux et peut être considérée comme un « problème social[14] » (Dargelos, 2008), c'est-à-dire :

> « un problème qui affecte immédiatement ou potentiellement un certain nombre de personnes dont la résolution ne peut intervenir qu'à partir de l'application des mesures qui prennent en compte chaque cas individuel et qui, pour cela, bénéficie d'une action humaine concertée ou organisée » (Hart, 1923, cité par Dargelos, 2008 : 6).

Quelque peu générale, cette définition comporte en elle l'idée qu'il y a deux composantes d'un problème social : l'expérience subjective du trouble et une mesure mise en place afin de le résoudre. Dans la lignée des interactionnistes nous considérons qu'un « problème social » est un processus à travers lequel un ensemble de phénomènes est constitué en tant que tel par des observateurs (Dargelos, 2008). Ce ne sont donc pas des conditions objectives qui concourent à la formation d'un problème, mais un processus de définition collective déterminant la carrière et le destin du problème social (Blumer, 1971).

Néanmoins, le processus de constitution du problème public de l'addiction doit faire l'objet d'une étude sociohistorique complète, ce qui n'est pas notre objectif. Nous introduirons toutefois des éléments d'analyse provenant de la sociologie politique des problèmes sociaux, afin d'identifier les luttes symboliques qui conduisent les politiques publiques à s'approprier ou se réapproprier le problème. Cette « montée en généralité » (Cefaï, 2012) par une logique d'induction analytique, consistant à inscrire les interactions et phénomènes observés sur le terrain dans une théorie de lutte pour l'appropriation du trouble, pourra se faire au terme d'un travail ethnographique concernant les *modes de traitement* de l'addiction, c'est-à-dire le « bout de la chaîne » d'actions organisées et concertées pour résoudre le problème.

---

[13] L'expertise est une notion intéressante pour comprendre les enjeux de compétence et de pouvoir à condition de ne pas la substantialiser (elle n'est pas une excellence mais une mission).

[14] Cette expression a donné naissance à un véritable courant disciplinaire aux États-Unis à partir des années 1940 très marqué par l'interactionnisme (Dargelos, 2008).

Pour étudier ces modes de traitements, on aura recours à un cadre d'analyse s'inspirant non seulement de la sociologie de la santé, mais aussi de la sociologie des professions et de l'expertise. En effet, au bout de cette chaîne de décisions publiques en matière de « conduites addictives » se trouve le dispositif le plus répandu et le plus spécialisé dans le traitement social, psychologique et médical des addictions : les CSAPA. En effet,

> « Un problème public s'institutionnalise quand la mobilisation, qu'il a suscitée et qui l'a engendré, a accouché d'une institution qui en prend soin, et que les citoyens, sans se départir de leur droit à la critique, acceptent de s'en remettre à celle-ci, lui attribuent un « pouvoir quasi-discrétionnaire » (Quéré, 2001) et reconnaissent son autorité, sans chercher la plupart du temps à avoir davantage d'information ou d'emprise » (Cefaï, 2013, § 4).

Comme nous allons le voir, les usagers (au sens d'usagers de la structure) peuvent critiquer individuellement les centres de soin et plus largement les mesures de prise en charge institutionnelles sans pour autant chercher à mettre en cause leur autorité, ni renverser les rapports de pouvoir[15]. Néanmoins, un autre acteur collectif tente d'intervenir pour définir et résoudre le problème, mais qui n'est pas directement organisé par l'action publique (bien qu'ils entretiennent des rapports) ni représenté par des professionnels du soin. Il s'agit des groupes d'entraide qui sont plus anciens que les mesures politiques[16]. Nous reprenons la distinction des différents groupes d'auto-support faite par Marie Jauffret-Roustide (2002) : au sein de ce que l'on nomme *autosupport* (phénomène d'abord apparu aux États-Unis avec les Alcooliques Anonymes) qui intègre les expressions anglo-saxonnes de *self-help*, de *self-organisation* et de *self-support*, elle distingue les groupes d'intérêt comme ASUD (groupe politique) et les groupes d'entraide (comme Vie Libre, Narcotiques Anonymes et Alcooliques Anonymes[17]). La particularité de ces groupes c'est que les

---

[15] Cela a été le cas dans les années 1990 où s'est créée ASUD (Auto-support des Usagers de Drogues, en 1992) qui lutte pour la reconnaissance de l'usager des drogues comme un citoyen. Cette association s'est créée afin de promouvoir un mouvement anti-prohibionniste au sein de la société. Pour les militants le système de soin à cette époque n'est pas satisfaisant, car il instaure une équivalence entre « toxicomane » et « malade », ce qui participe certes à arracher l'étiquette de délinquant, mais pour les usagers de drogues militants, l'argument en faveur d'une dépénalisation est à chercher dans la déclaration des droits de l'homme (cf. leur site internet asud.org). Aujourd'hui cette association semble reconnue par les professionnels en addictologie (les représentants sont souvent invités lors des journées de la Fédération Addiction par exemple), et est agréée au niveau national pour représenter les usagers dans les instances hospitalières ou de santé publique (loi du 4 mars 2002).

[16] Les groupes des Alcooliques Anonymes (AA) apparaissent en 1935 aux États-Unis, et sont les premiers à définir l'alcoolisme comme une maladie (Dargelos, 2008).

[17] Pour faciliter la lecture, quand nous parlons de ces deux associations, Narcotiques et Alcooliques Anonymes, nous les nommerons « les Anonymes » ou « les groupes des Anonymes ».

membres ne s'y trouvent pas rassemblés par des propriétés sociales, professionnelles ou politiques, mais par une perception partagée des conséquences indésirables de la situation problématique avec le produit. Parmi ces conséquences indésirables, plusieurs sont récurrentes (ne plus pouvoir se passer du produit, perdre son travail, perdre ses amis, ruptures familiales, problèmes financiers, retrait du permis, etc.).

Comme le fait remarquer Jean-Yves Trépos (1996), l'étymologie du mot « expert » renvoie à l'expérience, c'est-à-dire à l'épreuve : « celui qui a éprouvé (*expertis*), qui a affronté les dangers (*experiti*) est supposé capable de surmonter passions et idéologies ». Il semble que ce soit justement sur la base d'une expérience de la dépendance que ces mouvements légitiment leur « compétence ». En effet, plusieurs travaux sociologiques (Jauffret-Roustide, 2002, 2010 ; Fernandez, 2008 ; Katz et Bender, 1976) et ethnologiques (Fainzang, 1996) sur ces groupes mettent en évidence une expertise s'appuyant sur la participation au groupe, dès lors vécue (ou devant l'être) comme une forme de « rédemption » (Jauffret-Roustide, 2010). Une compétence pour aider les autres à s'en sortir, que possèdent dès lors tous les dépendants, est reconnue à l'intérieur du groupe, et elle est identifiée en référence aux valeurs d'entraide et de groupe de pairs. La compétence du dépendant repose donc « sur le principe qu'un pair dépendant est la personne la mieux placée pour aider un autre usager en raison du partage de l'expérience sociale de la dépendance » (Jauffret-Roustide, 2010 : 98). Qui sont ces groupes, comment fonctionnent-ils, quelle est l'efficacité réelle et symbolique dans le processus de soin de l'addiction ? Comment interrogent-ils le savoir savant tel qu'il est traduit dans une prise en charge médico-sociale dans les CSAPA ?

Expertise et addictions

Ces groupes, qui ont le statut juridique d'association de loi 1901, stabilisés dans le temps[18] et dont le fonctionnement, les statuts et les domaines d'intervention varient considérablement, ont en commun de prôner, à travers un raisonnement fondé sur leur répertoire commun d'expériences, l'abstinence à vie comme seule solution possible à ce qu'ils appellent communément la « maladie de la dépendance ». Ainsi, les groupes qui nous intéressent font des réunions hebdomadaires, voire quotidiennes dans les grandes villes, dans le but soit d'atteindre soit de maintenir l'abstinence grâce aux partages et aux témoignages des autres membres. Le postulat de base est que les besoins des addicts sont mal pris en compte par les institutions et les professionnels, et que l'aide et le soutien des autres personnes dépendantes sont une manière efficace et pertinente de

[18] Comme dit plus haut, les Alcooliques Anonymes apparaissent aux États-Unis en 1935, et existent en France depuis 1960. Les groupes NA se développent en France depuis 1984 (les premiers groupes NA ont été créés aux États-Unis à partir de 1953). Vie Libre est créée en 1953 en France.

pallier ces déficiences (Katz et Bender, 1976). Par exemple le médecin, représentant une figure centrale dans la prise en charge des addictions, n'est pas reconnu pour sa connaissance qui reste théorique pour les malades-dépendants, car dans la mesure où il ne l'a jamais vécu, il n'aura pas le « pouvoir des mots » des anciens dépendants.

> *« Donc si tu me dis « oh Julien, arrête tes conneries ». Je vais te dire mais de quel droit, qu'est-ce qui te permet de me dire ça ? Sauf si tu me dis « mais attends, ce que tu as vécu, je l'ai vécu ». Ah. Ça veut dire que tu vas me déshabiller d'un seul coup, c'est-à-dire toutes les conneries, tout l'alcool qui est derrière moi, tu vas le voir [...] et même si tu as une blouse blanche et c'est marqué médecin, ou grand spécialiste-professeur, ça ne marche pas. [...] tu as le pouvoir des mots, alors que celui avec la blouse blanche n'a pas le pouvoir des mots. Il a peut-être le pouvoir de la connaissance mais c'est tout. Sa connaissance, mais pas la mienne » (entretien avec Julien, Vie Libre).*

> *« Les blouses blanches ont beaucoup du mal à accepter leur impuissance devant quelque chose qui ne peut pas se contrôler. Donc qu'est-ce qu'ils font, c'est « trouvons la raison pour laquelle quelqu'un boit, on va étayer ça », c'est leur propre masturbation intellectuelle, c'est le fait de justifier leur statut de soignant, tu vois ce que je veux dire, c'est ce qu'ils vont penser eux dans leur monde » (entretien avec Pierre-Henri, AA[19]).*

Par une critique, voire une dénonciation du monopole de la compétence professionnelle en addictologie, il semble que les groupes d'entraide participent à la construction d'une nouvelle forme de professionnalité. En confrontant une compétence professionnelle et, supposons-nous, une « expertise profane », nous entendons étudier la manière dont les personnes mettent à l'épreuve leurs capacités à catégoriser les personnes et les objets qui les entourent, puis à « discrétiser » (Merchiers et Pharo, 1990) des catégories ou des figures de la dépendance, afin de s'accorder sur une manière d'accompagner, aider, soigner les personnes aux prises avec des produits psychoactifs. Quels sont les rapports entre l'intégration dans les groupes d'entraide proposant un parcours d'abstinence et l'inscription dans un parcours de soins dans les CSAPA proposant une prise en charge médico-psycho-sociale ? Comment se construit socialement la frontière symbolique entre un savoir savant et un savoir profane ? Comment se construit une compétence légitime basée sur l'expérience ? Il nous faudra retracer conjointement la définition retenue du trouble et le remède pour traiter ce dernier dans ces deux dispositifs différents, dans la mesure où « *la mise en œuvre d'un remède vaut simultanément comme effet et comme test de la définition du trouble* » (Emerson et Messinger, 2012 : 61). Si le

[19] Pour faciliter encore la lecture, nous emploierons les acronymes des Anonymes : AA (Alcooliques Anonymes) et NA (Narcotiques Anonymes).

remède se montre efficace, il peut être considéré comme une confirmation du diagnostic du trouble et de sa cause. À travers une mise en perspective avec les groupes d'entraide, qui se distinguent des dispositifs institutionnels par l'absence de professionnel spécialisé en addictologie, et qui s'appuient sur leur propre expérience pour tenter de prendre en charge la problématique addictologique, nous pouvons explorer la construction d'une légitimité expérientielle de l'expertise en addictologie.

Ainsi, nous ne nous inscrivons pas dans une opposition entre savoir profane et savoir savant, mais nous nous efforcerons de les étudier symétriquement, c'est-à-dire d'analyser les registres discursifs sur lesquels les professionnels et les « profanes » s'appuient, afin de s'engager dans une situation problématique et de développer des moyens pour en contrôler son devenir. Le questionnement de ce travail de thèse part justement de ce constat « ancré » : les personnes « malades » en se constituant en collectif, tout comme les soignants en s'appuyant sur une institution de soin, se posent comme « experts » de la question addictologique. Ainsi, ils revendiquent tous un savoir spécialisé sur les addictions et des compétences spécialisées pour accompagner les addicts dans la « déprise » : ils diagnostiquent, interviennent, évaluent, bref, ils « expertisent » (Trépos, 1995). Simultanément, la personne « addict » est, dans les deux dispositifs, considérée comme l'expert d'elle-même, en ce sens qu'elle doit se connaître, et que c'est par ce *savoir biographique* qu'elle peut en sortir. Dans les CSAPA nous avons identifié un registre discursif *expérientiel* concernant les pratiques professionnelles. En effet, ce registre met l'accent sur la prise en compte de « l'éprouvé[20] » et sur le postulat que « l'usager est le principal expert de lui-même ». Il semble pertinent d'explorer l'appropriation de ce registre « expérientiel » signifiant la prise en compte du savoir biographique des usagers, participant à leur valorisation, voire à leur subjectivation (Soulet, 2009). Cela fait écho à ce que nous avons pu observer dans les groupes d'entraide qui revendiquent une capacité réelle à aider les « malades-dépendants » bien plus efficace que celle des addictologues et nous fait supposer l'existence d'une « expertise profane » (qui reste un concept opératoire), du moins symbolique. En effet, ils revendiquent un savoir spécifique concernant les problèmes de dépendance et luttent pour sa reconnaissance en faisant référence à leur *expérience*, qui, elle, est bien réelle, du moins dans ses conséquences[21]. Le savoir élaboré dans les groupes d'entraide dépasse la qualification du savoir dit profane, en ce sens que leur popularité et longévité témoignent d'une réponse *a*

---

[20] Au sens d'un récit de leurs expériences avec les produits, afin de « *mieux comprendre* » pourquoi ils consomment ou continuent à consommer (« *si on ne comprend pas ça on ne comprend rien* ») et pour mieux « *orienter le traitement* ».

[21] Nous pensons ici au « théorème de Thomas » consistant à considérer que « Si les hommes définissent des situations comme réelles, alors elles sont réelles dans leurs conséquences ». Il a été formulé à diverses reprises par le sociologue américain William Isaac Thomas (1863 – 1947)

priori efficace et alternative à la prise en charge médicale. Le cadre dans lequel opèrent ces anciens dépendants relève du bénévolat et le qualificatif de profane sert donc ici à distinguer ces groupes du savoir institutionnel des professionnels se cristallisant dans le domaine scientifique de l'addictologie. Dans la mesure où les entraidants appuient leur compétence sur une expérience intime vis-à-vis de l'addiction, on pourrait qualifier leur savoir d'*expérientiel*. Un des objectifs de cette recherche est ainsi de mener une réflexion sur le statut épistémologique du savoir expérientiel.

Il s'agit ainsi d'interroger la place de « l'éprouvé », à la fois en tant qu'expérience réelle et comme une référence symbolique servant comme « arme » dans une lutte de légitimité dans le soin des conduites addictives. Non seulement l'expérience de l'addiction est une condition de l'intégration aux groupes d'entraide, mais les professionnels tendent également vers cette « approche expérientielle ». Pourtant, les professionnels ne semblent pas saluer sans réticence les groupes d'entraide : même si la « valeur thérapeutique » de ces mouvements est reconnue[22] notamment pour leur capacité de maintien de l'abstinence, il semblerait que leur existence fasse l'objet d'un *litige*. Pour dénoncer ces mouvements, les professionnels se réfèrent à la dimension religieuse, les qualifiant de « religion privée » ou « d'endoctrinement » (Jauffret-Roustide, 2010)23. Certains intervenants en toxicomanie dénoncent de manière plus virulente en qualifiant les Narcotiques Anonymes d'une nouvelle religion spécialisée en toxicomanie :

> « NA organise un délire collectif (ainsi Freud désigne-t-il la religion) pour protéger ses membres contre la souffrance au moyen d'une déformation chimérique de la réalité. [...] NA constitue donc un rassemblement de toxicomanes qui se regroupent entre eux, s'excluant par là même du monde des non-dépendants pour chanter des hymnes à la gloire (sous sa forme inversée) d'un objet sacré : la drogue »[24].

Nous pouvons alors supposer que l'existence de ces mouvements met en question la légitimité des professionnels en addictologie, parce qu'ils « proposent un système de valeurs et des liens sociaux qui se substituent aux défaillances des modes de soutien traditionnels et composent une microcommunauté à laquelle les UD [usagers de drogues] peuvent se sentir

---

[22] Nous pouvons supposer cela par la présence des plaquettes d'information dans les salles d'attente, mais aussi par des documents techniques publiés et mis à disposition par la Fédération Addiction qui accorde aux groupes une « plus-value » notamment en termes d'insertion et de socialisation.

[23] Jauffret-Roustide reprend dans son article des propos de quelques personnages renommés dans le domaine d'addictologie : Marc Valleur, psychiatre et chef de l'hôpital Marmottan à Paris, spécialisé dans les soins des pratiques addictives et Michel Delile, psychiatre, Comité d'étude et d'information sur la drogue. Cela ne veut pas dire que tous les professionnels décrient les mouvements d'entraide.

[24] Danièle Agostini-Austerlitz, psychiatre, citée par Jauffret-Roustide, 2010 : 104.

appartenir » (Michel, 1999). Il y a une critique implicite adressée à une prise en charge professionnelle, dès lors qualifiée de défaillante. Aux yeux de ces mouvements, la compétence professionnelle n'est pas justifiée. Nous parlerons ainsi d'entité de traitement à la place d'institution pour accentuer le fait que ces associations n'ont pas de lien direct et ne dépendent pas des pouvoirs publics (même s'ils sont officiellement reconnus pour leur « utilité publique » comme c'est le cas de Vie Libre). Ils ne sont donc pas des institutions dans le sens strict du terme, même si, instituant des croyances et des normes de conduite à leurs membres, ces associations sont des institutions au sens durkheimien du terme.

Dans les trajectoires de déprise, tous les addicts ne rencontrent pas forcément une entité de traitement. Il n'est d'ailleurs pas sûr qu'un travail thérapeutique soit un élément déterminant dans le processus de déprise (Castel, 1998). Pour comprendre l'impact d'une institution formelle ou informelle sur le *self*, Hughes (1996) a suggéré l'usage analytique du concept de *carrière* qui entrelace dimensions subjectives et objectives. L'usage de la « carrière » comme instrument d'analyse permet de sortir des approches médicales et psychologiques de l'addiction car cet outil « exige d'accorder une attention particulière au pathologique comme enjeu de désignation plutôt que comme propriété prétendue des personnes ou des comportements » (Darmon, 2008 : 155). Ce concept opératoire de carrière va ainsi nous permettre d'étudier non seulement les processus d'assignation de la déviance ou du pathologique, mais aussi les luttes de désignation dans lesquelles s'inscrivent les acteurs et les intérêts des différents groupes en présence.

Parler en termes de « trajectoires de déprise » permet de rendre compte à la fois de la perception subjective de son propre parcours au dedans et en dehors du produit, et l'articulation avec des critères objectifs de sortie dans les pratiques et discours des « addicts » en rétablissement. Comment les grilles de lecture de l'addiction dans les entités de traitement s'inscrivent dans les trajectoires de déprise des addicts et, inversement, comment les récits de l'expérience de ces derniers sont appropriés dans une lutte pour le monopole de l'expertise du trouble addictologique ? En effet, les trajectoires de déprise qui constituent notre objet d'étude, témoignent d'un mouvement dynamique et non pas d'un état définitif de toxicomane, alcoolique ou malade-dépendant, en ce sens que l'emprise autant que la déprise de l'addiction sont des expériences qui se construisent dans le temps. C'est pour cela qu'il convient de s'intéresser aux processus de désignation sociale et d'autodésignation de soi (Fernandez, 2010). Il ne s'agit pas d'occulter ainsi les régulations et contrôles de comportements, mais de rendre compte de l'inscription de ces structures objectives dans les récits des « addicts » pour tenter de comprendre l'articulation entre les logiques d'actions des individus et les structures sociales qui les déterminent.

Considérations méthodologiques : sociologie des trajectoires de déprise de l'addiction

Nous voulons ici brièvement résumer la méthode suivie[25]. Nous entendons la méthode non pas dans une acception normative (le chemin à suivre), c'est-à-dire comme un procédé standardisé, mais dans une acception constative, le chemin suivi[26], c'est-à-dire le chemin qui s'est tracé en suivant les acteurs tout en « tâtonnant » à l'aide des outils conceptuels. Cette recherche a évolué au cours du temps, en fonction des données recueillies, des questionnements qui ont surgi et de notre « embarquement » sur les différents terrains. Rendre compte par l'écrit de sa recherche dans un format donné (Becker, 2004), alors que les contraintes pratiques et morales de la recherche rendent la narration de l'expérience du terrain compliquée. Nous faisons le pari de montrer en quoi notre démarche est en prise sur le concret.

Le travail de terrain s'est effectué à plusieurs endroits différents, sur différentes périodes et concernant différentes « populations » dans le domaine de l'addictologie. L'objet ne se confond donc pas avec l'unité d'un groupe ou d'un lieu : pour suivre les trajectoires de soin je me suis rendue d'abord dans deux centres spécialisés en addictologie, les CSAPA, et ensuite dans deux groupes d'entraide différents, Vie Libre et Narcotiques Anonymes, où j'ai mobilisé plusieurs techniques d'enquête (observation, entretiens, analyse documentaire, participation aux activités organisées). Je suis aussi allée à Alcooliques Anonymes pour trois réunions, afin d'avoir des points de comparaison sur le déroulement et le fonctionnement des groupes. Cet ancrage empirique montre l'importance d'analyser les cadres de l'interaction (Goffman, 1974 ; Cefaï, 2012) pour comprendre les

---

[25] Dans la thèse soutenue devant le jury, le premier chapitre était en effet un chapitre méthodologique et épistémologique approfondi sur les outils méthodologiques employés, la démarche ethnographique et inductive, et avec une description dense du terrain afin de rendre compte par l'écrit de l'ancrage empirique de la recherche. Les descriptions ont été reportées dans les chapitres concernant les entités respectives, ici nous livrons essentiellement la méthodologie ainsi que quelques réflexions épistémologiques.

[26] *Methodos*, emprunté au grec *formé* de *meta* et *hodos* qui signifie « route, voie », « direction qui mène au but ». *Methodos* signifie donc « cheminement, poursuite ».

situations observées sur le terrain, et plus largement le système de places qui peut s'opérer dans les différentes entités (Favret-Saada, 1977).

Une multiplicité d'acteurs

Il convient de distinguer les différents groupes d'acteurs étudiés, dans la mesure où nous y ferons référence tout au long du travail. D'abord nous distinguons les ***professionnels*** qui sont pour la plupart des personnes formées pour des métiers dans le domaine médico-social ou de la santé mentale, et salariées, œuvrant dans les CSAPA (nommés par souci d'anonymat CSAPA 1 et CSAPA 2). Nous avons choisi le terme « professionnels », car notre problématique s'articule autour de l'expertise de soin. Même s'il n'est pas « neutre » (car il renvoie immédiatement à des notions de « compétence », de formation et de diplôme), il nous semble le terme le plus approprié en lien avec la problématique et permet de distinguer les « soignants salariés » des « soignants bénévoles ». On aurait pu choisir un de ces termes : soit « salariés », permettant de distinguer, voire opposer, les professionnels aux bénévoles que sont les membres des groupes, mais il nous semble que cela aurait mis l'accent sur l'action collective des groupes d'entraide et donc l'aspect militant (même si l'analyse nous emmène à aborder ces notions), ce qui n'est pas l'objet de ce travail. Soit nous aurions pu choisir le terme de « soignants », parce que les professionnels se nomment parfois ainsi (même ceux qui ne sont pas du domaine médical, comme les travailleurs sociaux), mais cela serait déjà confirmer qu'ils auraient quelque chose en commun avec les membres des groupes d'entraide qui eux aussi se considèrent soignants (bénévoles). Nous avons donc retenu le terme de « professionnels » et « entraidants » pour les membres des groupes pour accentuer deux mondes qui sont *a priori* distincts. L'échantillon de professionnels rencontrés est constitué de vingt personnes de ces deux CSAPA, dont un directeur, deux chefs de service, quatre infirmières, deux assistantes sociales, deux éducateurs spécialisés, deux psychologues, une secrétaire, une animatrice et cinq médecins. Nous en avons fait des entretiens semi-directifs avec quinze de ces vingt professionnels

Ces professionnels aux formations et horizons divers ont en commun d'être considérés et parfois de se considérer comme spécialistes en addictologie grâce à leur expérience dans le domaine et à la formation continue en addictologie dont ils bénéficient tous. Le titre professionnel d'addictologue semble flou et l'appellation ne s'est pas (encore) institutionnalisée[27]. Les enjeux de cette pluridisciplinarité, et notamment la

[27]À la fois dans la littérature spécialisée sur les addictions et sur le terrain d'après nos observations, certains professionnels du monde médical, rajoutent cette nomination à leur branche d'origine (médecin-addictologue, psychiatre-addictologue) ou alors l'utilise comme telle. Ni l'addictologie, ni l'alcoologie ne sont des spécialités médicales (elles ne font pas

cohabitation des référentiels professionnels et idéologiques divers, feront l'objet d'une analyse approfondie dans le chapitre II.

Tableau 1. Les informateurs professionnels

	Professionnels interrogés	**CSAPA 1**	**CSAPA 2**	**Total**
Entretiens	Chef de service	1	1	**2**
	Médecins	4	1	**5**
	Infirmières	1	1	**2**
	Éducateur spécialisé	0	1	**1**
	Assistantes sociales	2	0	**2**
	Psychologues	1	1	**2**
	Secrétaire	1	0	**1**
Total		**10**	**5**	**15**

Ensuite nous avons observé et rencontré, dans les CSAPA, dans les groupes d'entraide ou par « effet boule de neige », 41 personnes dans le cadre de notre travail de terrain sur les trajectoires de soin des addictions et que nous nommons ici les ***addicts*** dans la mesure où ce sont des personnes qui considèrent avoir un problème de dépendance et qui ont, un moment donné de leur parcours, fait appel à différentes compétences de soin ou d'aide spécialisée. En effet, dans les centres de soin spécialisés, ces « addicts » sont nommés plus souvent usagers ou patients ou alors patients-usagers par les professionnels. Certains d'entre eux se autodésignent toxicomane (parfois drogué), alcoolique ou addict ou alors dépendant. Dans les groupes d'entraide ils se nomment malades-alcooliques ou alcoolique (Vie Libre et Alcooliques Anonymes) et malade-dépendant, multidépendant ou dépendant (Narcotiques Anonymes). Malgré la commodité d'avoir un terme commun pour désigner nos principaux interlocuteurs, celui-ci reste cependant impropre, en ce sens que les individus ne sont jamais réductibles à un monde social particulier, que cela soit celui des toxicos, celui des drogués, des malades, des exclus, des alcoolos, des malades mentaux, des patients-usagers, etc.

> « Il est difficile de présenter une population quand on ne peut la nommer, quand elle n'est pas homogène, qu'il ne s'agit ni d'un groupe, ni d'une ethnie, ni d'une stricte catégorie

l'objet d'un diplôme de troisième cycle en médecine), mais leurs pratiques sont reconnues. Néanmoins, pour certains médecins ou cliniciens, l'addictologie serait une branche de la psychiatrie (Reynaud, 2009). Par ailleurs depuis 1999 est paru au Journal Officiel un texte relatif à la réglementation des diplômes d'études spécialisées complémentaires en médecine et pharmacie (DESC), destinés à compléter leurs connaissances dans un domaine particulier de leur spécialité, pour rajouter à la liste des diplômes existants celui d'addictologie.

socioprofessionnelle et qu'on ne peut sinon la définir du moins la désigner d'un mot » (Pétonnet, 2002, cité par Fernandez, 2010 : 28).

Nous verrons que ces personnes n'ont pas les mêmes rapports à leur addiction ni à la manière de s'en déprendre. Une analyse de leurs trajectoires biographiques fera ressortir une typologie et mettra en évidence un enjeu identitaire de la déprise.

Enfin, nous distinguons un « sous-groupe » des « addicts », qui doit être considéré à part au regard de notre problématique : les ***entraidants***[28]. Par cette catégorie, nous désignons, dans les groupes d'entraide, une partie de personnes, avec une abstinence d'au moins 6 mois d'après nos observations (cela peut varier localement), venant régulièrement aux réunions (c'est-à-dire toutes les semaines sauf empêchement) et s'identifiant parfois comme militants, sont ceux qui accueillent les nouveaux (c'est-à-dire qu'ils accordent une attention particulière aux nouveaux, voire en deviennent le parrain dans les groupes d'Anonymes). Ce sont eux aussi qui vont dans les institutions de soin pour présenter leur groupe aux malades (souvent des centres de cure ou de postcure, mais aussi les pavillons addictologie dans les hôpitaux psychiatriques[29]) et qui organisent et proposent des activités associatives[30] en tant que bénévoles. C'est l'analyse de cette catégorie qui fait entrevoir une véritable « carrière morale de changement du self » (Goffman, 1968 ; Darmon, 2003 ; Lézé, 2007) à l'œuvre dans l'abstinence, et qui nous donne les éléments de compréhension sur la construction d'une légitimité expérientielle.

Les Centres de soins, d'accompagnement et de prévention en addictologie

Pour élargir l'horizon et tenter de rencontrer un plus grand nombre de professionnels et d'usagers de ces centres (tâche qui s'est avérée difficile, nous y reviendrons plus loin), et pour avoir des points de comparaison sur le fonctionnement, les activités et les soins proposés, nous avons intégré deux CSAPA de la région. C'est bien par la comparaison des deux centres que nous pouvons éviter le risque de rendre général un mécanisme ou un fonctionnement qui serait propre à une réalité locale. Notre objectif n'est

[28] Le terme de pair-aidant aurait pu être approprié, mais nous le trouvons trop connoté, en ce sens que c'est une nomination officielle et reconnue dans le domaine de la santé mentale surotut au Québec. En effet, c'est la création du dispositif des groupes d'entraide mutuelle (GEM) en psychiatrie suite à la loi sur le handicap en 2005, qui institutionnalisé les pairs-aidants (nomination des malades entre eux, adoptée par la suite par des professionnels et qui est devenu un terme courant depuis).

[29] C'est une pratique récurrente des groupes d'entraide (tous confondus) d'aller dans les centres de cure, les centres spécialisés et les hôpitaux de la région pour présenter leurs associations, leur fonctionnement, et échanger avec les « malades ».

[30] Cela se fait surtout à Vie Libre, où des tombolas, des repas, des randonnées, etc. sont organisés par les membres du groupe. Il y a aussi, comme dans toutes les associations, un bureau composé ici de 10 personnes.

pas d'établir des états de lieux représentatifs de l'ensemble de la situation française, bien que les réalités locales aient, *a priori*, des conséquences sur l'épidémiologie générale des usages de drogues et de l'alcool. On peut donc supposer que les caractéristiques sociodémographiques et géographiques peuvent avoir un impact sur la population accueillie dans les centres, sur les actions développées et sur les enjeux institutionnels locaux. Le département du CSAPA 1 peut être qualifié de semi-urbain[31] avec une ville centre d'envergure, et le département du CSAPA 2 de « rural »[32]. Pourtant, comme nous allons voir, ces caractéristiques ne semblent pas être décisives sur les modalités des traitements, mais ont vraisemblablement un impact sur les modes d'organisation et les dispositifs locaux. En effet, le CSAPA 2 est situé dans un département rural, où il organise plus de visites à domicile chez les usagers et collabore plus étroitement avec des médecins généralistes localisés dans les endroits plus déserts du département.

Les centres ont été choisis par convenance et notamment selon leur emplacement géographique. Le travail ethnographique dans ces deux centres s'est effectué de manière discontinue sur deux périodes globalement. C'est dans la première période que j'ai effectué la plupart des observations dans les CSAPA et rencontré la plupart d'usagers[33] faisant partie de l'échantillon d'addicts (13 sur 41). Pendant la deuxième période je suis retournée observer des consultations médicales et pour interroger les professionnels, afin de mieux saisir leur vision de l'addiction et du soin approprié, ainsi que la perception de leur propre rôle dans les trajectoires de déprise des « addicts ». Concernant l'observation, nous avons été amenés à participer aux consultations médicales, aux entretiens d'induction[34], aux délivrances des traitements (avec l'infirmière), aux entretiens des usagers avec les travailleurs sociaux et aux réunions d'équipe. Pour des raisons d'éthique et de confidentialité, nous n'avons pas assisté aux consultations avec les psychologues.

---

[31] 101 habitants par km², donc plus que la moyenne nationale (94 hab/km²). Les deux plus grandes agglomérations de la région se trouvent dans ce département avec respectivement 250.000 et 150.000 habitants (alors que la plus grande agglomération du département 2 comprend seulement 30.000 habitants).

[32] La population urbaine ne représente que 44 % du total, et seules 15 (sur 545) communes ont plus de 2000 habitants (totalisant environ 80.000 personnes sur 240.000). La densité est de 43 habitants par km², donc moins que la moitié de la moyenne nationale (source : l'INSEE).

[33] Dans les CSAPA les « addicts » sont nommés *usagers* par les professionnels dans le langage quotidien, conformément à la loi du 4 mars 2002 relative aux droits des malades et usagers du système de santé. Le terme patient est également mobilisé, et, par ailleurs, c'est ce dernier qui prime dans les rapports d'activités. Nous utiliserons le terme usagers ou patients-usagers dans la description et l'analyse de l'activité et des interactions dans les centres.

[34] Entretien avec l'infirmière pour débuter le traitement de méthadone, où elles (toutes des femmes) font le point sur les consommations de la personne, de sa situation sociale, sur les effets de la méthadone et sur les modalités de ce traitement.

De consultation en consultation nous avons pu plus finement identifier quels pouvaient être les enjeux de l'interaction, y compris pour les soignants[35], les stratégies discursives pour convaincre ou contraindre l'autre interlocuteur à s'accorder, et les manières d'y résister. Nous avons pu repérer que la manière de s'approprier le traitement de substitution, mais aussi le parcours de soins dans son ensemble, constituait un enjeu d'identification pour les usagers. En effet, l'appropriation de l'idéal de stabilisation que représente le traitement de substitution semblait être un critère décisif pour l'attribution du statut du « bon patient », non seulement au niveau des consommations de psychotropes, mais aussi, symboliquement, par un retour à une vie « équilibrée » au niveau psychique, biologique et social.

Tableau 2. Récapitulatif des consultations observées dans les CSAPA

	Nature de l'observation	**CSAPA 1**	**CSAPA 2**	**Total**
Observations	Consultations médicales	56	0	**56**
	Entretiens d'induction*	3	2	**5**
	Travailleurs sociaux	0	3	**3**
	Délivrance traitements de substitution	6	16	**22**
	Réunions d'équipe	4	1	**5**
	Demi-journées d'observation**	26	15	**41**

*entretien d'initiation aux traitements de substitution. Se fait avec l'infirmière pour expliquer les effets et modalités du traitement, pour faire un test urinaire et décider la posologie.

** à chaque fois que je me suis rendue dans un des CSAPA je suis restée au moins une demi-journée, en observant aussi des situations plus informelles entre professionnels et usagers (salle d'attente, couloirs) et entre professionnels (pause-café ou déjeuner dans la salle d'équipe par exemple)

Les groupes d'entraide

L'existence des associations d'entraide pose d'emblée la question de la compétence en addictologie. En ce sens on peut supposer que, pour un nombre inconnu d'addicts, la prise en charge dans un CSAPA ne « suffit » pas, voire ne convient pas à la personne. Quels sont les éléments explicatifs

[35] Par exemple baisser ou augmenter une dose de méthadone, espacer les rendez-vous (pour venir moins souvent), remplir un dossier de reconnaissance de travailleur handicapé, appeler la Mission Locale pour un rendez-vous raté, etc.

de l'attractivité de ces mouvements ? Dans quelle mesure peut-on parler d'une expertise profane ? Sur quoi s'appuie cette dernière ?

Tableau 3. Récapitulatif des observations dans les groupes d'entraide :

	Vie Libre	Narcotiques Anonymes	Alcooliques Anonymes
Nombre de réunions	20*	6	3
Nombre de personnes rencontrées	38	8	15
Moyenne de participants	8	4	6
Entretiens approfondis**	19	8	4
Durée moyenne de la réunion***	2 heures	1 h 30	1 h 30

* Dont deux assemblées générales

** Ces entretiens ont été effectués avec les « addicts » de notre échantillon qui fréquentent ou ont fréquenté les groupes. Certains vont dans des réunions de plusieurs groupes simultanément (notamment AA et NA) et dans plusieurs villes de la région, c'est pour cela que le total excède le nombre d'enquêtés (les addicts rencontrés dans les groupes = 27).

*** sans compter le temps de convivialité et de discussions informelles qui suit la réunion

J'ai participé à plus de réunions à Vie Libre que dans les groupes des Anonymes. Cela s'explique par le fait que « l'accès au terrain » a été plus aisé à Vie Libre. Cette association nationale est divisée en comités régionaux et départementaux, dont les contacts (et parfois les noms) des responsables figurent sur leur site internet. Il a donc été aisé pour moi de prendre contact avec le président et échanger avec lui préalablement, ce qui a rendu mon « intégration » sur le terrain plus facile.

Les associations des Anonymes sont aussi nationales, voire mondiales, mais la gouvernance se passe au niveau national. Sur leur site on trouve donc uniquement l'adresse de la réunion, l'heure et le jour de la semaine. Il a néanmoins été possible pour moi, en contactant un responsable national, d'avoir un contact des NA. La création récente du groupe NA enquêté peut expliquer le peu de participants aux réunions. Par contre j'ai eu quelques informateurs « privilégiés », notamment Francis, avec qui j'ai beaucoup échangé et qui m'envoient des informations et de la littérature concernant les NA régulièrement.

Pour ce qui est des Alcooliques Anonymes, je n'ai pas pu contacter le groupe avant, je me suis donc rendue à une des réunions ouvertes après avoir trouvé la date sur internet. J'ai fait le choix de présenter la raison pour laquelle je venais lors du traditionnel tour de table qui commence les réunions des Anonymes. Cela pour plusieurs raisons : comme je comptais revenir plusieurs fois, il me semblait difficilement tenable de passer *incognito*. De plus, j'ai rapidement compris que quelques personnes venaient à la fois à Narcotiques Anonymes et à Alcooliques Anonymes, ce qui aurait rendu mon statut d'*incognito* inadapté et aurait pu mettre en cause ma participation aux réunions.

Fabrice Fernandez (2008) qui a étudié les modes d'engagement total dans la consommation des drogues, décrit, dans ses notes du journal de terrain, une soirée passée avec les Narcotiques Anonymes où il n'a pas dévoilé son identité de sociologue, afin de réduire la distance entre les acteurs de terrain et le chercheur en considérant que, pour avoir accès au terrain, il fallait accepter les règles du jeu. Même s'il a pu analyser la position qu'il a eue afin de mieux comprendre ce qui s'y jouait par la suite, son anonymat choisi n'a pas été aisé, dans la mesure où une nouvelle personne devient en partie le centre de l'attention de tous les autres[36] :

> « La scène s'ouvre ensuite à tous les dépendants qui lèvent la main pour intervenir, « partager » selon la formule consacrée. Ils commencent par se présenter (« je m'appelle Y., et je suis dépendant ») et en me saluant, certains rajoutent « tu es la personne la plus importante ce soir ». Objet de toutes les attentions, je me sens très mal à l'aise » (Fernandez, 2008 : 364).

L'intégration aux Alcooliques Anonymes a donc été plus compliquée, et je suis retournée seulement à deux autres réunions ouvertes par la suite. Je me suis rendue aux réunions des Alcooliques Anonymes principalement pour avoir des points de comparaison avec les deux autres groupes.

Les trajectoires de déprise : une question biographique

Nous allons définir plus précisément les termes de ce concept opératoire de « trajectoire de déprise ». Nous pouvons dans un premier temps postuler avec Robert Castel (1998) que la « sortie » d'une addiction peut être conçue comme le passage d'un état à un ou d'autres états de vie où les personnes quittent la toxicomanie comme pratique, mais qui ne signifie pas une abstinence totale pour autant. Néanmoins, parler en termes de sortie suppose se tenir à une certaine définition de l'addiction, alors que, comme dit en préambule, ça serait au terme de notre travail que nous pourrions dire « quelque chose » sur ce qu'est l'addiction.

---

[36] Ce que nous avons aussi pu observer sur le terrain. Comme dans la citation, nous avons souvent entendu la phrase « tu es la personne la plus importante ce soir » en s'adressant à un ou des nouveaux. Les « anciens » s'identifient à la personne nouvelle et se rappellent que « la première fois n'est pas facile ». Ils s'adressent ainsi souvent au nouveau pour lui dire un mot de bienvenue quand ils ont la parole, mais sans obliger la personne à parler. Fernandez raconte d'ailleurs qu'il n'a quasiment pas parlé de la réunion.

Le terme de « déprise » a été choisi *avec* le terrain, en ce sens que, tous les addicts rencontrés dans les différentes entités de traitement viennent chercher de l'aide pour se défaire de l'emprise du produit, emprise sur leur cerveau, leur comportement, leur vie. Le critère en commun pour définir cette emprise est le fait de ne pas pouvoir s'arrêter de consommer une fois commencée, ce qui est nommé aujourd'hui dans les cercles savants, mais aussi chez les consommateurs le *craving,* un terme anglais signifiant une impulsion à rechercher le produit et de le consommer de façon compulsive[37].

Toutefois, tous n'ont pas le même objectif, ni ne se projettent dans la même « sortie » : certains veulent se débarrasser totalement du produit et devenir abstinent, à terme, de toute substance, d'autres souhaitent pouvoir consommer occasionnellement, d'autres encore veulent « contrôler l'emprise », mais garder la « défonce », donc continuer à consommer, mais avec plus d'autocontrôle. Cette typologie sera argumentée et approfondie dans le chapitre IV. La définition minimaliste et préalable (qu'il s'agit de travailler et nuancer) de l'addiction est donc celle d'une *trajectoire* d'emprise[38]. En effet, nous considérons que l'addiction est un parcours, ou plutôt plusieurs parcours, dont différentes variables (médicales, psychologiques, sociales, morales, juridiques) viennent infléchir le cours. L'addiction serait ainsi un désajustement entre la ligne biographique de la consommation devenue dominante (Ogien, 1999) et d'autres lignes biographiques (professionnelle, familiales, affectives, etc.). Robert Castel a nommé cela une « expérience totale » en analogie avec l'institution totale de Goffman (1968), c'est-à-dire un « *mode de vie exclusivement organisé autour d'une seule finalité* » (Castel, 1998 : 25), mais qui reste une « idée limite » en ce sens que, à l'usage, ce modèle fonctionne d'une manière trop dichotomique pour rendre compte de la diversité des expériences.

On pourrait nous reprocher ici de ne pas prendre en compte le produit consommé. En effet, on peut supposer que le « produit de choix » des addicts peut constituer un facteur déterminant dans la carrière de déprise. L'offre de soin, y compris dans les groupes d'entraide, était jusqu'à récent structurée selon la nature des produits, et les différents sites des CSAPA sont encore aujourd'hui identifiés selon ce partage. Néanmoins, nous avons pu observer que le « facteur produit » n'est pas le plus pertinent pour catégoriser ni les addicts, ni leurs trajectoires. Plusieurs personnes

---

[37] Ce terme n'a pas trouvé une traduction stable en français. Certaines propositions ont été faites, tels « désir ardent », « appétit insatiable ». C'est aussi un nouveau critère rajouté pour l'addiction dans le DSM-V (Manuel Diagnostic et Statistique des Troubles Mentaux) publié en 2013.

[38] cf. les travaux de Fernandez (2010) qui traite les formes d'emprises au prisme de l'expérience totale de la toxicomanie (notion empruntée à Castel, 1998). Cette notion « *renvoie à l'idée d'une ligne biographique qui [...] domine et parasite l'ensemble des engagements de la vie quotidienne pour organiser l'essentiel de l'existence autour d'un domaine d'activité, d'un objet, ici l'usage de drogues* » (Fernandez, 2010 : 29).

présentent ainsi une consommation, voire une addiction à plusieurs produits, y compris dans les groupes d'entraide. Les situations se complexifient entre ceux que les professionnels considèrent « polytoxicomanes », alors que ceux-ci peuvent soit considérer que leurs consommations d'alcool, de tabac ou de cannabis sont « normales », soit s'accorder pour dire qu'un « transfert » de dépendance à un autre produit s'est opéré. Il y a aussi ceux dans les groupes d'entraide qui se considérer comme multidépendants (notamment Narcotiques Anonymes) en y incluant le café, le tabac, le chocolat, etc., et ceux dans les groupes « alcool » (Vie Libre) qui se considèrent malades-alcooliques, bien qu'abstinents, ils consomment du cannabis, souvent « en cachette », car ils savent que les autres membres vont l'interpréter en termes de maladie. Autant de situations et de rapports aux produits que nous analyserons plus loin, mais qui font que nous ne distinguons pas *a priori* les « toxicomanes » et les « alcooliques ».

Par contre, on pourrait légitimement supposer qu'une appartenance identitaire plus forte se crée chez lesdits toxicomanes en raison de l'appropriation et l'intériorisation d'une étiquette déviante liée à l'existence, du moins symbolique, d'une communauté de « tox » qui se crée par le caractère illicite des produits consommés. Plusieurs chercheurs mettent l'accent sur ce microcosmos qui peut se créer entre consommateurs des produits considérés comme illicites comme le crack (Bourgois, 2001 ; Fernandez, 2011), les fumeurs de marijuana (Becker, 1985) ou les usagers des drogues précarisés (Jamoulle, 2000 ; Bouhnik, 2007). Comme nous allons le voir dans l'analyse des trajectoires, l'étiquette de toxicomane est considérée comme un stigmate au sens goffmanien (1975) du terme, c'est-à-dire comme un « attribut qui discrédite profondément ». Certains addicts tentent de neutraliser, se distancier ou renverser ce stigmate par différents discours de justification sur leurs pratiques. Quoi qu'il en soit, on peut supposer que chez les alcooliques, une telle communauté ne serait pas comparable dans la mesure où l'alcool est ancré dans de nombreux rites (Nahoum-Grappe, 1991, 2010 ; Gaussot, 1998 ; Ancel et Gaussot, 1998) et, de plus, il est facile et légal de se le procurer. C'est seulement une consommation devenue excessive ou pathologique qui est considérée déviante, et l'alcoolisme reste le plus souvent invisible, voire dénié (Ehrenberg, 1995). Il serait ainsi légitime de se demander si l'expérience d'une consommation pathologique de l'alcool serait moins souvent une « expérience sociale totale » contrairement à la consommation des drogues illicites. On peut supposer que le caractère illégal des produits peut faire tomber plus vite et plus lourdement les toxicomanes dans l'asocialité que les alcooliques (Castel, 1998)[39].

---

[39] Nous avons conscience du fait que l'introduction d'une variable supplémentaire (le produit qui fait l'objet de l'addiction) peut être difficile à contrôler, mais étant donné que la toxicomanie et l'alcoolisme sont le plus souvent traités à part en France (en sciences

Néanmoins, il nous semble impossible de réduire toutes les expériences, trajectoires et situations avec les produits à cette distinction préalable entre alcooliques et toxicomanes. Il sera certainement pertinent d'introduire le ou les produits consommés comme variable d'analyse explicative de la trajectoire de déprise, en ce sens que les centres et les groupes dans lesquels les addicts circulent sont aussi porteurs d'une histoire, d'une culture, et d'une idéologie, et peuvent avoir un impact sur leur trajectoire. Nous supposons ainsi que le produit peut constituer un élément identificatoire plus ou moins déterminant.

La particularité de notre objet fait que nous avons rencontré des personnes par différents moyens, dans une institution ou dans une association, et aux situations diverses, allant d'un jeune en errance, qui vient chercher sa dose de méthadone au centre de soin, au fonctionnaire d'état, diplômé docteur en sciences humaines, venant dans un groupe d'entraide chercher une fraternité spirituelle et un sens à ses maux. Ils ont en commun de percevoir les conséquences de leur consommation comme problématique et de chercher une aide spécialisée dans le domaine. Il a donc fallu être attentif à trouver et poser des questions nous permettant de comparer les récits.

Cette méthode permet de saisir une logique d'action selon le sens que l'individu confère à sa trajectoire, les relations sociales dans lesquelles il se positionne et de mettre en lumière les processus d'enchaînement des situations et événements qui font qu'une personne finit par se déprendre d'une pratique de consommation des produits psychoactifs. Ces récits biographiques fragmentés se rapprochent ainsi à la définition du récit de vie de Daniel Bertaux : « *une description sous une forme narrative d'un fragment de l'expérience vécue* » (1997 : 9). Nous allons donc prendre la parole des enquêtés pour une réalité sociale, observable comme toute autre réalité, pour la décrire et l'interpréter. Il ne s'agit pas de vérifier que ce qu'ils disent correspond à la réalité, mais d'observer comment ils parlent des choses :

> « Ce qu'il dit de ce qu'il est, ne dit peut-être rien de fiable sur ce qu'il est, mais le « comment » il en parle dit quelque chose de sa façon de construire la société et sa position dans la société » (Darré, 1999 : 78).

Il est évident que cette méthode, comme toute méthode, possède ses limites, notamment par les effets « d'illusion biographique » (Bourdieu, 1986) qu'elle peut créer, en ce sens que le narrateur chercherait à délaisser certains aspects de son existence pour rendre sa biographie cohérente. La validité de cette méthode doit donc être consolidée, ce qui est rendu possible par notre connaissance du terrain grâce au recueil d'autres données

---

humaines et sociales) nous tenterons de les étudier sous un angle commun afin de « tester » la pertinence du paradigme de l'addictologie.

(entretiens semi-directifs avec les professionnels, notes d'observation des groupes d'entraide et des consultations dans les centres, participation à diverses activités, documents divers) et par une contextualisation des entretiens grâce à ces données. En partie, notamment concernant les récits des entraidants, les entretiens peuvent être ajustés avec les notes d'observation en ce sens que pendant les réunions les personnes parlent aussi d'elles-mêmes et de leurs parcours. De plus, ces notes ont été recueillies sur une plus longue durée[40], alors que l'entretien s'effectue à un moment donné du parcours.

Nous avons ici dessiné le cadre méthodologique faisant apparaître la posture épistémologique que nous défendons qui est celle d'une démarche ethnographique. Dans cette perspective, le terrain ne se réduit pas à l'évidence de l'objet d'investigation, ici les trajectoires de déprise de l'addiction. De la même manière, les divers qualificatifs pour définir les pratiques du travail de terrain (monographie, observation directe, entretiens, récits de vie, analyse documentaire) ne peuvent pas être réduits à une seule matrice. Pour autant, cela ne doit pas avoir pour résultat de faire régner l'incertitude sur la scientificité, la rigueur et l'heuristique de notre approche. Cela permet plutôt de confirmer que la recherche s'oriente à partir « d'indices de pertinence » (Cefaï, 2010) relevés sur le terrain, et que la relation ethnographique est au cœur de la stratégie et la réflexivité de l'enquête. Il convient donc de la considérer comme une donnée fondamentale de la recherche. La relation ethnographique que nous avons éprouvée sur le terrain, s'inscrivant dans un enjeu de savoir sur l'addiction et son soin, permet d'orienter notre problématique sur la question de l'expertise en addictologie comme « objet de lutte » entre différents acteurs se posant comme expert sur la question. Ce travail de terrain s'inscrit ainsi dans des rapports de savoir et donc de pouvoir (Fassin et Bensa, 2008).

Plan de l'ouvrage

Cet ouvrage comporte quatre chapitres. Le chapitre I reviendra sur l'institutionnalisation du domaine de l'addictologie en tant que champ d'expertise de la dépendance désormais qualifiée de conduite addictive. Cette étape est nécessaire pour comprendre les contours, la teneur et les enjeux de définition du phénomène de « l'addiction » central dans notre étude.

Le chapitre II sera consacré à la description et à l'analyse des interactions soignants-soignés, ainsi que les représentations et pratiques soignantes dans les CSAPA. Cette démarche nous permettra de décortiquer le registre de soin et de sens mis en œuvre dans ces centres spécialisés, celui de la souffrance et la vulnérabilité des usagers, qui tente de prendre appui

[40] Un an et demi.

sur les ressources biographiques de ces derniers, afin de les engager dans un processus de subjectivation.

Dans le chapitre II nous passerons à l'analyse de la grille de lecture du trouble addictologique à l'œuvre dans les groupes d'entraide, notamment à Vie Libre et Narcotiques Anonymes. Nous verrons à la fois ce qui les rapproche et ce qui permet de les distinguer. La particularité de ces groupes est d'intervenir dans les trajectoires de déprise des personnes qui viennent chercher une aide en prenant appui sur l'expérience de leurs membres qui sont tous des anciens dépendants. L'observation de ces groupes fait entrevoir un processus d'habilitation de certains membres à devenir des « soignants bénévoles », mais aussi comment cette habilitation participe à la trajectoire de déprise de ces personnes elles-mêmes en les engageant dans une carrière morale de transformation du soi.

Enfin, le chapitre IV exposera l'analyse des trajectoires de déprise et leurs rapports à l'abstinence totale et définitive comme la forme idéalisée de « sortie » d'une addiction. Les interactions avec les professionnels de la santé et avec les anciens dépendants dans les groupes d'entraide ne sont pas sans laisser des traces sur ces trajectoires à la fois au niveau du déroulement des étapes de celles-ci et sur la construction d'un sujet moral.

Chapitre I

Histoire d'un concept : l'addiction aux frontières des mondes

Dans ce deuxième chapitre nous traiterons de l'addiction comme objet de connaissance et de lutte. Nous exposerons ainsi les enjeux de définition de notre objet par une contextualisation sociohistorique du concept central de l'addiction et les enjeux de l'action publique en la matière, qui sous-tendent la problématique et les hypothèses de notre thèse. Nous reviendrons notamment sur les traces historiques de la prise en charge du phénomène de l'addiction, ainsi que sur son inscription dans les politiques de santé publique. Nous verrons en quoi l'hypothèse de la médicalisation de l'addiction n'est que partiellement opératoire et qu'il faut s'efforcer de la dépasser, en proposant des hypothèses de travail s'articulant autour de la question de lutte pour la « bonne » définition de la réalité.

Nous présenterons ici les contours, la teneur et les enjeux de définition du phénomène central de notre étude, celui qui fait l'objet d'une mobilisation des acteurs, des institutions et des politiques, donc qui, en somme, est un élément central de la configuration engageant tous ces acteurs investis dans le(s) traitement(s) des personnes addicts. Nous reprenons ici une clef de lecture de ce phénomène multifactoriel, large et contingent, proposée par les chercheurs américains Eugène Raikhel et William Garrott (2013) pour tenter de prendre en compte les enjeux pratiques et théoriques à l'étude de « l'addiction » dans toute sa multidimensionnalité. Ils proposent de concevoir celle-ci à l'aide de la notion de trajectoire (*addiction trajectories*) selon la typologie suivante : les *trajectoires épistémiques* tracées par les catégories et concepts d'addiction tels qu'ils changent à travers le temps et les champs institutionnels d'intervention et politiques. Les *trajectoires thérapeutiques* des modes de traitements tels qu'ils se dessinent à travers des cadres culturels et organisationnels différents. Les *trajectoires de vie* « empiriques et expérimentales » (*experiential and experimental*) constituées dans et par l'addiction[41].

---

[41] Traduit par nos soins : « *the experiential and experimental trajectories of lives constituted through the terrains of addiction and subjectivity* » (Raikhel et Garrott, 2013 : 2)

Traçons d'abord l'itinéraire épistémique de l'objet qui nous mènera sur le sentier des politiques de santé publique et vers la mise en évidence de la sanitarisation des politiques des substances psychoactives. Cela se fera en grande partie à partir des travaux de Nicolas Fortané (2010 ; 2014), qui s'est efforcé d'étudier, à travers le concept de « carrière », les dynamiques de problématisation, de publicisation et de politisation (Cefaï et Terzi, 2012) à l'œuvre dans l'institutionnalisation de l'addictologie comme paradigme dominant dans la prise en charge des problématiques de dépendance.

1. La trajectoire du concept d'addiction : l'autonomisation d'une clinique addictologique

Cela fait à peine vingt ans qu'une nouvelle discipline médicale s'est instituée dans le champ des dépendances, nommée addictologie. Elle se distingue des approches antérieures par le fait d'associer tous les problèmes de dépendances sous l'appellation « conduites addictives » : usage des drogues illicites, alcoolisme, tabagisme, compulsion de jeu ou d'achat, troubles alimentaires, assuétude à l'internet et au sexe. L'institutionnalisation du savoir neuroscientifique sur les dépendances s'est traduite par un changement au niveau sémantique : d'un vocabulaire mettant l'accent sur le produit et sur l'aspect obsessionnel (notamment par le suffixe – *manie*) de la dépendance, nous sommes passés au référentiel de l'addictologie. Celui-ci axe la définition de la relation de dépendance entre un individu et un objet sur le comportement répétitif et sur le caractère esclavagiste de cette relation. En effet, l'étymologie latine d'addiction signifie « adonné à » et renvoyait dans le droit romain à la situation où le débiteur était incapable de payer ses dettes et se trouvait donc adonné à son créditeur, remboursant sa dette par son travail, sa force physique, son corps. Par transposition on suppose donc que l'usager de drogues ou le dépendant à l'alcool est soumis au produit, il devient en quelque sorte le jouet de sa drogue (Gomart, 2004).

C'est Joyce McDougall (1978) qui a introduit le terme d'addiction dans le cercle des psychanalystes français à la fin des années 1970 en soulignant les origines latines de la notion qui évoque « *la lutte inégale du sujet avec lui-même* » (McDougall, 1982). *A contrario*, le terme de toxicomanie induit un désir de s'empoisonner, signifiant presque une intention de se faire mal, ce qui n'est pas, selon McDougall, ce que vise ledit toxicomane. Selon elle, l'addiction peut être conçue comme une économie psychique (2004) permettant au sujet de faire face aux états affectifs insupportables. Autrement dit, c'est une décharge rapide de toute tension psychique, que sa source soit extérieure ou intérieure. Le sujet devient ainsi esclave de la seule solution possible pour « échapper à la douleur mentale »[42].

---

[42] Néanmoins cette tension n'est pas uniquement fonction d'états affectifs pénibles ; il peut

C'est donc dans des travaux psychanalytiques que la « mise en circulation » du concept d'addiction s'effectue dans un premier temps en France pour parler des dépendances à l'alcool et aux drogues sans distinction (Fortané, 2010). L'inspiration de la psychanalyse est très prégnante dans le champ de la prise en charge institutionnelle de la dépendance. En effet, les deux modèles étiologiques de l'alcoolisme et de la toxicomanie, établis par les pères fondateurs Pierre Fouquet (médecin, alcoologie) et Claude Olievenstein (psychiatre, toxicomanie), sont très proches[43], en ce sens qu'ils concevaient la dépendance comme une relation tripartite entre un individu, un produit et un milieu socioculturel. Cette définition met en avant une approche pluridisciplinaire (le modèle dit bio-psycho-social[44]) dont se revendiquent encore aujourd'hui les professionnels et intervenants en addictologie. Elle permet en outre de distinguer la problématique de la dépendance d'autres maladies ou troubles psychiques[45]. On peut poser l'hypothèse qu'une « affinité élective » au sens de Weber (Fortané, 2010) s'établit entre les différents champs d'intervention sur les questions de dépendance, ainsi qu'avec une certaine conception psychanalytique de celles-ci, dont les bases avaient déjà été posées à la fin des années 1970. Les deux sous-champs de l'alcoologie et de l'intervention en toxicomanie ont des histoires similaires par l'affranchissement de la psychiatrie à la fin des années 1960 et le développement de leurs dispositifs de soins à travers la politique de sectorisation en santé mentale (Morel, 2002). Néanmoins, ils sont restés distincts sur le plan institutionnel jusqu'à l'avènement de l'addictologie comme discipline et comme catégorie de l'action publique.

Les liens entre alcoologie et intervention en toxicomanie[46] commencent à se tisser dans les années 1970 et 1980, mais toutes les conditions ne sont pas encore réunies pour permettre un tel « cadrage », c'est-à-dire une appréhension commune de tous les phénomènes de dépendance. On peut

---

s'agir également d'états excitants ou agréables.

[43] Les deux pères sont contemporains (Fouquet 1913-1998, Olievenstein 1933-2008) et les processus d'autonomisation (relative) des deux disciplines sont plus ou moins simultanés (nous y reviendrons). Fouquet écrit ses textes et effectue ses travaux cliniques dans les années 1950 et 1960. Olievenstein fonde le fameux centre Marmottan à Paris en 1971, et publie son livre phare « *Il n'y a pas de drogués heureux* » en 1976.

[44] L'addiction s'expliquerait par des facteurs biologiques (dépendance physique), psychologiques (fragilité et vulnérabilité psychologique, voire co-morbidités psychiatriques) et sociales (exclusion, pauvreté, chômage, etc.). Chaque corps de métier possède son propre domaine d'expertise, et intervient sur un domaine précis de l'expérience de l'usager (Grard, 2008).

[45] Fouquet avait d'ailleurs proposé lui-même une approche commune à travers le concept de « toxicopathie » (Fortané, 2010), et Olievenstein met également en question la séparation entre alcoolisme et toxicomanie en arguant qu'elle n'est pas fondée sur des différences médicales ou pharmacologiques mais sociales et légales (1976).

[46] Nommé ainsi par les premiers intervenants qui ne s'affiliaient à aucune profession ou discipline, contrairement à l'alcoologie qui a été plus médicalisée que le soin des toxicomanes.

évoquer plusieurs raisons contextuelles à cela : l'affaiblissement général du paradigme psychanalytique dans le champ de la santé mentale, cristallisé par la parution du DSM-III en 1980, réputé anti-psychanalytique (Bergeron, 1999), empêche de faire une théorie unifiée de la dépendance en référence à la notion d'addiction. Il y a également des enjeux propres aux deux champs d'intervention obligeant ceux-ci à accentuer leur autonomie pour y faire face, ce qui peut expliquer qu'une fusion n'a pas été possible plus tôt : l'épidémie de SIDA qui préoccupe les intervenants en toxicomanie, puis des problèmes de financement des dispositifs du côté de l'alcoologie, ainsi que les difficultés liées à la mise en place de la loi EVIN (Fortané, 2010).

1.1. Une nouvelle grille de lecture de la dépendance

Il s'agit ici de montrer que les « conduites addictives » n'existent pas en dehors des processus de *problématisation* (quelque chose ne va pas, une situation est conçue comme problématique) ; de *publicisation* (on assiste à la constitution d'un public qui se sent concerné, que ça soit directement ou indirectement, Cefaï et Terzi, 2012) ; et de *politisation* (des mesures politiques et administratives sont prises : conversion des activités sociales de toutes sortes en activités politiques). Selon les travaux de Nicolas Fortané (2010 ; 2014), qui perçoit l'addiction à travers le concept de carrière[47], on peut observer un changement dans les années 1990 dans la manière d'appréhender les dépendances. La production, la diffusion et la légitimation de cette nouvelle « grille de lecture » passent par des « processus de transferts » entre les champs médicaux et politico-administratifs selon trois dimensions : neurobiologique, cognitivo-comportementale et épidémiologique.

1.1.1. La « neurotoxicité » : l'importance de l'acception neurologique de l'addiction

C'est en 1988 qu'une équipe de neurobiologistes italiens (Di Chiara et Imperato, 1988) démontre que tous les produits psychoactifs agissent via un seul et même neuromédiateur : la dopamine. L'idée est que toutes les drogues agissent sur le cerveau selon des modalités comparables et sont dangereuses en fonction de l'usage qui en est fait et non pas par elles-mêmes. La mise en avant du couple « dopamine/substance psychoactive » cristallise donc l'acception neurologique et biologique de l'addiction (Fortané, 2010). Toutefois, pour que cette catégorie savante de dopamine puisse contribuer à redéfinir les problèmes des drogues et de la dépendance, il faut qu'elle pénètre l'espace politico-administratif pour devenir un « *registre discursif disponible dans divers espaces* » (Fortané, 2010).

[47] C'est-à-dire « ses déplacements successifs au sein d'univers sociaux variés ainsi que ses appropriations et ses reformulations par des groupes d'acteurs distincts » (Fortané, 2010 : 5).

Plusieurs auteurs (Bergeron, 2001 ; Fortané, 2010 ; Lalande, 2010) mettent en avant la publication du rapport Roques en 1998 comme un vecteur principal du changement de paradigme. Bernard Roques, un pharmacologue et chercheur en biochimie, est chargé par Bernard Kouchner de mener une étude sur « la dangerosité des drogues » qu'il publie en 1999. En utilisant la notion de « neurotoxicité », Roques prône que toutes les drogues, licites ou non, s'inscrivent dans un continuum. L'alcool et l'héroïne se trouvent sensiblement placés au même niveau de dangerosité. Les années 1990 ont déjà été marquées par des prises de position appelant à refonder la classification des drogues par l'abolition de la distinction drogues licites et illicites, mais c'est le rapport Roques, largement médiatisé et suscitant nombreuses controverses, qui marque la politisation du concept d'addiction qui « *cesse dès lors d'être exclusivement un concept médical pour devenir un véritable problème public* » (Fortané, 2010 : 11). La classification proposée par Roques met au même niveau de dangerosité l'alcool, l'héroïne, et la cocaïne, suivis par les psychostimulants (l'amphétamine entre autres), le tabac, les hallucinogènes et les benzodiazépines. Une classe à part est créée pour le cannabis dont la neurotoxicité et le risque de dépendance sont considérés comme étant « faibles », voire « nuls ».

Le terme addiction n'est pas forcément mis en avant dans ce rapport, mais comme l'évoque Fortané, il s'inscrit clairement dans le même registre discursif dans la mesure où l'expertise repose sur une approche globale des phénomènes de dépendance. On peut donc parler d'un véritable « coup de force symbolique de la dopamine », en ce sens qu'elle est constitutive d'une nouvelle manière de concevoir le phénomène de la dépendance, et participe à restructurer l'espace des positions et les rapports de force (Bourdieu, 2001) dans le champ médical et le champ de l'action publique. À l'image de bien d'autres « découvertes scientifiques », les thèses principales sont revisitées et nuancées, voire rejetées, parfois par ceux qui ont fait ces découvertes eux-mêmes. Comme Jean-Paul Tassin (Tassin et *al.* 1993), neurobiologue de l'INSERM et du Collège de France, dont les recherches sont les premières à circuler dans la sphère politico-administrative de l'action publique en matière des drogues[48] (Fortané, 2014), qui met aujourd'hui en doute le postulat selon lequel la dopamine soit le

[48] Jusqu'à la découverte du système dopaminergique, il y avait une rivalité entre deux modèles d'explication de la dépendance : le premier et le plus légitimé à l'époque, reposait sur l'archétype de la toxicomanie, l'héroïnomanie. Il considérait que la dépendance se définit par les symptômes de sevrage, que provoque l'arrêt de la stimulation des endorphines (les opiacés agiraient par les endorphines, une classe des neuromédiateurs à laquelle n'appartient pas la dopamine). Le second postulait que la dépendance se caractérise aussi par une dépendance *psychique* qui est liée à une surproduction de dopamine dans le système de la récompense. C'est donc ce dernier qui l'emporte quand l'équipe de neurobiologistes italiens démontre que le circuit de la récompense (système dopaminergique) est activé lors de la consommation de n'importe quelle substance psychotrope incluant l'alcool et la nicotine. La controverse a été clôturée.

neurotransmetteur par excellence dans le déclenchement du système de la récompense. En effet il s'agirait plutôt d'un « découplage » de deux autres, la noradrénaline et la sérotonine. Néanmoins l'appropriation des acteurs politiques de cette référence savante pour en faire une catégorie de l'action politique, témoigne que ce sont aussi les usages politiques de la dopamine qui déterminent la « carrière » de l'addiction.

1.1.2. L'approche cognitivo-comportementale

La deuxième dimension à travers laquelle le concept d'addiction « trace son chemin » est celle du cognitivo-comportementalisme. Pendant les années 1990 les sciences cognitives gagnent du terrain dans le domaine de la santé mentale au profit du paradigme psychanalytique comme mentionné plus haut. Selon plusieurs auteurs (Ehrenberg et Lovell, 2001 ; Bergeron, 2001 ; Fortané, 2010) on passe, notamment avec la publication du DSM-III en 1980, d'une approche clinique fondée sur l'étiologie, des maladies mentales, à une *symptomatologie* de ce que l'on nomme désormais les troubles mentaux (Bergeron, 2001). Ces troubles sont classés en fonction de leurs symptômes et non plus selon leurs causes. C'est notamment la trop grande liberté d'interprétation des symptômes qui est critiquée par les rédacteurs du DSM-III. Il s'agissait donc d'abandonner les références à la recherche des causes pour laisser place aux « réflexions syndromiques » (Ehrenberg et Lovell, 2001), et, conséquemment, ce sont des considérations portées sur le cognitivo-comportementalisme qui sous-tendent les classifications. Les approches cognitivo-comportementales, qui s'attaquent aux symptômes comportementaux par un changement des « processus cognitifs » supposés à l'origine du trouble, rentrent en conflit avec la version psychanalytique de l'addictologie. La visée pragmatique de normalisation des comportements par des techniques cognitivo-comportementalistes est incompatible avec la résolution, par le sujet lui-même, de ses conflits ou difficultés intrapsychiques (Jaquet et Rigaud, 2000) prônée par les psychanalystes.

Dans le domaine des addictions ce sont notamment les travaux du psychiatre Aviel Goodman, qui publie en 1990 un article devenu célèbre nommé « *Addiction, definition and implications* » qui met en avant la notion d'addiction. Il jette ainsi les bases d'une addictologie éloignée de la conception psychanalytique d'une économie psychique à laquelle le cercle des psychanalystes, inspiré par McDougall, n'avait pas su donner la même publicité (Fortané, 2010). Goodman propose une définition de l'addiction qui semble faire consensus encore aujourd'hui[49] :

---

[49] Nous avons par exemple pu voir la définition de Goodman repris dans un des rapports d'activités des CSAPA à notre disposition. Aussi, les critères diagnostiques d'une addiction du DSM-IV (1994) et dans le nouveau DSM-V de 2013 incluent tous les éléments contenus dans la définition (« *Il existe un désir persistant ou des efforts infructueux, pour diminuer ou contrôler l'utilisation de cette substance* », « *L'utilisation de la substance est poursuivie*

> « le processus par lequel un comportement pouvant permettre à la fois une production de plaisir et d'écarter ou d'atténuer une sensation de malaise interne est employé de façon caractérisée par l'impossibilité répétée de contrôler ce comportement et sa poursuite en dépit de la connaissance de ses conséquences négatives »[50].

Les controverses entre les deux approches, psychanalytique et comportementaliste, sont alors nombreuses, jusqu'à ce que deux psychiatres, les professeurs Parquet et Reynaud, personnages centraux dans la carrière de l'addiction (Bergeron, 2001 ; Fortané, 2010) soient chargés d'écrire un rapport visant à dégager une définition et approche commune de la notion, par-delà les débats, afin de disposer d'une catégorie d'action publique opérationnelle (Fortané, 2010).

Toujours selon ce même auteur, les deux professeurs seront les « *traducteurs d'une certaine conception des phénomènes de dépendance entre plusieurs univers sociaux* » (Fortané, 2010 : 14), en ce sens qu'ils se trouvent aux frontières des univers médicaux et politico-adminsitratifs : le professeur Parquet intègre dans les années 1970 le Haut Comité d'étude et d'information sur l'alcoolisme (HCEIA), devenu le Haut Comité de la Santé Publique (HCSP) en 1991[51], où il défend une vision préventive de la lutte contre l'alcoolisme (ce « fléau social ») en s'éloignant du champ de l'alcoologie imprégné de la vision psychanalytique (Bergeron, 2001). Ensuite il crée, en retournant momentanément à une pratique clinique, un centre d'information et de traitement des dépendances à Lille – l'un des premiers à s'occuper de plusieurs pratiques addictives différentes. Enfin, il devient président de l'Intercommission l'INSERM « Recherches sur les conduites normales et pathologiques en matière de consommation » entre 1995 et 1998, où il intègre les thèses neurobiologiques relatives aux mécanismes cérébraux de l'addiction (Fortané, 2010).

Le professeur Reynaud, ayant œuvré dans un premier temps dans le champ de l'alcoologie, défend lui aussi assez tôt (Reynaud, 1984) une conception commune des conduites addictives. Il lui faudra toutefois attendre que le concept d'addiction fasse son entrée sur la scène pour que sa posture soit reconnue. En attendant il renforce sa position dans le domaine médical – devenant chef de service en psychiatrie dans un hôpital qui gère historiquement une unité d'alcoologie et un CSST – mais aussi dans l'administration sanitaire : il est conseiller au ministère de la Santé, avant de passer à la Direction Générale de la Santé (DGS) en 1996. Ainsi,

---

bien que la personne sache avoir un problème psychologique ou physique persistant ou récurrent susceptible d'avoir été causé ou exacerbé par cette substance », DSM-V, 2013).

[50] » a process whereby a behavior, that can function both to produce pain and to provide escape from internal discomfort, [and] is employed in a pattern characterized by failure to control the behavior and continuation of the behavior despite significant negative consequences » (Goodman, 1990 : 1406).

[51] Il devient « Conseil » à la place de Comité en 2004 créé par la loi relative à la santé publique.

les docteurs Reynaud et Parquet qui se rencontrent au milieu des années 1990 au ministère de la santé, renforcent le paradigme addictologique notamment avec leur conceptualisation des « pratiques addictives » à travers le triptyque « usage, abus ou usage nocif, dépendance » (Parquet et Reynaud, 1999 ; Parquet, Reynaud, Lagrue, 2000) utilisé dans le DSM-III. En s'appuyant sur la théorie de la dopamine, ils placent tous les produits au même plan en se centrant non plus sur le produit mais sur le comportement. C'est donc le *mode de consommation* qui devient déterminant dans le diagnostic de la pathologie.

C'est dans leur rapport de 2000, qui avait constitué la « clef de voûte » du plan triennal de lutte contre la drogue et la toxicomanie (1999-2002) de la MILDT, que figure le terme d'addiction. Finalement, Fortané nous donne à voir l'addiction comme une « *catégorie hybride, dont la carrière est le fruit de stratégies tant étymologiques et discursives que scientifiques et politiques* » (2010 : 17). Autrement dit, comme un médiateur principal du « transcodage » d'une référence savante en catégorie d'action publique entre les champs médicaux et politiques. En s'intéressant aux étapes antérieures (usage simple et usage nocif) à la dépendance grâce au concept de pratiques addictives, cette vision préventive contribue donc à inscrire la politique en matière addictologique dans une logique de santé publique (Bergeron, 2001). La sanitarisation de la question addictologique (Fassin, 1998) s'accompagne ainsi d'une dépsychiatrisation (Thiry-Bour, 1996) de la prise en charge des addictions. Néanmoins, pour une institutionnalisation aboutie de l'addictologie, il faut aux politiques publiques une cible concrète : l'épidémiologie des addictions est née.

1.1.3. L'éthique libertaire et l'épidémiologie

Jusqu'aux années 1990, les phénomènes d'usage des drogues et toxicomanies étaient très peu étudiés quantitativement. Pour quelles raisons, idéologiques, professionnelles, politiques, ce phénomène n'était pas déchiffré avant ? Henri Bergeron (1999 ; 2001) a étudié les particularités des dispositifs de soins de prise en charge des toxicomanies en France. Il met en évidence les croyances collectives[52] des acteurs qui tendaient à penser que des centres spécialisés et l'entretien psychothérapeutique d'inspiration psychanalytique[53] étaient les meilleurs moyens de prendre en charge la toxicomanie. Ce sont, selon l'auteur, des croyances fortement ancrées chez les acteurs dans le champ de

---

[52] Ceci dans une perspective explicitement boudonnienne, c'est-à-dire une explication cognitiviste et rationnelle qui veut que les acteurs (ou une « bonne partie » entre eux) étaient convaincus de la légitimité de leurs opinions et perçues par l'acteur individuel comme « fondées sur des raisons solides » (Bergeron, 1999).

[53] Le paradigme psychanalytique, au sens de Kuhn, est compris comme le socle théorique référentiel (malgré les écoles multiples), notamment en situant le principe de causalité psychique au fondement de leurs analyses (Bergeron, 1999).

l'intervention en toxicomanie. En effet, à la fin des années 1960 et au début des années 1970, l'intervention en toxicomanie est considérée comme un « terrain vierge », en ce sens que pour les premiers professionnels (psychiatres, jeunes en âge pour la plupart, ou thérapeutes d'obédience psychanalytique) la toxicomanie est un phénomène singulier. Ils espèrent en quelque sorte construire une théorie *ex nihilo*. Le mouvement antipsychiatrique, qui critique la psychiatrie française pour sa forme asilaire et son idéal de normalité, très inspirée par les thèses de Michel Foucault, est donc un vecteur principal dans l'idéologie des débuts de l'intervention en toxicomanie. Bergeron pointe le fait qu'au début de la spécialisation dans la prise en charge de la toxicomanie les intervenants se nommaient, justement, *intervenants en toxicomanie*[54], pour souligner que le statut et la formation n'avaient point d'importance. Ce qui comptait, c'était de savoir « *créer une relation de confiance avec le toxicomane* » (Bergeron, 1999 : 51). Chez les premiers intervenants c'était ainsi moins les théories et pratiques psychanalytiques qu'ils retenaient, que les argumentations éthiques, subversives et politiques dans la critique de la psychiatrie émises par les psychanalystes. Comme le dit Bergeron : « *C'est bien plus un terreau idéologique commun qu'une doctrine thérapeutique codifiée qui lie les membres des premières équipes soignantes* » (Bergeron, 1999 : 46).

Dans la suite du mouvement contestataire de mai 1968, il y eut un souhait de faire table rase de tout savoir constitué et institutionnel, y compris la théorie psychanalytique. La « société » et le « contrôle social » sont les causes de la stigmatisation des existences marginalisées, comme le toxicomane, le SDF, le psychotique, etc., qui deviennent quasiment des « *marginalités héroïques »* qu'il s'agit de libérer de la « Société ». Ainsi, comme les soignants à cette époque avaient souvent partagé l'univers contestataire des toxicomanes, ils se considéraient pour certains un peu marginaux eux-mêmes (Bergeron, 1999). C'est avec l'apparition de l'héroïne au milieu des années 1970 que l'on peut observer, à côté des toxicomanes, ayant selon Bergeron un « rapport cultivé » aux drogues (LSD, haschisch à l'époque), une population plus dégradée pour qui la drogue est devenue un véritable poison. Une sorte de chaîne thérapeutique commence dès lors à s'élaborer (accueil, sevrage, postcure) se concrétisant dans des structures spécialisées, et un processus de professionnalisation s'amorce dans la communauté soignante. Dans un premier temps c'est une compétence relationnelle dont il est question : il suffit de faire parler le toxicomane et d'écouter ce qui s'échange. Tout le monde étant thérapeute, tout le monde peut exercer cette compétence.

> « [Le spécialiste] est celui qui détient en propre une certaine compétence professionnelle, née dans le feu de l'expérimentation. L'expérience, la formation sur le tas, la longévité dans l'aventure, sont encore les garants de cette capacité personnelle. Ce savoir

[54] Cette appellation est encore utilisée aujourd'hui, notamment par la Fédération Addiction.

intransmissible certifie la crédibilité du thérapeute » (Bergeron, 1999 : 64).

Une certaine éthique libertaire s'institue donc idéologiquement dans le champ, consistant à défendre le toxicomane et à récuser le contrôle social qui vise la normalisation des comportements. C'est pour cette raison selon Bergeron que la médecine dans un premier temps est rejetée comme possible thérapeutique, et que les premiers intervenants étaient opposés, en tout cas avant l'épidémie du SIDA, aux traitements de substitution[55]. C'est cette éthique qui a longtemps constitué un frein à l'élaboration des recherches épidémiologiques sur la toxicomanie et les toxicomanes (Bergeron, 1999 ; Beck, 2005 ; Fortané, 2010), car les jeunes intervenants restaient méfiants à l'égard d'un tel dispositif fichant les usagers de drogues et dont l'utilité n'était pas prouvée. Dans les années 1970 et 1980 on disposait donc uniquement des données provenant de l'administration policière ou des rapports annuels des centres de soin spécialisés, soit seulement l'activité enregistrée au niveau pénitentiaire ou médical.

Un besoin se présente alors d'avoir une connaissance fiable et des chiffres viables et réguliers sur les pratiques addictives, sur les modes de consommation et la nature des produits, lorsqu'au début des années 1990 des données estimatives sur le nombre d'héroïnomanes sont largement médiatisées, mais ceci sans qu'elles ne soient vérifiées ou vérifiables. En 1993 est ainsi créé l'Observatoire Français des Drogues et des Toxicomanies (OFDT). La même année, l'Union Européenne se dote d'un dispositif similaire (OEDE[56]), qui sera renforcé en 1998 avec une augmentation importante du budget (financé par la MILDT) et un conseil d'administration autonome (Fortané, 2010). Plusieurs études et enquêtes régulières sur la population française dans son ensemble sont mises en place à partir de la fin des années 1990 : TREND (Tendances récentes et nouvelles drogues), ESCAPAD (Enquête sur la Santé et les Consommations lors de l'Appel de Préparation À la Défense), Baromètre santé, et ESPAD (European School Survey on Alcohol and Other Drugs) – une enquête menée dans 36 pays en Europe. Depuis 2005 un recueil de données annuelles sur les patients consultant les CSAPA, le RECAP (Recueil Commun sur les Addictions et les Prises en charge) est mis en place.

Avec ces enquêtes, se diffuse une approche quantitative du phénomène des addictions affectant ainsi la carrière du concept d'addiction. Cette dimension épidémiologique de la catégorie se construit avec les aspects neurobiologiques et cognitivo-comportementaux, de telle sorte que, selon Fortané (2010), l'objet même du déchiffrement se transforme : on glisse d'un paradigme qui reposait sur une distinction entre drogues licites et

[55] Le « père-fondateur », Claude Olievenstein, réfutait les bien-faits des traitements de substitution et il y était fortement opposé jusqu'à l'épidémie du SIDA (Bergeron, 1999).

[56] L'observatoire européen des drogues et des toxicomanies, ou EMCDDA (European Monitoring Centre for Drugs and Drug Addiction) en anglais.

illicites à un modèle qui inclut toutes les substances psychoactives distinguant les comportements ou les modes de consommation (Beck, 2005). Grâce au triptyque « usage, abus, dépendance » on peut classer certains phénomènes entre eux, ce regroupement étant attesté par leur objectivation statistique :

> « Il se constitue alors une sorte de circuit tautologique entre les différentes dimensions du concept « d'addiction », dans la mesure où ses définitions qualitatives et quantitatives se renforcent mutuellement » (Fortané, 2010 : 19)

Une nouvelle conception de la relation entre les produits s'installe et se diffuse (la « polytoxicomanie », notamment chez les jeunes, est une catégorie largement médiatisée), qui n'est plus celle de « l'escalade », passant des drogues douces aux drogues dures, mais celle de la « démultiplication du risque » (Fortané, 2010). L'usage des psychotropes devient un *facteur de risque* dans le langage de la santé publique (Peretti-Watel, 2004) : les politiques de santé publique en termes d'addictologie (la prévention, la réduction des risques et la promotion de la santé pour tous) et leur langage épidémiologique centrent l'attention sur les individus, les facteurs de risques et les risques individuels.

Parler de santé publique, qui peut être entendue à la fois comme l'étude des déterminants de la santé d'une population et comme le domaine des actions visant à améliorer cette dernière, n'est pas sans enjeux définitionnels. Même pour les acteurs de ce champ, la définition ne va pas de soi (Fassin, 1998) tant les objets, mais aussi les discours et pratiques qui s'en revendiquent sont divers :

> « Le contraste est à cet égard marqué avec les cliniciens, bien moins préoccupés de dire qui ils sont et ce qu'ils font, tant l'évidence de la relation thérapeutique s'impose à tous. Là où la médecine semble se dire en se faisant, la santé publique *se fait en se disant* » (Fassin, 1998 : 2).

On peut donc considérer que la santé publique n'existe pas en soi, mais seulement dans le processus de production de ce *signifiant*, c'est-à-dire qu'elle se constitue par et dans l'intervention visant à traiter des « problèmes » sanitaires.

L'épidémiologie est le paradigme qui cherche des liens statistiques entre les facteurs, dans une approche multifactorielle, afin de développer des mesures préventives, mais sans forcément chercher à comprendre le phénomène, participant à la sanitarisation des politiques des drogues. L'inscription des problèmes de substances psychoactives dans l'idiome sanitaire fait de l'usage de drogues un risque, déterminé par d'autres facteurs de risques et se présentant lui-même comme un facteur de risques pour d'autres affections. Cela au point de, selon certains auteurs (Bergeron, 2010a), ne pas tenir compte des interdépendances collectives (les normes de performance et d'individualisme dans nos sociétés contemporaines mises en avant par Alain Ehrenberg[57]) ni des conditions structurelles des pratiques de consommation (les inégalités et la domination sociale étudiées par Philippe Bourgois[58]) et d'aboutir ainsi faire de l'individu « *la variable d'ajustement politique principale* » (Bergeron, 2010a).

L'épidémiologie affecte ainsi la carrière de l'addiction en ce sens qu'elle est un terrain idéal pour la conversion de cette référence savante (basée sur la théorie de la dopamine) en une catégorie d'action en santé publique[59], parce que les liens entre science et politique sont particulièrement forts (Buton, 2006). Cet instrument de quantification, voire de gouvernementalité pour reprendre Foucault, achève ainsi les processus de problématisation, de publicisation et de politisation mis en route par le « coup de force symbolique » de la dopamine des neurosciences et du cognitivo-comportementalisme. Cet achèvement est également rendu possible grâce à certaines trajectoires individuelles des acteurs se mouvant entre différents univers sociaux de par leur multipositionnalité (Fortané, 2010) dans les champs médicaux et politiques, c'est-à-dire en siégeant simultanément – ou au cours de leurs trajectoires – dans des institutions ou des dispositifs relevant des deux champs (OFDT, la MILDT, INSERM, etc.).

L'addiction en tant que *problème public*, c'est-à-dire comme problème investi par différents groupes d'acteurs concernés par la situation problématique vécue par des personnes dépendantes, se constitue au fil d'un travail d'élaboration conceptuelle, discursive et cognitive (Cefaï et Terzi, 2012). L'addiction, terme importé dans le cercle des psychanalystes dans les années 1970, a été retravaillée dans différentes arènes et circule sous forme de symboles, de catégories, de visions et de récits. Les travaux de divers auteurs mentionnés dans cette partie montrent que le succès politique de l'addiction peut être compris à travers l'analyse de sa construction sociohistorique et de la configuration particulière des enjeux politiques qui l'affectent. Ce succès se cristallise aussi sur le terrain de la prise en charge sanitaire et psychosociale des problèmes de dépendance, qui voit ses frontières institutionnelles, professionnelles et idéologiques bouger et s'ajuster à ce nouveau référentiel.

---

[57] Alain Ehrenberg (1991), *Le culte de la performance*, Paris : Calmann-Lévy, - (1995), *L'individu incertain*, Paris : Calmann-Lévy, - (1998), *La fatigue d'être soi. Dépression et société*, Paris : Odile Jacob.

[58] Philippe Bourgois (2001), *En quête de respect. Le crack à New-York*, Paris : Le Seuil.

[59] Regroupement des centres de soin spécialisés dans des CSAPA, création d'équipes de liaison en addictologie dans tous les CHU de France, obligation de prescription des traitements de substitution dans les centres se réclamant du statut de CSAPA et prétendant aux subventions publiques qui s'ensuivent, renforcer l'éducation à la santé en matière d'addictions, développer l'enseignement en addictologie pour les professions médicales, paramédicales et socio-éducatives (plan de lutte contre les addictions 2007-2011 de la MILDT).

1.2. L'élargissement de la notion d'addiction : le point sur le « A »

Le champ de l'addictologie tel qu'il s'est construit en France ces vingt dernières années se caractérise donc par une nouvelle manière de définir les dépendances, grâce notamment au succès des neurosciences qui permettent de démontrer les mécanismes de la dépendance communs à l'ensemble des drogues. L'addiction n'est plus qualifiée par le produit consommé, mais à partir d'un comportement se caractérisant par l'envie irrésistible de consommer malgré la volonté d'arrêter (le *craving*). En effet, comme le montre Gustavo Freda (2012), depuis que la notion d'addiction a pris le pas sur celle de dépendance, tout excès est inclus dans la définition (tabac, sport, ordinateur, etc.). Nous parlons désormais d'addictologie, induisant sémantiquement par le suffixe – *logos* (et non plus – *manie*) un modèle thérapeutique qui saurait traiter le dysfonctionnement. Le succès de l'addictologie comme discipline médicale capable de traiter les dépendances vient du fait qu'elle se fonde sur la mesure. Elle chiffre les comportements et tracerait ainsi une limite quantitative entre le normal et le pathologique. « *Cette approche fait de l'addictologie un produit de son temps : pratique, pragmatique, individualisée* » (Freda, 2012).

Depuis le rapport Roques le champ de l'intervention en addictologie a fait l'objet d'une reconfiguration institutionnelle et organisationnelle. Les organismes en la matière ont pour ainsi dire fait le point sur le « A » : l'Association Nationale des Intervenants en Toxicomanie (ANIT), créée en 1980, a gagné un suffixe en « A (ddictologie) » et est devenue l'ANITeA en 2008. L'ANITeA a elle-même fusionné avec la F3A (Fédération des acteurs en alcoologie et addictologie de 1994) en 2011 pour devenir la Fédération Addiction, fédérant « des dispositifs et des professionnels » de l'addictologie. En 2002, l'Association Nationale de Prévention en Alcoologie (ANPA)[60], gagne le même suffixe d'addictologie et devient l'ANPA**A**. De plus, en 2001 est créée la Fédération Française d'Addictologie réunissant vingt associations œuvrant dans le domaine des addictions. La Revue Alcoologie devient Alcoologie et Addictologie en 2000.

La dernière en date, et non la moindre, car c'est l'instance de commande des rapports d'expertise sur le sujet des conduites addictives, d'élaboration des plans de lutte contre le trafic des produits illicites, ainsi que des politiques de santé publique en matière d'addictologie : la MILDT, devenue

---

[60] Créée en 1951 en tant que comité national de défense contre l'alcoolisme (CNDCA) pour devenir l'ANPA en 1983. Elle est héritière de la ligue nationale contre l'alcoolisme datant de 1905 et disparue au moment de la seconde guerre mondiale (Dargelos, 2008). Elle est implantée sur l'ensemble du territoire avec 89 comités départementaux, 19 comités régionaux, et 1400 professionnels, et, ce qui nous intéresse, gérant la plupart des anciens CCAA (centres de cure ambulatoire en alcoologie) et deux tiers des nouveaux CSAPA via leurs comités départementaux.

en printemps 2014 la MILDECA (Mission interministérielle de lutte contre *les* drogues et *les* conduites addictives)[61]. Ce sont donc des « traductions » d'un nouveau référentiel politique (Bergeron, 2001), entendu comme « *l'ensemble des normes ou images de référence en fonction desquelles sont définis les critères d'intervention de l'État ainsi que les objectifs de la politique publique considérée* » (Muller, 1990 : 26).

2. Les dispositifs spécialisés par produits : « victimes » de la polytoxicomanie ?

Au niveau de la prise en charge « sur le terrain », et en ce qui nous concerne, les centres de soins ambulatoires, auparavant spécialisés dans l'accueil soit des alcoolodépendants, soit des usagers de drogues (illicites) ont été « invités » à se regrouper pour former des centres d'addictologie. En effet, jusqu'en 2010, le dispositif spécialisé en toxicomanie s'incarnait dans les CSST, financés depuis 2002 par l'assurance maladie, passant ainsi au droit commun des institutions médico-sociales. On parle aujourd'hui des CSAPA, mis en place depuis fin 2009, qui regroupent les anciens CSST et CCAA. Un tel regroupement se justifie d'une part, comme déjà mentionné, par l'approche globale des phénomènes de dépendance qui émerge dans les années 1990 et la traduction du concept médical d'addiction en catégorie d'action publique, c'est-à-dire permettant « *l'élaboration d'une politique de santé publique commune à l'ensemble des substances psychoactives* » (Fortané, 2010 : 12). D'autre part on constate une augmentation de multiconsommations et polyaddictions, aussi les CSAPA tentent donc d'offrir une prise en charge globale de toutes les addictions.

2.1. La prise en charge de la toxicomanie, versant réduction des risques

Sans revenir sur tous les aspects historiques, juridiques et sociaux des centres de soins en toxicomanie et en alcoologie, il convient toutefois de restituer les conditions d'émergence de ces centres, et, plus précisément, de dessiner les contours d'une mémoire sociale de la « question addictologique ». L'existence des centres de soin spécialisés suppose que l'on considère l'addiction comme un trouble à prendre en charge, c'est-à-dire que l'on se représente les usagers comme *sous l'emprise des produits* et ayant besoin d'une aide et de compétences professionnelles pour s'en sortir. Néanmoins la médecine n'est pas la seule instance qui règle les conduites et usages toxicomanes. Selon les travaux de Robert Castel et Anne Coppel (1991) la justice et la médecine sont en concurrence-

[61] Henri Bergeron qui observe ces changements d'appellation, écrit en 2001 dans son rapport sur les dispositifs spécialisés en addictologie : « *Seule la MILDT semble encore devoir, pour des questions de prudence certainement, résister à cette tendance* » (Bergeron, 2001 : 19).

collaboration pour *l'hétéro-contrôle* de la toxicomanie, c'est-à-dire quand *l'autocontrôle*[62] et les *contrôles sociétaux*[63] ne suffisent plus pour gérer la consommation. L'hétéro-contrôle apparaît à partir du moment où l'usage des drogues devient un problème social, donc menaçant les valeurs collectives (Ehrenberg, 1995) et que la société ne peut plus se contenter de mobiliser des régulations traditionnelles pour encadrer la consommation des produits. Ces hétéro-contrôles, articulés essentiellement par les politiques publiques, sont selon Ehrenberg fondés sur un consensus qui les autorise à se tenir à une action visant l'éradication d'une part, et la désintoxication d'autre part. Il a analysé les initiatives juridiques à la base de la lutte contre les drogues. L'élément clé de son analyse est la loi du 31 décembre 1970[64] se rapportant à l'interdiction de l'usage privé des drogues, qui fait dès lors l'objet d'une incrimination pénale. Ehrenberg nomme la structure de ces politiques de lutte contre la toxicomanie le « triangle d'or » : *L'abstinence* comme fondement, *la désintoxication* comme objectif pour le consommateur et *l'éradication* des drogues comme objectif pour la société. La visée de la politique française consiste donc plutôt « *à se conformer à une norme civique qu'à protéger l'individu contre lui-même* » (Ehrenberg, 1995 : 70).

Suite à l'apparition d'un « marché noir » des drogues dites dures dans les années 1960-1970 dans plusieurs pays occidentaux (Ehrenberg, 1995 ; Coppel, 2002), correspondant à une certaine banalisation des drogues auparavant réservées à une catégorie restreinte de la population[65], les problèmes de dépendance ne sont pas médicalisés. Au contraire, la prise en charge reposait sur un refus de médicalisation des toxicomanes de la part de la communauté de soignants[66]. Du point de vue des autorités étatiques,

---

[62] » *L'usager de drogues reste malgré tout un individu social et doit se conduire au sens d'avoir un comportement en réponse à ces situations sociales dans lesquelles il peut se trouver* », (Castel et Coppel, 1991).

[63] Le toxicomane est lui aussi contrôlé par son entourage, ce que les auteurs nomment des régulations informelles, c'est-à-dire non mandatées et non professionnalisées.

[64] Selon la loi de 1970, toutes les drogues illicites classées comme stupéfiants, exposent l'usager à des poursuites judiciaires, pour consommation personnelle (usage simple), même occasionnelle et quel que soit le produit s'il est interdit. L'usage, le trafic, la production, etc., des stupéfiants (dont le cannabis) sont réprimés. Cette loi est toujours en vigueur.

[65] Des hommes d'âge mûr, militaires, coloniaux ou médecins, cf. par exemple « *le journal d'un morphinomane* » (Anonyme, 1997), écrit par un médecin morphinomane entre 1880 et 1894. Ou, encore, les soldats américains qui revenaient de la guerre au Vietnam devenus « héroïnomanes ». Ces soldats auraient abandonné la consommation assez rapidement une fois revenus aux États-Unis, ce qui a contribué à discréditer le traitement médical des toxicomanes (Coppel, 2002). Cet exemple est par ailleurs devenu une référence dans l'univers des soignants en addictologie pour contrer une médicalisation absolue de l'addiction (repérée dans les entretiens et échanges avec les professionnels des CSAPA, et repris par les auteurs, cliniciens ou chercheurs (par exemple Bergeron, 2010 ; Bachman et Coppel, 1989 ; Peele, 1998).

[66] La dépendance à l'alcool est au contraire considérée comme une maladie assez tôt, mais la prise en charge n'est pas médicalisée pour autant, nous y reviendrons.

la lutte se mène avec l'Ordre et la Loi (Coppel, 2002) contre les drogues et la délinquance que le monde de la drogue engendre[67]. En 1971, l'Organisation Mondiale de la Santé (OMS) est chargée par l'ONU de dresser la liste des stupéfiants illicites dans le cadre du droit international, et simultanément définir ce qu'est la toxicomanie. Cette définition de l'OMS (qui d'ailleurs recommande dès 1963 de ne pas utiliser le terme de toxicomanie) s'unifie autour du concept de *pharmacodépendance,* égal à celui de *dépendance psychique*, commun à toutes les drogues[68], qui est selon Anne Coppel (2002) devenu central dans la définition même de la dépendance aujourd'hui, c'est-à-dire « *un état dans lequel une drogue produit un sentiment de satisfaction et une pulsion psychique exigeant l'administration périodique ou continue de la drogue pour provoquer le plaisir ou éviter le malaise* ». C'est aussi cette notion de dépendance psychique qui est retenue dans les différents DSM[69].

C'est dans les années 1980, avec l'apparition de l'épidémie du Sida, que les professionnels de la santé et les associations réclament une meilleure prise en compte de problèmes posés par le VIH chez les toxicomanes (en 1987, les toxicomanes représentent 12 % des séropositifs de la population adulte et 16,7 % de nouveaux cas enregistrés), et qu'un lent processus menant vers l'émergence des CSST commence. Une circulaire de la direction générale de la santé de 1990[70] propose l'introduction de la méthadone dans les centres spécialisés, mais elle définit de façon stricte les critères d'accès : les toxicomanes doivent être volontaires, dépendants depuis au moins cinq ans d'un opiacé (des substances dérivées de l'opium, entraînant a priori une forte dépendance physique), avoir entrepris plusieurs cures de sevrage infructueuses. Le traitement de substitution par la méthadone reste donc réservé aux toxicomanes ayant échoué dans le dispositif traditionnel (donc psychanalytique) et considéré comme un tremplin vers l'abstinence.

---

[67] Le *war on drugs*, guerre contre les drogues, qui est le terme utilisé pour désigner la période prohibitionniste de lutte contre les drogues notamment aux États-Unis, mais aussi en France s'articulant autour de la loi du 31 décembre 1970 (cf. Ehrenberg 1995 pour une analyse détaillée de cette loi et ses conséquences).

[68] Ce qui ne correspondait pas aux catégories pénales des stupéfiants. Finalement, le comité d'experts de l'OMS ne réussira pas à produire une définition qui exclurait le tabac et l'alcool, ni en termes de santé publique, ni en termes d'usage toxicomaniaque. Cette sociologue, par ailleurs militante de la réduction des risques, voit dans cette impossibilité de trouver un consensus entre droit et médecine un fait tautologique : les stupéfiants sont interdits, parce qu'ils sont classés sur la liste des stupéfiants illicites, il n'y a pas d'autre explication (Coppel, 2002). Autrement dit, les stupéfiants sont classés illicites pour des raisons qui ne sont ni médicales ni scientifiques.

[69] En effet, depuis 1994 l'addiction est inscrite dans la nosologie des troubles psychiatriques avec la sortie du DSM-IV, qui établit sept symptômes d'une addiction (dont il faut avoir manifesté au moins trois sur un an pour se considérer dépendant) en distinguant les items selon la logique « *avec ou sans dépendance physique* ».

[70] Circulaire DGS-DAS/405/2D-FE2 du 15 mai 1990.

Néanmoins, dans un décret de 1992 définissant ce que doit être un centre spécialisé de soins aux toxicomanes, ayant pour mission « *d'assurer les actions de prévention et de soins aux toxicomanes*[71] », on peut voir que l'accent est désormais mis autant sur la prévention et sur la préservation de la santé, que sur la guérison et l'éradication du phénomène. Puis, un autre décret de 1995 stipule que tous les centres sont autorisés à prescrire et délivrer de la méthadone sans avoir à demander un agrément, et les toxicomanes n'ont plus besoin d'être dépendants depuis au moins 5 ans et d'avoir connu au préalable des échecs de sevrage pour bénéficier d'un programme de substitution (Geismar-Wieviorka, Guionnet et Guis, 1997). Puis en 1996 la libre prescription du subutex[72] permet aux médecins généralistes de renforcer leur rôle dans la prise en charge des toxicomanes.

La situation d'urgence sanitaire causée par l'apparition et l'augmentation rapide du nombre de personnes atteintes par le Sida a donc joué un rôle révélateur dans la réintégration du toxicomane dans le système de soin de droit commun et à une introduction de la politique de réduction des risques en France, déjà en vigueur et largement reconnue dans d'autres pays comme la Suisse. Ce bref historique de l'introduction des traitements de substitution dans les centres spécialisés en France efface les luttes, les pratiques et les dispositifs divers dans l'histoire de la politique de la réduction des risques, et notamment le rôle qu'ont joué les professionnels engagés dans la lutte pour une meilleure prise en compte des risques sanitaires et des usagers, mais aussi une association comme ASUD, le but étant ici d'esquisser les traces de la création des CSAPA et le traitement de substitution comme outil central de prise en charge de la toxicomanie. Nous reviendrons dans la partie III de ce chapitre sur les conflits et convergences entre différents référentiels dans ce domaine.

2.2. L'alcoologie, polarisation curative

La formation d'une lutte antialcoolique (Dargelos, 2008) est liée à l'apparition des discours moralisateurs de l'hygiénisme auquel participent de nombreux médecins au cours du XIXe siècle. La notion d'alcoolisme émerge au milieu de ce même siècle dans la nosographie médicale et désigne plus précisément les dégâts physiques que provoque l'ingestion trop élevée et trop fréquente de l'alcool, constat relayé plus particulièrement par la théorie de la dégénérescence élaborée par le psychiatre Bénédict-Augustin Morel en 1857 faisant de « l'alcoolisme chronique » une des causes de l'affaiblissement de la « race française »[73]. Cette théorie constitue

---

[71] Décret n° 95-590 du 29 juin 1992

[72] Le subutex, connu aussi sous le nom de buprénorphine, est un autre médicament de substitution, mais n'ayant pas les mêmes propriétés pharmaceutiques que la méthadone et pouvant être prescrit par tous les médecins, nous y reviendrons.

[73] L'intoxication alcoolique active, selon ce psychiatre, des prédispositions à la folie qui transforment l'individu en un « être dégénéré » au fur et à mesure de la transmission des

un élément essentiel dans la mobilisation sociale autour du fléau de l'alcoolisme, portée par la constitution des ligues de tempérance. Cette lutte vise en premier lieu, vers la fin du XIXe siècle, à domestiquer les mœurs des classes populaires qui sont tenues responsables de leurs conditions de vie. Celles-ci doivent se plier aux règles d'hygiène pour ne pas s'enivrer et subir les effets de l'alcoolisme.

Les médecins commencent à se désintéresser de cette pathologie « à faible rendement en notoriété scientifique » (Dargelos, 2008) au profit de la lutte antituberculeuse ou antivénérienne au sortir de la première guerre mondiale. Il faut attendre le conflit de la deuxième guerre mondiale pour que l'État s'intéresse à nouveau au problème, en reprenant les mêmes catégories, c'est-à-dire en se positionnant au nom de la morale et de la préservation de la race. On tente ainsi à nouveau de contrôler les modes de vie des classes populaires par une même action publique autoritaire entreprise par l'État français. On voit un réel changement dans la manière de traiter ce problème avec la création du HCEIA[74] en 1954 marquant le début d'une individualisation du problème. Cette individualisation passe par une refondation des catégories médicales. Selon Dargelos, c'est encore le milieu médical qui redéfinit l'alcoolisme en important le modèle des États-Unis, avec une définition qui met l'accent sur la relation individualisée entre l'alcoolique et la dépendance au produit.

Le rôle des Alcooliques Anonymes dans la promotion de l'alcoolisme comme une maladie non médicale (seul un alcoolique peut diagnostiquer et traiter un autre alcoolique) a été décisif aux États-Unis. Cette association, fondée en 1935 par deux amis alcooliques, définit les alcooliques comme des allergiques à l'alcool et ne pouvant guérir. Pour ce faire, ils doivent suivre 12 étapes fondées sur l'éveil spirituel. Ils collaborent très vite avec un centre d'études sur l'alcool à Yale (un des fondateurs est lui-même médecin) pour diffuser leur définition de l'alcoolisme, sans pour autant revendiquer une appartenance politique ou lutter pour modifier la législation ni intervenir dans l'espace public sur cette question.

En France un renversement de la perception du problème de l'alcoolisme s'observe à partir des années 1950 par une certaine sanitarisation du problème : l'alcoolique ne doit plus être considéré comme un dément ou délinquant, mais comme un malade qui doit être placé sous la tutelle de l'autorité médicale parallèlement au courant anti-asilaire évoqué ci-dessus. Le psychiatre Pierre Fouquet, considéré comme le père fondateur de l'alcoologie en France (Dargelos, 2008 ; Fortané, 2010), estime que la psychiatrie ne prend pas assez en compte la dimension sociale de la maladie, ce qui sera repris quelques années plus tard par Claude Olievenstein (fondateur de l'intervention en toxicomanie) qui définissait la

---

tares dans la lignée familiale.

[74] Haut Comité d'étude et d'information sur l'alcoolisme devenu le Haut Comité de la santé publique en 1991.

toxicomanie comme la rencontre entre une « *personnalité fragile, un produit dangereux et un milieu pathogène* » (Dargelos, 2008 : 279). Fouquet rompt avec l'approche morale en affirmant que c'est une maladie nécessitant une prise en charge spécialisée, même s'il insiste sur le fait que la participation active de l'alcoolique est nécessaire, afin d'en contrôler les effets. Sa définition de l'alcoolisme, qui a connu une grande notoriété, est la suivante : « *Cette maladie peut se définir comme la perte de la liberté de s'abstenir de l'alcool* ». Fouquet a pour ambition de créer une discipline médicale autonome, l'alcoologie, où les spécialistes ne sont ni médecins généralistes, ni psychiatres, ni gastro-entérologues mais d'abord alcoologues (Bergeron, 2001), à l'image des intervenants en toxicomanie qui, avec cette dénomination, ont voulu dépasser les catégories statutaires et professionnelles.

Parallèlement, une diversité de professionnels s'investit en alcoologie (médecins, éducateurs spécialisés, infirmiers, assistantes sociales, psychologues) affichant une volonté de constituer un champ autonome à l'aide d'une « *stratégie de valorisation par la spécialisation* » (Bergeron, 2001 : 15). Le rôle des psychiatres traditionnels dans ce champ est donc critiqué, et on assiste à une dépsychiatrisation du soin de l'alcoolisme (Thiry-Bour, 1996). L'argumentaire qui accompagne cette stratégie d'autonomisation et de spécialisation affiche les carences du dispositif existant et notamment l'empreinte de la psychiatrie sur les espaces thérapeutiques en mettant en avant le fait que les alcooliques ne veulent pas côtoyer les « fous » (Bergeron, 2001).

C'est dans ce mouvement d'individualisation du problème, à travers les nouvelles catégories de perception, que les politiques publiques de la lutte antialcoolique s'orientent vers la diffusion de messages préventifs et une prise en charge individuelle. Avec le retrait de la psychiatrie du champ, les alcoologues augmentent leur clientèle. Cette discipline suit ainsi une évolution similaire du dispositif spécialisé en toxicomanie qui avait connu un renvoi des toxicomanes du dispositif commun vers les institutions spécialisées. C'est justement quand l'alcoolodépendance est avérée que les compétences les plus spécifiques s'affirment dans toute leur distinction – ce qui peut expliquer cette polarisation des alcoologues sur la dimension curative comme le suggère Bergeron :

> « Polarisation curative et légitimation d'une compétence spécifique opèrent, selon nous, de concert : plus on s'éloigne de l'usage pour se rapprocher de l'alcoolodépendance, plus manifestement s'affirme la compétence spécifique. Partant, c'est au contact de cette population et au traitement de la pathologie avérée que l'identité professionnelle des alcoologues s'est certainement forgée » (Bergeron, 2001 : 17).

Pourtant, si l'alcoologie est une discipline, elle n'est pas considérée comme une spécialité médicale. De plus, les centres qui n'étaient pas gérés par un hôpital n'avaient normalement pas le droit de prescrire et de traiter dans la mesure où ce n'étaient pas des institutions de soins. Une circulaire datant de 1975 crée les Centres d'hygiène alimentaire (CHA) marquant le début du retrait de la psychiatrie du champ de l'alcoologie et, selon Bergeron, la mise en route d'une polarisation progressive sur le versant *curatif* de la prise en charge des alcooliques et non plus préventive, consistant à faire un « dépistage précoce » des buveurs excessifs, échappant à la psychiatrie traditionnelle et à les remettre sur le « chemin de la modération » avant qu'il ne soit trop tard. Une circulaire de 1983 transforme les CHA en Centres d'Hygiène Alimentaire et Alcoologie (CHAA), et le soin de l'alcoolisme, tout comme celui de la toxicomanie, devient une compétence d'État, au titre de la solidarité nationale contre « les fléaux sociaux » (Code de la santé publique). C'est la polarisation sur le versant curatif et l'individualisation du problème qui font passer les CHAA au statut d'établissement médico-social en 1998 (en devenant CCAA). C'est seulement avec ce passage que les institutions spécialisées se voient officiellement financées via la CPAM. Ce passage autonomise définitivement l'alcoologie par rapport à la psychiatrie (Bergeron, 2001 ; Dargelos, 2008).

Depuis 2009, les CCAA sont donc devenus CSAPA. L'ANPAA[75], qui est l'organisme gestionnaire de deux tiers des nouveaux CSAPA, « subit » ainsi également la nouvelle vision des pratiques addictives de la politique publique de santé. Cette association doit en quelque sorte innover sur le marché de la prévention en gardant sa spécificité du problème alcool tout en s'intéressant aux autres drogues afin de satisfaire les exigences des pouvoirs publics (Dargelos, 2008).

Dargelos (2008) montre le travail du lobby viticole auprès de la MILDT (pas encore devenue MILDECA) pour se défendre de cette approche addictologique commune à tous les produits par peur de voir l'alcool assimilé à une drogue dure. Même si la MILDT n'en tient quasiment pas compte dans son plan triennal d'action, ce maintien du « groupe alcool » statistiquement parlant[76] peut être interprété comme une prudence de ne pas trop rapidement mettre tous les produits sur le même plan, sous tous les aspects. L'accent mis par la MILDT sur le triptyque « usage, abus, dépendance » satisfait selon Dargelos la filière viticole, car ils peuvent ainsi mettre en avant que « *seul l'abus peut entraîner des comportements de dépendance* » (Dargelos, 2008 : 307).

---

[75] Pour rappel, Association Nationale de Prévention en Alcoologie et Addictologie.

[76] En effet, comme nous allons le voir dans le chapitre II, l'enquête RECAP sur les usagers qui consultent les CSAPA, ils distinguent un « groupe alcool », un « groupe cannabis » et un « groupe opiacés, cocaïne et autres substances ».

3. Les différents référentiels dans le « nouveau » champ de l'addictologie

Plusieurs définitions cohabitent dans le domaine de la prise en charge des addictions comme l'a démontré Dassieu (2014) à propos des médecins généralistes ou les travaux de Bergeron (2001) sur le personnel soignant à l'hôpital dans les unités d'addictologie. D'après nos observations, et comme nous l'expliciterons plus loin, différents référentiels continuent à être mobilisés par les professionnels des CSAPA. En effet, les soignants œuvrant dans le domaine spécialisé de l'addictologie sur notre terrain, ne sont pas tous convaincus par les approches neurobiologiques et comportementales, y compris les médecins :

> *« Ce qui fait que, on empiète sur le travail du psychologue, moi je pense que je fais aussi une fonction psychothérapeutique, alors que dans le profil de poste par exemple il ne faut surtout pas que le médecin fasse de la psychologie. Alors que ça fait 37 ans que je le fais, je veux dire, avec une formation personnelle, je fais 10 ans de psychanalyse, je sais à peu près comment les choses fonctionnent ».* (Docteur C.).

Les médecins rencontrés sur notre terrain refusent une définition purement médicale de l'addiction et de distribuer un médicament comme seule réponse au « trouble ». La plupart des professionnels restent convaincus par un modèle explicatif bio-psycho-social hérité des pères-fondateurs : la psychothérapie individualisée comme outil thérapeutique par excellence et une approche de réduction des risques. Nous pouvons également détecter les négociations et ajustements dans les discours entre ces différents référentiels (nous y reviendrons dans le chapitre II). Regardons d'abord comment les différents référentiels se sont constitués, en rentrant parfois en contradiction, parfois en complémentarité.

3.1. Les traitements de substitution au cœur des controverses

Lise Dassieu (2014), qui a étudié le rôle des traitements de substitution dans les controverses et compromis autour de la définition du trouble de la dépendance, analyse notamment l'apparition de l'addiction dans la nosologie psychiatrique. En effet, l'inscription de cette catégorie dans les classifications psychiatriques est concomitante à l'arrivée des traitements de substitution en France et participe selon elle, à rattacher l'addictologie à la profession médicale, soulignant ainsi un processus de médicalisation : l'acception neuro-biologique fait de l'addiction un trouble et non plus un symptôme d'une souffrance.

Néanmoins, les traitements de substitution, qui se « banalisent » à partir du milieu des années 1990 dans les centres de soins en France, relèvent dans un premier temps de la politique de réduction des risques (RDR). Cette politique, au cœur de la prise en charge des usagers des drogues, est un

« système de pensée » (Morel, Couteron et Chappard, 2012) possédant son propre référentiel. Elle lutte pour une politique sanitaire des usages de drogues et prône une approche pragmatique de la prise en charge. Inspirée par la politique de *Harm Reduction* (littéralement réduction des dommages) menée dans des pays comme la Grande-Bretagne et le Pays-Bas, elle est portée d'abord par des acteurs associatifs, comme les associations de lutte contre le Sida préoccupées par la contamination parmi les usagers de drogues (Act'Up, AIDES), mais aussi l'association ASUD mentionnée en introduction.

Les défenseurs de la réduction des risques soutiennent que l'usager de drogue est un citoyen responsable, capable de prendre en main sa santé et de décider des soins qui lui conviennent. Ces associations deviennent ainsi de véritables acteurs de santé publique (Le Naour, 2010). Elles sont favorables aux traitements de substitution au regard des résultats expérimentés dans d'autres pays[77], comme la baisse ou la stabilisation des consommations et, surtout, des consommations à moindres risques. On peut dire que les traitements de substitution se trouvent à la croisée de deux logiques : celle de la réduction des risques, conception pragmatique de l'accès au soin pour tous les usagers de drogues, et celle de l'addictologie qui, comme dit plus haut, rassemble toutes les dépendances autour de la théorie de la dopamine raccrochant la prise en charge à la profession médicale et également les traitements de substitution (bien que la réduction des risques se mette en place bien avant l'institutionnalisation de l'addictologie).

Ces traitements font aussi douter de la nature même de la dépendance, en ce sens que leur efficacité et succès relatifs auprès des usagers remettent en cause la définition de l'addiction comme pathologie psychique, symptôme d'une souffrance. Comme nous l'avons déjà signalé, l'approche et le référentiel psychanalytiques jugent indispensable de revenir sur les causes, dans la biographie individuelle, ayant mené à la toxicomanie, et une abstinence est donc requise pour rentrer dans les centres de soin, allant de pair avec l'objectif politique de désintoxication (Ehrenberg, 1995 ; Dassieu, 2014). Pour qu'une thérapeutique ait des chances de réussir, c'est-à-dire ici de soigner la souffrance psychique du drogué et le sortir de sa « prison infernale » (Olievenstein, 1976), l'usager ne peut pas être sous l'emprise d'un produit. Cela comprend aussi les médicaments, ce qui expliquerait en partie l'opposition des défenseurs de cette conception (les « intervenants en toxicomanie[78] ») aux traitements de substitution[79]. Le véritable soin reste donc la sortie complète de l'addiction.

---

[77] La France est un des derniers pays à introduire des mesures de réduction des risques pour les toxicomanes, cf. entre autres Coppel, 2002 ; Bergeron, 1999.

[78] Nous les nommons ainsi pour les distinguer les partisans d'une approche plutôt pragmatique et sanitaire des problèmes des usages de drogues (les acteurs de la RDR).

[79] Même si certains intègrent le traitement dans une prise en charge psychanalytique en tant que support pour faire émerger la parole, mais la pertinence de la thérapie analytique n'est

Les acteurs, associatifs mais aussi professionnels, de la réduction des risques sont favorables aux traitements de substitution car ils permettent de « limiter la casse[80] ». Néanmoins, ces acteurs n'assimilent pas pour autant l'usage de drogues à une maladie à réguler pharmacologiquement. Ils font donc aussi part de leurs craintes quant à un éventuel renforcement du contrôle social lié à cette médicalisation.

> « Ainsi, en limitant la possibilité de consommer d'autres opiacés, la dimension coercitive de la substitution s'immiscerait jusque dans les propriétés pharmacologiques du produit en faveur duquel ces acteurs ont pourtant lutté. Leur position rend visible un paradoxe de la substitution : il est possible de défendre ses effets bénéfiques tout en étant idéologiquement opposé à certaines de ses implications » (Dassieu, 2014 : 4).

Certains acteurs et défenseurs de cette approche de la réduction des risques craignent même une pathologisation de la consommation des produits (Suissa, 2008 ; Lalande, 2010), qui « revient par la fenêtre » avec l'institutionnalisation de la substitution, et un risque de glissement « *du soin de pathologies somatiques vers le soin de la dépendance* » (Lalande, 2010), puisque cela demande une présence obligatoire des médecins dans les centres de soin. Les acteurs de la réduction des risques partagent ainsi avec les intervenants en toxicomanie l'opposition au contrôle social des usages de drogues dans la veine des travaux de Michel Foucault (Bergeron, 2001 ; Gomart, 2004), mais pas pour les mêmes raisons : les premiers défendent les usagers de drogues au comportement responsable et veulent agir sur les conséquences négatives de l'usage de drogues ; les seconds se représentent les toxicomanes comme des individus souffrants pour lesquels ils souhaitent résoudre le problème en amont.

Ces débats révèlent alors un conflit sur la *construction du sujet* (Gomart, 2004). Pour les uns, les intervenants d'inspiration psychanalytique, le sujet se construit symboliquement en dehors du produit psychoactif – y compris la méthadone – car la drogue vide le sujet transcendant de sa substance et lui soustrait sa capacité d'agir. Pour les autres, défenseurs d'une approche dans la philosophie de la RDR, le sujet se construit en quelque sorte *avec* les produits, ces derniers pouvant être vecteurs d'un changement positif. Selon cette approche, les drogues participeraient ainsi à une construction « chimique et littérale » du sujet, ce qu'Émilie Gomart (2004) a nommé la « pharmacologie politique ».

pas mise en cause, le médicament serait juste un outil pour l'analyse (Dassieu, 2014).

[80] Le nom d'un mouvement créé en 1993 afin de revendiquer une politique de réduction des risques à l'égard des usagers des drogues, réunissant des associations d'auto-support, de lutte contre le SIDA, ainsi que des professionnels de la santé. On remarque aussi la place importante de la sociologue Anne Coppel dans ce collectif. Cette expression est également reprise par exemple sur des flyers d'un collectif de réduction des risques intervenant en milieu festif de la région.

3.2. Alcoologie et réduction des risques : un nouvel élément brouille les frontières

Si les traitements de substitution constituent un enjeu si prégnant dans le domaine de la toxicomanie et de lutte contre les drogues, l'alcoologie s'en éloignerait par l'absence de traitements du même genre ainsi que par son institutionnalisation plus ancienne, plus enracinée dans le champ médical (Bergeron, 2001). En effet, l'idéologie de la réduction des risques dans le domaine de la toxicomanie est un facteur qui empêcherait un rapprochement entre alcoologie et intervention en toxicomanie. Les alcoologues dans les (anciens) CCAA, bien que leur tâche consiste à éduquer et prévenir les consommations excessives et pathologiques en réadaptant la personne à un mode de consommation normal, partagent la vision dominante qu'un alcoolique ne peut réellement guérir qu'en s'abstenant de toute boisson alcoolisée (Dargelos, 2008), ce qui est incompatible *a priori* avec le paradigme de la réduction des risques.

Néanmoins, un élément vient bousculer ce partage de l'alcoolisme-abstinence et de la toxicomanie-réduction des risques : l'arrivée très récente d'un nouveau médicament dans le soin de l'alcoolisme. Ce médicament, nommé Baclofène, a bénéficié en mars 2014 d'une autorisation de mise sur le marché (AMM) dans le cadre du « soin » de l'alcoolisme. Commercialisé depuis 1975, le Baclofène a été utilisé en neurologie pour traiter des contractures musculaires, notamment la sclérose en plaques, mais il était de plus en plus prescrit pour traiter la dépendance à l'alcool, malgré l'absence d'autorisation juridique. La popularité de ce médicament a explosé en 2008 avec la publication du livre *Le dernier verre* d'Olivier Ameisen qui l'avait auto-expérimenté. Devenu alcoolique, ce cardiologue, décédé en 2013, racontait comment, avec ce médicament pris à de très fortes doses, il avait supprimé son envie de boire. Le Baclofène diminuerait de façon presque « spectaculaire » le *craving*. En outre, une personne prenant ce médicament pourrait consommer de façon normale. Une association du nom « Baclofène » s'est constituée en 2011, à l'initiative de malades-alcooliques ayant lu le livre d'Ameisen et soutenus par de nombreux médecins[81], afin de lutter pour l'AMM auprès des pouvoirs publics. Jusqu'à l'AMM de mars 2014, les associations et fédérations des professionnels de l'addictologie sont restés prudents quant à la prescription de ce médicament[82].

---

[81] Dans leurs statuts associatifs ils se nomment « association de malades ». Leur site internet comprend un forum où les « malades » échangeaient entre autres les noms et coordonnées des médecins qui acceptaient de prescrire le Baclofène sans l'autorisation.

[82] cf. entre autres un communiqué de presse de la Fédération Française de l'addictologie du 6 mai 2011 émettant de grandes réserves à l'égard de ce médicament en l'absence d'études scientifiques et cliniques sur le traitement et en dehors de l'AMM. L'ANPAA publie un texte similaire dans sa revue mensuelle » addictions » en avril 2011, tout en affirmant qu'ils respectent le libre choix des prescripteurs dans les CSAPA.

L'existence de ce traitement met ainsi en cause le dogme de l'abstinence[83] qui a longtemps prévalu en alcoologie et dans les groupes d'entraide. Ayant suivi les débats publics très médiatisés, qui ont eu lieu pendant toute la durée du travail de terrain, sur ce médicament, nous avons pu observer également dans les groupes d'entraide les discussions le concernant. La plupart des membres y ont été opposés depuis le début en assimilant ce médicament aux autres traitements médicamenteux développés pour lutter contre l'alcoolisme[84] et en défendant l'idée que cela ne résoudra jamais le fond du problème, même si une minorité de membres conçoit qu'il peut constituer une béquille pour certains malades[85].

Dans le CSAPA 1[86], les médecins ont prescrit ce médicament même hors l'AMM (néanmoins dans le cadre d'une RTU, Recommandation temporaire d'usage, RTU accordée par l'Agence Nationale de Sécurité du Médicament). Ils se sont ainsi positionnés en quelque sorte comme « militants », en ce sens qu'ils font une analogie avec la lutte pour l'autorisation des traitements de substitution en toxicomanie dans les années 1990. Le directeur du CSAPA 1 nous dit ainsi :

> « *C'est exactement la même chose qui se passe maintenant avec le Baclofène qu'avec la méthadone, la molécule en moins. À l'époque il y avait aussi des centres qui résistaient, qui continuaient à soutenir que l'abstinence était la seule solution, mais aujourd'hui plus personne n'est crédité par l'argent public s'ils ne proposent pas des traitements de substitution. Ceux qui prescrivent le Baclofène aujourd'hui, ce sont des pionniers, on est dans l'ère des pionniers, comme il y a eu une ère des pionniers avec la méthadone, je pense qu'on va voir la même chose* » (Monsieur D., directeur).

Les professionnels assimilent ainsi la lutte pour l'autorisation du Baclofène à la lutte pour la reconnaissance de la réduction des risques comme paradigme dominant dans le cadre du traitement de la toxicomanie, et l'inscrivent dans l'accompagnement des alcooliques de manière analogue à ce qu'ils font avec les traitements de substitution pour les toxicomanes. Cela n'est par ailleurs pas secret, car les médecins rendent compte de leurs

---

[83] Dénomination négative utilisée par les défenseurs de la réduction des risques en alcoologie. Un addictologue venu faire une conférence à l'assemblée générale du réseau de santé en addictologie à Besançon sur le Baclofène a d'ailleurs utilisé cette expression.

[84] Plusieurs médicaments existent, notamment des médicaments aux effets antabuse (nom de marque Espéral), c'est-à-dire qui provoquent des troubles physiques, voire toxiques, à l'ingestion de l'alcool. D'autres médicaments sont censés diminuer l'envie de boire, comme le Revia ou l'Aotal (les plus connus et les plus cités dans les groupes d'entraide notamment).

[85] Nous avons d'ailleurs pris connaissance, par les entretiens individuels, que certains ont essayé ou ont pris régulièrement du Baclofène, alors que la position « officielle » du groupe est celle d'une opposition à ce médicament. Lors des discussions sur ce sujet où les personnes en question étaient présentes, mais sans mentionner leur utilisation du Baclofène, je me suis sentie détentrice d'un « savoir coupable » (Hughes, 1996). Ce qui a été un autre élément déclencheur pour mettre fin à mon travail de terrain.

[86] Nous n'avons pas cette information pour le CSAPA 2.

prescriptions de ce médicament comme d'un acte précurseur dans le rapport d'activité :

> « Sans donner à cette molécule le statut d'un nouveau mythe moléculaire en addictologie capable de résoudre la compulsion incontrôlable à la consommation, nous avons souhaité élargir notre palette thérapeutique en répondant à la demande même de patients épuisés par de longues tentatives d'abstinence »[87].

C'est autour de ce médicament qu'est cristallisée la lutte pour la bonne définition de la réalité entre professionnels et profanes. Son existence et son utilisation par le personnel soignant mettent en cause ce qui est nommé péjorativement le mythe de l'abstinence par certains professionnels, et, au contraire, nommé abstinence heureuse par les groupes d'entraide, car perçue comme la seule solution valable, et vivable, pour les malades-dépendants. Il sera important de prendre cet objet comme variable d'analyse dans la partie suivante concernant les définitions et les solutions proposées dans les deux types d'entités.

3.3. Accord instable entre les acteurs de l'addictologie : une médicalisation limitée

La conception neurobiologique, qui gagne du terrain en France depuis la fin des années 1990, légitime l'intervention des médecins dans le domaine de l'addictologie et fait de la dépendance non plus le symptôme d'un mal-être profond, ni une pratique sociale, mais un trouble désigné sous le terme de conduite addictive. C'est en effet un décret de 2003 qui instaure la prescription et le suivi des traitements de substitution comme l'une des missions obligatoires des centres de soins spécialisés et rattache de fait les médecins au soin des addictions. Le traitement de substitution ne s'inscrit plus seulement dans un objectif de réduction de risques, objectif que les intervenants voulaient bien lui octroyer, mais dans un objectif de *soin* du trouble, même si la nature médicale du « trouble » que la loi lui confère ne fait pas consensus, notamment chez les professionnels qui restent inspirés par une approche psychanalytique. Cette réticence à l'encontre d'une conception médicale du trouble semble être éprouvée par les médecins exerçant aujourd'hui dans les CSAPA :

> « *Je pense qu'il y a toujours peu ou prou une sorte de frottement pas toujours exprimé explicitement, entre un groupe psychosocial et un groupe médical, voilà. Les choses ne sont jamais... ça se passe correctement, mais il y a quand même toujours cette histoire de réduction des risques, c'est toujours difficile pour les collègues, effectivement, je dirais, bon, « le médecin il a plus d'avantages que les autres », bon des trucs qu'on trouve un peu partout, il y a une*

[87] Rapport d'activités 2012, CSAPA 1.

espèce de hiérarchie de revenus, une hiérarchie sociale, une hiérarchie dans les connaissances, et donc euh, ça peut créer des tensions qu'il faut savoir réguler en permanence. Mais tout ça sur le fond historique du début, hein, c'est-à-dire qu'on n'était pas, on n'a pas forcément toujours été bienvenus, voilà. Bon, aujourd'hui les choses changent un peu, mais quand même hein, dans des cas les choses sont un peu tendues, voilà ». (Docteur C.).

Finalement, l'adoption des traitements de substitution, qui n'a pas emporté l'adhésion de tous les intervenants (Bergeron, 1999), fait apparaître une contradiction dans les termes et, parfois, des conflits concernant la place des médecins et des traitements dans le soin des addictions. Ces tensions sont résolues par un compromis basé sur un « partenariat de complémentarité » (Dassieu, 2014). La mise en place des réseaux Ville-Hôpital par un décret de 1993 (devenus réseaux de santé en 2002) permettait selon l'auteure aux intervenants d'orienter les patients directement vers l'hôpital ou vers des médecins qui prescrivent les traitements, et de garder ainsi leur thérapeutique psychanalytique. Dans les centres spécialisés en toxicomanie cela a résulté en une arrivée tardive des médecins dans certains centres où les équipes sont restées psychosociales. Dassieu (2014) montre aussi qu'à l'époque (milieu des années 1990), c'est l'investissement des médecins généralistes qui semble avoir compensé à la fois la relative absence de la psychiatrie hospitalière dans la gestion des traitements de substitution, mais aussi le refus des centres de soin spécialisés en toxicomanie de s'investir dans la prescription substitutive.

Une conférence de consensus sur les traitements de substitution[88] a eu lieu en 2004 avec la participation de différentes associations d'usagers (ASUD), fédérations et associations de professionnels, l'OFDT, la MILDT et l'assurance maladie. Quand on étudie les différents objectifs d'un traitement de substitution tracés par cette conférence, on peut observer que toutes les approches et définitions y trouvent leur compte : un traitement de substitution peut servir à « *parvenir à une abstinence complète d'opiacés, y compris de tout MSO* [médicament de substitution aux opiacés] » et « *parvenir in fine à la résolution complète de toute problématique de mésusage de substances psychoactives* », ce qui renvoie à l'idéal d'abstinence défendu originellement par les intervenants en toxicomanie. Il peut également être utilisé pour « *soulager un état de manque douloureux* » ou alors « *assurer une gestion personnelle de la dépendance* » s'inscrivant dans une logique de réduction des risques. Enfin le TSO est envisagé comme un moyen pour « *diminuer, voire cesser la consommation des opiacés illicites en s'accommodant du maintien de la pharmacodépendance de substitution* », renvoyant à une représentation de l'addiction comme trouble chronique ou de longue durée.

---

88 » *Stratégies thérapeutiques pour les personnes dépendantes des opiacés : place des traitements de substitution* », les 23 et 24 juin 2004 à l'Ecole normale supérieure de Lyon.

3.4. L'addictologie : un domaine d'expertise hybride

Ces différentes formulations font apparaître l'idée selon laquelle la manière de parler du phénomène de la consommation de drogues et de ses éventuelles conséquences renvoie à la grille de lecture adoptée pour le comprendre et l'expliquer. Schématiquement cela peut se résumer ainsi :

- Parler de *toxicomanie* renvoie à une conception psychanalytique[89], c'est-à-dire que la dépendance est conçue comme une économie psychique lorsque le sujet ne dispose pas d'autres solutions que de consommer pour supporter ses souffrances psychiques (McDougall, 1982).
- Employer le terme d'*usage des drogues* plutôt que celui de toxicomanie relève d'une perspective de la consommation des substances psychoactives comme étant une pratique sociale normale, mais en utilisant le triptyque « usage, abus, dépendance », pour expliquer les cas « pathologiques ». Les *usagers* sont des citoyens responsables qui, parfois, doivent apprendre à contrôler leurs consommations avec l'aide des pairs ou des professionnels[90].
- Le concept de conduite addictive (ou addiction) serait, dans un sens restreint (et en forçant un peu la schématisation), une conception médicale qui représente l'addiction comme un trouble mental à part entière présentant sa propre étiologie neurobiologique. La thérapeutique est ainsi basée à la fois sur une prise en charge médicale et sur des thérapies cognitivo-comportementales, aussi nommées thérapies brèves.

Toutes ces définitions coexistent ainsi aujourd'hui dans le domaine de la prise en charge des addictions. Les acteurs, notamment politiques, disposent d'un ensemble diversifié de discours et d'interventions, autrement dit de répertoires de l'action collective (Tilly, 1986), dans lesquels ils peuvent puiser les éléments qui leur paraissent pertinents dans une situation donnée, comme le montre Didier Fassin (2004) à propos de l'action publique[91].

---

[89] Pourtant, comme dit plus haut, c'était le cercle de psychanalystes qui avait introduit le terme d'addiction en France, mais ils n'ont pas « réussi » le coup de force symbolique qu'a connu la théorie de la dopamine (Fortané, 2010).

[90] cf. entre autre le réseau français de réduction des risques où siègent au bureau notamment Fabrice Olivet (président d'ASUD), Anne Coppel (sociologue), Jean-Pierre Couteron (président de la Fédération Addiction, psychologue clinicien) et Pierre Chappard (qui en est le coordinateur. Il est également président de la communauté « Psychoactif », une organisation d'auto-support entre usagers de drogues sur des plate-formes en ligne (un forum et facebook).

[91] Il montre l'articulation entre différents registres de l'action publique dans les années 1990 entre le registre sécuritaire de la répression concernant les « jeunes des cités » guidant la signature dans plusieurs villes des « contrats locaux de sécurité » ; le registre sanitaire de la prévention qui rend compte des dangers pour les usagers de drogues par voie intraveineuse

Les mêmes groupes d'acteurs peuvent employer les différents termes successivement selon le contexte, malgré leurs apparentes contradictions. Ces contradictions portent d'abord sur la spécialisation dans la prise en charge selon qu'elle relève d'une approche psychanalytique, pragmatique ou addictologique, qui se cristallise, entre autres, sur le statut accordé aux médicaments : pour les défenseurs d'une approche psychanalytique, on ne peut résoudre les causes de la toxicomanie chez une personne avec un médicament. De la même manière, lutter pour des médicaments de substitution injectables, comme le font les acteurs de la RDR, est incompatible avec un idéal d'abstinence.

Cela montre l'instabilité définitionnelle (Dassieu, 2014) qui entoure ce domaine spécifique de la prise en charge des conduites addictives, même si l'évolution politique vers l'addictologie a obligé les professionnels à se convertir au référentiel addictologique (par la création des CSAPA notamment). Cela indique aussi que ce n'est pas une formation ni un diplôme qui donne le droit de se revendiquer expert ou spécialiste dans le domaine. Nous avons ainsi pu observer sur le terrain qu'il est souvent fait appel aux compétences des professionnels des CSAPA dans d'autres institutions sociales et médico-sociales : une des assistantes sociales du CSAPA 1 va régulièrement dans un CHRS (Centre d'Hébergement et de Réinsertion Sociale) où elle travaille sur la parentalité des femmes en prenant en charge leurs « problèmes addictologiques » ; et une autre qui est à mi-temps dans les maisons d'arrêt du département. Une des médecins va également dans le CHRS pour femmes pour apporter des soins (mais qui ne sont pas forcément liés aux addictions). L'éducateur du CSAPA 2 va dans des établissements médico-sociaux pour présenter leurs interventions et il partage avec une autre éducatrice les interventions en maisons d'arrêt, etc. Ce ne sont donc pas les compétences professionnelles pour lesquelles ils sont diplômés qui les rendent attractifs pour les autres institutions, mais leur spécialisation en addictologie.

Conclusion chapitre I

Entre santé mentale, dispositif psychosocial et intervention médicale, l'addictologie existe à l'interface de différentes spécialités professionnelles et expertises scientifiques. La perspective présentée dans ce chapitre permet d'entrevoir l'addiction en tant qu'objet socioanthropologique, c'est-à-dire en soulignant les dynamiques scientifiques, juridiques, et sociales qui

et argumente en faveur d'une politique de réduction des risques et de l'accès au matériel propre d'injection ; le « registre économique de la compétence » qui plaide pour une réinsertion des chômeurs de longue durée , etc. Le registre dominant de l'action politique est selon lui celui de la *souffrance* qui transforme le « sauvageon » (registre répressif) en « jeune en souffrance », sur lequel nous reviendrons, et qui s'articule avec les autres registres (malgré sa dominance).

donnent forme et fond à l'existence de l'addiction dans une conjoncture historique et politique donnée. L'addiction devient ainsi simultanément un objet de connaissance, un domaine d'intervention thérapeutique et une source d'expérience subjective.

La difficile autonomisation d'une clinique spécifique aux addictions semble donc trouver une issue dans la discipline de l'addictologie, capable, jusqu'à aujourd'hui, de contenir des définitions parfois contradictoires renvoyant à des idéologies morales et pratiques différentes, mais aussi à des cultures et idéologies professionnelles très variées. Toutefois, le domaine de l'addictologie peut être qualifié d'hybride, en ce sens que les dernières décennies de recherche en neurobiologie déplacent un modèle enraciné dans la psychanalyse vers un référentiel plus pragmatique (Lovell, 2006 ; Raikhel et Garriott, 2013). L'approche de la réduction des risques induisant une logique de responsabilisation et de réinsertion dans le corps social des usagers reste donc le paradigme de référence dans ce champ de l'addictologie.

Dans la partie suivante nous allons voir comment cela se décline dans les pratiques institutionnelles et professionnelles qui semblent avoir trouvé un savoir et une approche dans l'addictologie qui renouent avec le modèle explicatif « bio-psycho-social » et qui se déplacent d'une logique de normalisation vers une logique de gestion individualisée des risques.

Chapitre II

De la responsabilisation à la gestion des risques : l'approche expérientielle comme gage de légitimité

Nous allons analyser dans les deux prochains chapitres l'addiction comme objet de soin. Cette partie étudiera ainsi « le savoir dans tous ses états », c'est-à-dire les différents modes de traitements et les registres de sens dans lesquels ils s'inscrivent. Un procédé commun de la démarche analytique consiste à séparer ou décomposer des éléments qui constituent un tout. Elle précède la synthèse qui consiste à rassembler en un tout ce qui est séparé. Nous allons suivre cette logique dans ce qui suit.

« Séparer ce qui est rassemblé » signifie donc d'une part décomposer les conduites addictives et montrer son cheminement institutionnel, historique et politique comme dans le chapitre précédent. D'autre part, il s'agit de montrer en quoi les modes de traitement en addictologie, au sens courant[92], peuvent se décomposer en plusieurs registres discursifs et pratiques de soin, qui parfois paraissent contradictoires et s'inscrire dans différentes logiques éthiques et politiques. Étant donné que nous traitons ici l'expertise sous la forme de ses rapports de savoir et de pouvoir, il convient d'abord d'identifier les différents acteurs qui se mobilisent dans le domaine, ainsi que leurs pratiques et leurs systèmes symboliques de référence. Nous supposons que les collectifs qui se constituent pour tenter de résoudre le problème diffèrent non seulement selon le produit à l'origine du trouble et donc des histoires, des normes et des lois différentes, mais aussi des réalités locales et des logiques pratiques.

Néanmoins, cet effort pour distinguer les éléments qui semblent aujourd'hui rassemblés indistinctement dans les notions de conduite addictive et d'addictologie ne doit pas pour autant avoir pour effet de rester dans des oppositions conceptuelles stériles (licite/illicite, drogue dure/drogue douce, profane/savant), en ce sens qu'elles peuvent empêcher d'accéder à d'autres paliers de la réalité sociale. Ce détour servira pour la

[92] Le suffixe « -logie » renvoie à la science institutionnalisée ou du moins à un discours savant, excluant de fait les « profanes bénévoles ». Nous l'entendons donc ici comme un domaine d'expertise potentiel présentant de fait des enjeux de savoir et de légitimité.

suite de l'analyse et consistera à rassembler ce qui est distingué : les registres de définition et de classification qui s'articulent dans les modes de traitements des addicts. Ces systèmes sont sous-tendus par des évaluations morales en ce sens que « *les usages d'un système de référence ne sont pas neutres et procèdent à un filtre du monde social* » (Lézé, 2013). Il faudra donc s'efforcer d'étudier les critères moraux impliqués dans le traitement des personnes.

Malgré une approche en apparence différente selon que l'on soit professionnel ou bénévole, nous allons voir que les registres discursifs s'inscrivent dans un certain processus de normalisation, voire de contrôle des corps par la parole (Fassin et Memmi, 2004). La principale différence entre les référentiels mobilisés dans les centres de soin et les groupes d'entraide tient à la manière de définir le trouble, et notamment en lui appliquant ou non le terme de maladie. L'expertise en addictologie reste donc un enjeu de lutte pour la « bonne » définition de la réalité.

La mobilisation du concept d'expertise n'est pas sans enjeux définitionnels. Par expertise on entend à la fois un savoir spécialisé, comprenant un certain contenu (scientifique, expérientiel, technique), et une compétence pratique à résoudre une situation problématique, sachant que les notions de savoir et de compétence sont entourées d'un flou conceptuel. Pour comprendre la fonction d'expert ainsi que le contenu et l'exercice de l'expertise, il faudrait selon Jean-Yves Trépos (1996) étudier les processus argumentatifs observables lors des litiges concernant les boîtes à outils qu'il convient d'engager dans la situation d'expertise. Parler d'expert pose le problème du savoir incarné dans des êtres humains concrets (Freidson, 1986), en ce sens que l'on ne peut pas soustraire la subjectivité de l'expert au rapport de l'expertise (ou seulement en la professionnalisant, Trépos, 1996). Dans les groupes et dans les dispositifs institutionnels tout le monde ne serait donc pas expert, mais pourrait le devenir. Nous allons décrire et analyser ces expertises en nous interrogeant sur ce qui pose problème : le statut du traitement médicamenteux et du processus de l'abstinence, les deux étant incompatibles dans les univers de référence des professionnels et des profanes.

Dans ce chapitre nous allons présenter les définitions de l'addiction mises en avant par les acteurs institutionnels du terrain, dans les CSAPA, et les solutions qu'ils proposent. Cette analyse fera apparaître un certain paradoxe entre d'un côté l'idéal, voire l'injonction, de *faire avec* dans les interactions avec les patients-usagers[93]. Dans ce cas l'usager peut faire ses

[93] Dans ce chapitre nous employons indistinctement les termes utilisés par les professionnels des CSAPA : usagers, patients ou patients-usagers. Officiellement (dans la plupart de documents des structures) et de manière générale c'est le terme usager (de la structure) qui est le plus utilisé, et, généralement les médecins et les infirmières vont employer, dans leurs consultations ou entre eux le terme « patient », mais nous avons pu observer des exceptions à cette « règle » : en réunion d'équipe, étant donné que la plupart de discussions concernent les personnes sous traitement, ils les nomment patients, et le médecin-référent des

choix lui-même et il s'agit dès lors de l'accompagner dans les directions qu'il a choisies. De l'autre côté, il y a l'idéal de normalisation, qui sous-tend malgré tout l'objectif institutionnel de prendre en charge. Cette injonction politique consiste à rapprocher les usagers des normes capacitaires (travailler, se comporter correctement, être en bonne santé, etc.). Il s'agit donc de définir le projet de soin pour l'usager afin de s'approcher de cet idéal. Le maintien de la légitimité d'une compétence à prendre en charge est ici en jeu.

La démonstration reposera sur l'analyse des registres discursifs et les pratiques professionnelles qui feront apparaître que :

- La politique de la réduction des risques reste l'idéologie dominante dans les discours sur les pratiques institutionnelles et professionnelles.
- Les outils thérapeutiques, les traitements de substitution et l'entretien motivationnel relèvent de deux répertoires de pratiques professionnelles qui peuvent paraître contraires dans la dynamique de postures qu'ils engendrent : « rencontrer l'usager là où il est » et « aller vers ». Ce sont deux outils pragmatiques qui semblent être l'expression d'une hybridation de deux paradigmes, celui de la réduction des risques et celui de l'addictologie tels que décrits dans le chapitre précédent.
- Le schéma compréhensif et explicatif des conduites addictives intègre le registre de la souffrance, dominant dans les politiques publiques et dans les domaines d'intervention sociale actuels (Fassin, 2004 ; Bessin et Gaudart, 2009 ; Fernandez, 2010). Ainsi, une dimension existentielle consistant à devoir trouver un sens à son existence, se rajoute au modèle bio-psycho-social.
- Le registre de soin *expérientiel* qui en émerge participe non seulement à légitimer les compétences professionnelles, mais aussi à une mise en récit de soi de l'usager s'inscrivant dans une logique de responsabilisation de ce dernier. Les professionnels peuvent ainsi devenir, malgré eux, des agents des politiques publiques avec les patients-usagers ayant pour conséquence un contrôle des corps par la pratique du récit sur soi.

Dans un premier temps nous décrirons les fonctionnements des centres de soins, ainsi que les caractéristiques de leurs publics à partir de l'enquête de l'OFDT (le RECAP). Cette description mettra l'accent sur la place des traitements de substitution et le paradigme de la réduction des risques, avant de montrer en quoi ces médicaments font l'objet de négociations quant à l'autonomie des patients-usagers. Ensuite, nous typologiserons les

« dossiers » discutés a donc une place importante dans ces discussions. Parfois les travailleurs sociaux et psychologues parlent également de patients, ainsi que les médecins et infirmières peuvent parler d'usagers.

interactions de soin faisant apparaître l'hybridité des formes du travail institutionnel et la logique compassionnelle de l'*ethos* professionnel. Puis, nous inscrirons ces observations dans une grille de lecture plus générale des politiques sociales consistant à lire les problèmes d'addiction à travers les catégories de la souffrance et de la vulnérabilité décrite par plusieurs sociologues (Ehrenberg, 2004 ; Fassin, 2004, 2006 ; Soulet, 2005). Enfin, le registre de la souffrance et l'*ethos* compassionnel seront analysés, mettant en évidence un conflit de temporalité entre un processus de subjectivation prenant appui sur les ressources biographiques des usagers et l'expérience atemporelle de la rencontre entre un professionnel et un usager.

1. Le traitement de substitution, l'outil d'une alliance thérapeutique

Dans notre échantillon d'addicts, rares sont celles et ceux qui n'auraient pas, à un moment donné, eu recours à un traitement médicamenteux, soit sous sa forme substitutive, soit dans le but de soigner un trouble jugé sous-jacent au problème de la dépendance (dépression, stress, anxiété, etc.). Le premier est le plus souvent prescrit dans les CSAPA et le deuxième par leur médecin traitant ou par un établissement public de soin (l'hôpital psychiatrique). Dans la mesure où les traitements pharmaceutiques occupent une place prépondérante dans les centres de soin, bien que les professionnels insistent sur le statut et la fonction d'*outil thérapeutique individualisé* de ces derniers, il convient de décrire et d'analyser précisément comment ils s'insèrent dans une logique d'individualisation. Nous présenterons d'abord plus en détail les caractéristiques des CSAPA et de leurs populations, avant de rendre compte de différents traitements substitutifs qui existent en France. Enfin nous analyserons les parcours de soins articulés autour de ces traitements qui mettent en exergue l'enjeu d'autonomie pour les patients-usagers qui sont sous traitement de substitution.

1.1. Des monographies : entre traitements et contraintes

Nous employons ici l'outil de la monographie tel que le définit Henri Mendras (1975), c'est-à-dire comme l'étude approfondie d'un ensemble social délimité dont on essaie de comprendre le fonctionnement ou d'un phénomène social en particulier en analysant toutes les dimensions et tous les rapports avec l'ensemble social dont il fait partie :

> « Pour comprendre le fonctionnement de la société, la monographie ouvre plus d'horizons et permet de construire des schémas, d'élaborer des théories, de définir des notions et d'inférer des corrélations hypothétiques qu'une recherche ultérieure permettra de confirmer, d'infirmier ou de raffiner » (Mendras, 1975 : 15).

Les hypothèses émises suite aux monographies seront ainsi travaillées et nuancées plus loin.

Nous allons présenter les deux centres enquêtés à partir de nos notes d'observations en intégrant les différents documents à notre disposition : livrets d'accueil, brochures de présentation, affiches à destination des usagers dans les salles d'attente par exemple. Cette démarche nous a permis de saisir le fonctionnement, leurs missions et les moyens mis en œuvre, mais aussi l'image qu'ils veulent se donner, leurs valeurs et leurs objectifs, à travers ces documents à destination des usagers, financeurs, partenaires et administrateurs (les rapports d'activité notamment).

1.1.1. Le CSAPA 1 : la « banque » des traitements

L'organisme gestionnaire du CSAPA 1 est une association reconnue d'utilité sociale et accomplit des missions de service public aux personnes en difficultés. Il gère simultanément plus d'une vingtaine de structures dans le domaine médico-social (le CSAPA 1 est la seule en addictologie). Nous allons nous appuyer sur les deux livrets d'accueil donnés aux usagers à leur entrée dans le CSAPA 1. Le premier concerne les missions du centre et les règles de fonctionnement. Il y est décrit les services du centre : consultations médicales, prescriptions de traitements de substitution, bilans de santé, délivrance de méthadone et « soins associés », une aide psychologique ponctuelle ou suivie, un accompagnement dans des démarches sociales et administratives, puis visites en Maison d'Arrêt pour les personnes incarcérées. Dans ce CSAPA, on peut trouver du matériel de réduction des risques (kits d'injection comme les seringues et des pailles de sniff) et y consulter des intervenants extérieurs, comme les médecins-hépatologues. Les usagers atteints d'une hépatite virale ou le VIH, peuvent venir consulter à ce moment-là. Ce fonctionnement a été mis en place « *parce que sinon ils n'y allaient pas à leur rendez-vous à l'hôpital oualors il fallait les accompagner* »[94]. Les règles de fonctionnement décrites dans ce livret concernent l'interdit de violence verbale et physique, l'interdit de trafic des drogues, le respect des locaux (hygiène) et le respect du voisinage : « *être poli avec les personnes que l'on croise... sont des règles de savoir-vivre que nous vous demandons de respecter scrupuleusement* ».

Le deuxième livret présente « l'unité méthadone », aussi nommé « banque de délivrance », qui est un élément central de l'activité du centre. En effet, à l'origine ces traitements étaient utilisés pour des héroïnomanes

[94] Notes d'observations CSAPA 1.

gravement dépendants, comme des soldats de retour de Vietnam. Aujourd'hui ils sont généralement distribués aux usagers de drogues dans un objectif de réduction des risques, donc pour arrêter ou baisser les consommations des drogues illicites, arrêter ou baisser l'injection ou pour aider à gérer la consommation des drogues (Chappard, 2009). Cette banque de délivrance de méthadone est placée au centre du centre. Le nom « banque » n'est pas par hasard : il y a un comptoir, les usagers restent debout d'un côté du comptoir et l'infirmière est assise à l'autre côté devant l'ordinateur contenant les dossiers informatisés des patients (la posologie du traitement, s'il y a des changements de dosage, etc.). L'infirmière peut aussi y inscrire des rendez-vous avec le médecin (leurs agendas sont informatisés). Si le patient « avoue » qu'il a consommé (par exemple après un week-end) les infirmières le notent dans le dossier du patient[95]. La personne doit prendre la méthadone devant l'infirmière. Si la personne reçoit des doses pour plusieurs jours, elle les ramène avec elle. Les patients rentrent par une porte (où sont placées les chaises d'attente) et sortent par une autre en face qui mène dans le couloir des bureaux des assistantes sociales et de la psychologue. Ce système est mis en place, selon les professionnels, pour que les passages dans la « banque » soient plus rapides, mais aussi pour que les usagers se croisent moins. En général, les usagers n'y restent pas longtemps, environ cinq minutes, sauf quand il faut par exemple prendre rendez-vous avec un médecin ou renouveler une prescription. Certains patients viennent pour la prescription au centre, mais cherchent le traitement en pharmacie.

Les patients qui bénéficient d'un traitement de substitution, méthadone ou buprénorphine[96], représentent environ un tiers des patients (en 2012, 262 suivis sur 626 patients en tout). La plupart des professionnels du CSAPA, avec qui on a eu l'occasion de discuter, sont d'accord pour dire que l'activité qui occupe le plus de place et prend le plus de temps concerne le suivi des patients sous méthadone. Il semble que les préoccupations et les sujets de discussion des professionnels concernent ces derniers : ces patients viennent le plus souvent (au début du traitement il faut qu'ils viennent une fois par jour chercher le traitement) et qui touchent le plus de professionnels (obligatoirement l'assistant(e) social(e), un médecin, les infirmières). Il est aussi préconisé que chaque patient rencontre le chef de service et la psychologue au moins une fois. Ce sont donc leurs dossiers et traitements qui sont le plus souvent discutés en réunion d'équipe.

C'est vers le bureau des infirmières et l'unité de méthadone (qui sont en face à face) qu'on observe le plus de personnes à l'endroit même où les

---

[95] Nous reviendrons dans la partie 2 sur cette question en apparence anodine « avez-vous consommé » posé aux usagers régulièrement dans la « banque » de méthadone, qui pourrait être interprétée comme un moyen de contrôle participant à la « gestion des corps » (Memmi, 2004) de la même manière que les tests urinaires.

[96] Un traitement de substitution commercialisé sous le nom subutex®. À la différence de la méthadone il peut être prescrit par les médecins généralistes.

chaises d'attentes sont plus nombreuses (5 en tout alors que dans l'autre couloir, celui qui mène vers la psychologue et l'assistant social, elles sont au nombre de deux). Si l'infirmière n'est pas dans l'espace méthadone, elle est dans son bureau (en face) dont la porte reste ouverte, sauf si l'infirmière est en consultation. Les consultations avec une infirmière peuvent concerner le dépistage, l'induction à la méthadone, une vaccination, un premier entretien pour la méthadone (où elles vont faire un test urinaire avant l'entretien d'induction), un bilan santé, ou parfois si le patient demande à discuter des « choses personnelles ». Quand c'est le cas, les infirmières sont souvent deux au travail : l'une est en consultation, l'autre délivre la méthadone.

1.1.2. Le CSAPA 2 : éviter le stigmate

Dans le CSAPA 2, la principale activité concerne aussi la distribution et la prescription des traitements de substitution, et essentiellement la méthadone. La composition de l'équipe se fait de la même manière que dans le premier centre, sauf que la fusion administrative s'est faite avec l'ancien Centre de Cure Ambulatoire en Alcoologie (CCAA) de la même ville, ce qui signifie que le directeur, le médecin-coordinateur, les éducateurs, les psychologues et la secrétaire-comptable sont « mutualisés » entre les deux sites. Il y a néanmoins une nuance : la présence d'une animatrice d'accueil au sein du centre assurant l'accueil de toutes les personnes qui viennent. En haut des escaliers pour arriver dans leurs locaux, se situe un petit détecteur qui agite la sonnette, avertissant l'animatrice d'une arrivée : celle-ci a donc le temps de sortir de son bureau (en face des escaliers), prête à accueillir la personne et la guider vers une salle d'attente. Quand l'animatrice ne travaille pas, c'est souvent un éducateur, une infirmière ou une psychologue qui assure l'accueil. C'est rarement le chef de service, et jamais le médecin.

Les personnes qui arrivent au fur et à mesure sont accueillies de façon à ne jamais se croiser. L'animatrice « jongle » entre les différentes salles d'attente : s'il y a déjà une personne en attente dans la première salle, la deuxième personne qui arrive sera installée dans la deuxième salle. Quand la première personne dans la première salle d'attente sera accueillie par l'infirmière, l'animatrice va aller chercher la deuxième personne attendant dans la deuxième salle pour la conduire dans la première salle. Et s'il y a une troisième personne dans la troisième salle, celle-là va être conduite dans la deuxième salle et ainsi de suite. De plus, s'il y a plus de trois personnes, la quatrième va être installée dans le bureau par exemple de l'éducateur, la cinquième sur une chaise dans le couloir menant à la salle d'équipe.

Tout est donc fait pour que les patients ne se croisent pas. Les raisons évoquées par le chef de service et l'animatrice avec qui nous en avons discuté, concernent l'anonymat et la confidentialité : « *pour certains c'est difficile de faire la démarche de venir, donc il faut garantir l'anonymat à ceux qui ne sont pas prêts à accepter une étiquette de toxicomane*[97] ». Il y a donc une idée de stigmatisation dans le fait de fréquenter un centre de soins dans les représentations des professionnels, cette idée se trouvant aussi dans le CSAPA 1. Par exemple, une infirmière raconte que normalement dans le CSAPA 1 les médecins ne prescrivent pas la buprénorphine, cela doit passer par un médecin « de ville » (en pratique libérale). Cette « règle » n'est pas d'ordre juridique (les médecins sont autorisés à prescrire ce médicament), mais plutôt une règle de fonctionnement. Selon elle, les patients qui prennent la buprénorphine « *pourraient aller chez les médecins en ville, comme ça, ils seraient déjà comme des personnes normales, ici il y a une stigmatisation*[98] ». Si on consulte le centre de soins, on est stigmatisé. Il y a l'idée que ce sont les plus marginalisés, ceux qui ont le plus besoin d'assistance qui fréquentent les centres et que cela doit rester ainsi : la même infirmière dit que « *pour la vraie prise en charge il faut l'instituer* [le patient][99] » en parlant d'un nouveau patient qui souhaitait commencer la buprénorphine au centre.

On voit apparaître ici la construction du centre de soins comme une première étape dans un processus de normalisation, mais on s'aperçoit aussi d'une manière de qualifier et de tracer des frontières entre les usagers. Il y a une attribution du « statut » de marginalisé en référence à une signification commune de *l'homme sans lien* dont parle Ehrenberg (1995)[100]. Ce statut est cristallisé dans la pratique même des centres de soins : dans le CSAPA 1, en refusant de prescrire du subutex[101], dans le CSAPA 2 en « protégeant » les usagers contre le regard d'autrui par le fonctionnement des salles d'attente. Ceux qui ne correspondent pas à cette représentation sont des exceptions : « *lui, c'est un cas atypique, il a un boulot, il travaille dans les assurances* »[102]. Dans le même sens, une autre frontière se trace entre ceux que le centre peut aider et les « insauvables ». Ces derniers sont nommés les « *cas psy* ». Par exemple quand les infirmières donnaient leur avis sur qui l'on pouvait interroger pour notre recherche, on entendait souvent « *non pas lui, c'est un cas psy* ». En effet, les « cas psy » sont des personnes dites souffrant d'une *comorbidité psychiatrique*[103]. Ce sont des « cas lourds » pour lesquels il n'y a pas un

[97] Notes d'observation, CSAPA 2.
[98] Notes d'observation, CSAPA 1.
[99] Notes d'observation, CSAPA 1.
[100] La drogue est généralement accusée de détruire et le sujet et la société, et, selon Ehrenberg, le drogué est le symbole même du non-social, l'homme sans lien qu'incarnait autrefois le vagabond.
[101] Comme dit plus haut, on peut se faire prescrire le buprénorphine par son médecin traitant. Comme nous allons voir, un usager est « normalisé » quand il sera capable de passer en médecine de ville pour se faire prescrire la méthadone.
[102] Propos d'une infirmière, notes d'observation, CSAPA 2.
[103] Ce qui montre à quel point les équipes possèdent toutes les informations concernant la prise en charge médicale des patients par la collaboration avec des psychiatres (notamment avec un psychiatre du CHU concernant le CSAPA 1). Ceci ce confirme, d'une part, par le

grand espoir de stabilisation (les professionnels se disent parfois incompétents face à ces « cas »).

> « *Alors, la grosse problématique c'est quand même la psychiatrie hein, enfin je crois, c'est-à-dire qu'on a quand même des patients qui ont des comorbidités psychiatriques qui sont parfois très sévères, et donc euh, ben toutes ces limites sociales et tout ça elles sont parfois difficiles à faire passer par rapport au terrain psychiatrique* » (entretien avec Docteur P.).

On peut se demander dans quelle mesure ces catégorisations de la part des professionnels servent à légitimer leur compétence en addictologie, en ce sens que la justification de la « non-réussite » d'une prise en charge repose sur cette désignation de « cas-psy ». C'est-à-dire que la comorbidité psychiatrique aurait quelque chose de fatal et hors du domaine des compétences en addictologie : « *les parents préfèrent dire que le problème ce sont les drogues plutôt que d'admettre qu'il est schizophrène, donc ils continuent à l'envoyer ici alors qu'on n'y peut rien* »[104]. Tout d'abord, nous pouvons constater qu'il y a des qualifications de la part des professionnels, afin de rapprocher les usagers, à partir de ce qu'ils disent et de ce qu'ils font, dans différentes catégories en référence aux significations communes sur la normalité et la pathologie (allant du *cas-psy*, passant par le *marginal*, à *l'institué*). À travers la construction de notre outil d'analyse principal, le parcours de soins idéal-typique, nous allons voir comment ces qualifications structurent une vision de l'addiction, et notamment une vision de soins de celle-ci.

---

fait que les centres gèrent parfois les traitements psychiatriques des patients, c'est-à-dire que ce sont eux qui distribuent les traitements « psy » quand l'usager est jugé inapte à gérer lui-même. D'autre part, comme nous allons voir, les médecins se permettent parfois de changer un traitement « psy » d'un usager en justifiant par l'idée de « transdisciplinarité ».

[104] Propos d'un éducateur, notes d'observation, CSAPA 2.

Tableau 4. Présentation des deux CSAPA

	Professionnels	Localisation	Particularités
CSAPA 1	1 directeur	Département semi-urbain. Aire urbaine : 245 000 habitants Plus grande ville du département 1.	Gestionnaire d'un « centre bis » nommé Consultations jeunes consommateurs (souvent pour les consommateurs de cannabis), mais qui ne se trouve pas dans les mêmes locaux. Deux psychologues et deux animateurs représentent les salariés de cette structure. Gère un collectif « réduction des risques », coordonné par le chef de service et composé d'une animatrice salariée et environ 15 bénévoles. Ils tiennent des stands de prévention lors des festivals et soirées étudiants en ville.
	1 chef de service		
	1 secrétaire-comptable		
	3 infirmières		
	3 médecins		
	3 assistants de service social		
	1 psychologue		
	Intervenants ponctuels		
	Hépatologue		
	Psychiatre		
	Alcoologue		
CSAPA 2	**Personnel « mutualisé » :**	Département rural. Aire urbaine : 60 000 habitants. Plus grande ville du département 2.	Ils gèrent le CAARUD* du département. Les CAARUD ont été créés en 2005, financés par l'assurance maladie et regroupant les divers dispositifs de réduction de risques, auparavant gérés par des "boutiques", des bus et à travers les programmes d'échange de seringues. Ils sont gérés soit par des associations (dans la ville du CSAPA 1 par exemple il est géré par AIDES), soit des établissements de santé, dont les CSAPA par exemple.
	1 directeur		
	1 médecin-coordinateur		
	1 secrétaire-comptable		
	2 psychologues		
	2 éducateurs		
	Professionnels CSAPA :		
	1 chef de service		
	2 infirmières		
	animatrice d'accueil		

* Centres d'Accueil et d'Accompagnement à la Réduction de risques pour Usagers de Drogues

1.1.3. Parcours de soins idéal-typique : de la stabilisation à la gestion des corps ?

Max Weber (1992) définit l'idéaltype comme un « tableau de pensée homogène ». Cela ne veut pas dire un tableau qui reproduit la réalité, mais cela signifie que l'on sélectionne des faits dans le réel où certains éléments sont considérés importants, d'autres secondaires, voire négligés. *Homogène* signifie que l'on tente de gommer toutes les contradictions possibles pour faire apparaître l'objet de manière cohérente. Cet idéaltype est donc construit à partir des observations faites dans les centres de soins, mais aussi des discours recueillis auprès des professionnels, ainsi que les données tirées de la brochure de présentation de l'unité méthadone et les rapports d'activité à notre disposition.

La vision du soin semble s'articuler autour d'un éloignement des produits psychotropes par un traitement de substitution visant une stabilisation dans la consommation, comme le dit un médecin à propos des tests urinaires :

> « *L'idée que je me fais des tests urinaires c'est toujours dans le sens de renforcer l'alliance thérapeutique, c'est-à-dire une manière à un moment donné de pouvoir en quelque sorte permettre à l'usager de s'exprimer sur ses consommations éventuelles, ou bien ça peut être aussi l'occasion pour lui de vérifier biologiquement si je peux dire, qu'il s'éloigne des produits* » (Docteur C.).

Sans nier leur éventuelle utilité thérapeutique, ces tests urinaires participent à la gestion des corps comme nous le verrons plus loin. Attardons-nous d'abord sur comment se dessine un parcours de soins « idéal-typique » dans les centres de soins spécialisés.

Les usagers arrivent généralement au CSAPA par initiative individuelle, parfois soutenus voire fortement incités par leurs proches et/ou leur médecin traitant. Plus rarement il peut s'agir d'une décision de justice (injonction thérapeutique) ou d'une orientation de différents services sociaux ou de l'hôpital. L'entrée en CSAPA, pour commencer un traitement de substitution ou pas, commence généralement avec un entretien avec un travailleur social afin de faire le point sur leur situation sociale et leur parcours, avant d'être orienté vers le médecin pour un bilan médical. Le médecin explique les traitements possibles, les modalités, et ils font un point sur les consommations de l'usager. Il n'est pas rare que l'usager fasse part d'autres « maux » chroniques ou ponctuels dont ils souffrent (à ce premier entretien mais aussi de manière générale dans les consultations médicales). Ensuite, ce ne sont pas les médecins mais les infirmières qui font « l'entretien méthadone », c'est-à-dire qui expliquent les modalités du traitement dans le CSAPA (venir tous les jours au début, emporter les flacons vides, etc.), qui donnent le flyer d'information sur la méthadone. Elles font aussi un point médical sur les vaccins et font faire le test urinaire pour vérifier que la personne prend bien des opiacés. Avant de commencer le traitement, la décision doit être prise en équipe par un retour des professionnels ayant rencontré la personne (bien que concernant le traitement c'est le médecin qui décide), c'est-à-dire qu'ils se mettent d'accord sur les détails de sa prise en charge. Enfin c'est l'infirmière qui est chargée de l'induction au traitement. Elle fait aussi le retour du test urinaire et confirme que l'usager a dit la vérité sur ses consommations, si c'est le cas, et propose généralement de faire une sérologie.

Ensuite le parcours de soins, à proprement parler, est à durée très variable, de quelques mois à plusieurs années. C'est qui est commun c'est que les premières semaines du traitement les usagers viennent tous les jours pour prendre le traitement afin de faire le point sur les dosages notamment (effets secondaires, trop dosé ou au contraire pas assez d'effets). C'est l'attitude de l'usager et sa bonne adaptation non seulement au traitement mais aussi au rôle du « bon patient » qui détermine s'il peut ou non décider de sa posologie mais aussi de ses venues au centre (venir moins souvent, donc prendre ses doses avec lui pour quelques jours, une voire deux semaines). Cette adaptation est aussi vérifiée par les tests urinaires en début de parcours : quand ils sont « cleans » d'autres produits, l'usager se verra alors attribuer plus d'autonomie. En tous les cas il doit venir au minimum une fois tous les 15 jours pour renouveler la prescription pour la méthadone et une fois par mois pour la buprénorphine. Pendant ce temps du parcours au centre, l'usager peut voir la psychologue, consulter l'hépatologue si besoin (pour les personnes souffrant d'hépatite), rencontrer le travailleur social (sur rendez-vous), avant de passer au relais « en ville » [105], c'est-à-dire que *« le bon déroulement de votre traitement (arrêt d'autres consommations, respect des jours de venue, etc.) permettra ce passage en ville. Celui-ci nécessite à nouveau un bilan de votre situation sociale et médicale. Le médecin du centre l'organisera avec le médecin et le pharmacien de votre choix »* (livret d'accueil de l'unité méthadone du CSAPA 1). La plupart du temps l'usager continue de venir toutes les deux semaines ou une fois par mois chercher l'ordonnance de méthadone, au moins pendant quelques mois. Les médecins disent vouloir garder un lien et ne pas les « lâcher dans la nature ». Certains vont passer tout de suite en relais pour la prescription, selon les contraintes des personnes, notamment si elles ont un travail, d'autres vont revenir au centre chercher l'ordonnance pendant quelque temps, et d'autres encore gardent les médecins du centre comme médecins traitants même après plusieurs années.

Ce parcours de soins « idéal-typique » gomme effectivement toutes les spécificités, les contradictions, les hésitations et les négociations des

---

[105] Ce complément d'objet « de ville » ou « en ville » d'un groupe nominal (ville, pharmacie, relais) est utilisé pour distinguer *a priori* techniquement le centre de soin de la pratique libérale. Néanmoins, on pourrait penser que cette distinction pratique est doublée d'une distinction symbolique, en ce sens qu'elle participe à affirmer que les centres de soin prennent en charge les dépendances les plus lourdes et par conséquent un public plus marginalisé, mais participant aussi à asseoir le territoire professionnel des CSAPA.

relations entre professionnels et usagers. Ici nous avons dressé un tableau des différentes étapes à passer, plus ou moins ritualisées, de l'initiation au traitement à la sortie du centre, afin d'en donner une image objective. Les stratégies d'adaptation et de résistance des usagers seront analysées plus loin, ainsi que les marges de manœuvre, les injonctions paradoxales et les jugements moraux dans le travail institutionnel.

1.2. Les centres de soin spécialisés : de la normalisation à la responsabilisation

Les CSAPA prennent en charge des personnes « *ayant une consommation à risque, un usage nocif ou présentant une dépendance aux substances psychoactives* [106] », mais aussi des personnes présentant des addictions sans substances, tels qu'internet, pornographie, jeux vidéo, etc. Ils les accueillent, mettent en place des consultations, assurent une prise en charge médicale, sociale et psychologique, et œuvrent dans le domaine de la réduction des risques. Concernant ce dernier point, cela veut dire concrètement qu'ils distribuent du matériel propre aux usagers de drogues[107] dans leurs locaux, dans les stands de prévention et de réduction des risques sur les festivals et concerts, mais aussi qu'ils accueillent des usagers en « bas-seuil[108] », c'est-à-dire qui ne sont pas dans un objectif d'arrêt ou de diminution des consommations. Les professionnels offrent un accueil et une écoute, ainsi que des consultations sociales, infirmières, psychologiques et médicales, ces dernières souvent pour la prescription des traitements de substitution. Les consultations sont anonymes et sans obligation de faire des démarches de soins, ceci afin de faciliter l'accès aux droits sociaux et aux soins de ces usagers qui viennent dans le cadre du bas-seuil.

Comme déjà mentionné, le CSAPA 1 ne gère pas un CAARUD[109] (Centre d'Accueil et d'Accompagnement à la Réduction des risques pour

---

[106] Décret n° 2007-877 du 14 mai 2007 relatif aux missions des centres de soins, d'accompagnement et de prévention en addictologie

[107] Entre autres le « stéribox » qui contient seringue, aiguilles, filtres stériles, compresses et une « gamelle » (pour chauffer l'héroïne, aussi nommé stéricup), mais ces éléments sont aussi distribués à l'unité, ainsi que des embouts pour la pipe à crack, des kits à crack, des préservatifs, des garrots, etc. Les centres et les stands en milieu festif distribuent également un grand nombre de flyers d'information et de prévention sur les différents produits (y compris tabac et alcool).

[108] Terme employé dans la terminologie de la réduction des risques, et par conséquent dans les CSAPA étudiés, pour désigner les personnes accueillies dans cet objectif.

[109] Les CAARUD ont été créés par décret en 2006, financés par l'Assurance Maladie et présents dans chaque département. L'organisme gestionnaire peut être une association gérant uniquement ce dispositif, une association qui gère d'autres structures (comme le cas du CSAPA 2), un établissement hospitalier ou, enfin, un organisme d'auto-support aux usagers (par exemple à Nîmes c'est ASUD qui gère un CAARUD), ce qui signifie que ce sont en partie des « travailleurs-pairs » qui y sont embauchés (nommés ainsi dans les

Usagers des Drogues), qui, dans l'agglomération urbaine du CSAPA 1 est géré par l'association locale d'AIDES, contrairement au CSAPA 2 qui s'occupe de deux structures dans les mêmes locaux et avec les mêmes professionnels. Cela peut expliquer le fait que le CSAPA 1 accueille moins d'usagers en bas-seuil pour un traitement de substitution que le deuxième, et que le CSAPA 2 est plus souvent amené à gérer un traitement de subutex® pour certains patients, c'est-à-dire que les usagers leur confient le traitement subutex, prescrit par leur médecin et délivré en pharmacie en ville, et que ce sont donc les médecins du CSAPA qui donne les doses nécessaires pour un jour, plusieurs jours ou une semaine entière. C'est le cas quand les usagers sont considérés comme incapables de le gérer eux-mêmes, soit parce qu'ils en « abusent pour leur santé » (paroles des médecins) et que les professionnels leur demandent s'ils sont d'accord d'être accompagnés dans la gestion de ce traitement (parfois les usagers demandent eux-mêmes), soit parce qu'ils en « abusent » juridiquement parlant : les professionnels découvrent (par un appel des pharmaciens ou de la sécurité sociale) que les usagers vont chez plusieurs médecins généralistes pour se faire prescrire de la buprénorphine.

Dans le CSAPA 2, pour distinguer si l'usager s'adresse plutôt au CSAPA ou au CAARUD (tous les usagers sont accueillis dans les mêmes locaux et par les mêmes professionnels), les professionnels ne catégorisent pas les personnes comme usagers de telle ou telle structure, mais chaque professionnel enregistre l'acte[110] selon qu'il considère que celui-ci relève d'une action plutôt de la réduction de risque (distribuer une seringue même si l'usager en question a entamé des démarches de soin) ou plutôt du soin et de l'accompagnement (prescrire un traitement de substitution même si la personne continue à consommer). Certains professionnels rapportent que l'enregistrement des actes relève parfois de l'arbitraire.

> « *Concrètement je ne vais pas calculer finement mes heures, attention cette semaine il faut que je fasse 30 heures pour le CSAPA et 5 heures pour le CAARUD, tu vois ça marche pas du tout comme ça. Moi je suis là, il y a quelqu'un qui arrive, qui est plutôt un public du CAARUD, je vais l'accueillir, voilà, puis c'est tout. C'est plus au niveau de nos statistiques où on va noter un acte sur le logiciel, on*

rapports d'activités types). Dans certains CAARUD (notamment ceux qui ont une structure qui leur est propre) des espaces dédiés à l'accueil sont aménagés : on peut y trouver un « bar » (le café et autres boissons non-alcoolisées sont gratuits), une buanderie, des toilettes et sanitaires, et, parfois, ils fonctionnent également comme des accueils de nuit, les fameux CAARUD « sleep-in ».

110 Les professionnels inscrivent leurs actes dans un logiciel commun qui sert notamment à faire des statistiques et rendre compte de leurs activités. Pour certains professionnels un acte correspond le plus souvent à un rendez-vous avec un usager ou un membre de l'entourage, et pour d'autres plusieurs actes peuvent être réalisés au cours d'un même rendez-vous comme pour l'infirmière (délivrance de la méthadone est considérée en acte en soi). Cela peut expliquer en partie le nombre d'actes infirmiers trois voire quatre fois supérieur au nombre d'actes des autres professionnels, cf. le tableau 5.

peut séparer hein, il y a le logiciel tac tac tac, c'est plus au niveau de la répartition des stats et des actes, qu'on va dire tiens cet acte-là est plus CAARUD, cet acte-là est CSAPA » (Monsieur G., éducateur).

Une différence significative entre les deux centres concerne d'une part un nombre plus élevé d'actes de délivrance d'un traitement de substitution dans le CSAPA 2 malgré un nombre d'usagers presque identique sous traitement. Cela peut s'expliquer par le fait que ce dernier est aussi gérant du CAARUD accueillant le public dit de bas-seuil et donc *a priori* éloigné du dispositif commun de soin (défini ainsi dans les rapports d'activité). Les usagers de ce centre viennent ainsi tous les jours chercher le médicament valant « acte de délivrance », contrairement au CSAPA 1 où plus d'usagers se font délivrer en une fois pour quinze jours, ou alors en pharmacie libérale.

Tableau 5. La « file active » dans les CSAPA et répartition des actes professionnels.

	CSAPA 1	**CSAPA 2**
File active*	626	1 593***
Patients sous TSO**	Méthadone : 172	218
	BHD : 67	72
Actes professionnels :		
Médecins généralistes	2 122	3 450
Infirmiers	4 954	4 871
Dont actes de délivrance de TSO	*1 029*	*3 515*
Psychologues	1 234	1 492
Travailleurs sociaux	1 247	2 966

* Nombre de patients vu au moins une fois pendant l'année de référence par un ou plusieurs professionnels quels que soient le nombre et la durée des prises en charge
** Nombre de patients pour lesquels le traitement de substitution a été prescrit au moins une fois
*** Ce chiffre est élevé car le CSAPA, géré par l'ANPAA, contient 3 sites, dont notre site d'enquête.

D'autre part, le nombre d'actes des travailleurs sociaux est aussi plus important dans le CSAPA 2 et le même facteur peut être évoqué : le public du CAARUD est souvent dans des situations très dégradées, ils sont donc plus souvent accueillis par les travailleurs sociaux afin de faire des démarches dans le sens d'un retour dans le dispositif de soin commun, et, plus largement, dans une situation sociale normalisée (dossier CMU, demande d'une allocation travailleur handicapé, aide au logement, etc.).

1.3. Caractéristiques de la population accueillie en CSAPA

L'Observatoire Français des Drogues et des Toxicomanies (OFDT) recueille chaque année (depuis 2005) toutes les données nationales concernant les personnes prises en charge dans les CSAPA dans un document nommé RECAP (REcueil Commun sur les Addictions et les Prises en charge), disponible sur leur site internet. En 2012, environ 140 000 patients vus dans 180 CSAPA ambulatoires, 18 centres thérapeutiques résidentiels et 10 CSAPA en milieu pénitentiaire ont été inclus dans l'enquête. L'enquête de 2012 diffère de celles des autres années, en ce sens que les critères d'inclusion ou d'exclusion dans chacun des groupes s'appliquent à l'ensemble des CSAPA, qu'ils soient des anciens CSST spécialisés en drogues illicites ou anciens CCAA spécialisés en alcoologie.

L'OFDT distingue ainsi trois groupes selon les produits consommés dont l'âge est la variable qui semble la plus significative :

> « Un premier groupe, majoritaire, qui comprend des patients dont l'âge moyen est d'environ 36 ans, très souvent polyconsommateurs, mais qui ont, pour la plupart d'entre eux, un problème avec les opiacés et/ou la cocaïne. Un deuxième groupe est constitué de personnes dont l'âge moyen est proche de 26 ans, accueillies principalement en raison de leur problème avec le cannabis alors que le troisième groupe comprend des patients dont l'âge moyen est d'environ 43 ans et qui ont un problème principal avec l'alcool [...] Par commodité, le premier groupe sera désigné par l'expression "**groupe opiacés/cocaïne et autres substances**", le deuxième par "**groupe cannabis**" et le troisième par "**groupe alcool**" » (RECAP, OFDT, 2012 : 2).

Pour environ 12 000 sur les 140 000 usagers il n'y a pas de mention de produits (soit 9 %). Ainsi, le *groupe alcool* comprend l'ensemble des personnes pour lesquelles l'alcool est indiqué comme produit n° 1 ou comme produit à l'origine de la prise en charge, à l'exclusion des personnes qui suivent un traitement de substitution aux opiacés. Ces dernières sont incluses dans le *groupe opiacés/cocaïne et autres substances* faisant de celui-ci le plus polyconsommateur d'office (sont inclus dans ce groupe « *l'ensemble des personnes ne faisant pas partie des groupes cannabis et alcool* », mais qui peuvent consommer du cannabis et/ou l'alcool en deuxième produit). Les données calculées sur ces populations n'ont pas beaucoup de signification, en ce sens que les caractéristiques moyennes qui se dégagent dépendent surtout de la part de chaque groupe dans l'ensemble selon les explications de l'OFDT, et ils ont donc choisi de faire des statistiques sur ces trois catégories de manière distincte.

La répartition hommes/femmes est similaire pour le *groupe alcool* et le *groupe opiacés/cocaïne et autres substances* (77 % hommes, 23 % femmes) alors que pour le *groupe cannabis* elle est de 86 % et de 14 %. Au niveau des catégories socioprofessionnelles, les employés et ouvriers sont les plus représentés dans le *groupe alcool* (33 % et 27 %), suivi de la catégorie « autres personnes sans profession hors retraités et chômeurs » (18 %). Pour le *groupe opiacés/cocaïne*, ce sont les mêmes trois catégories mais en proportion inversée (sans profession 35 %, ouvriers 28 % et employés 26 %). Pour le *groupe cannabis,* presque 1 sur 2 (46 %) sont sans profession, ce qui peut s'expliquer par le fait que ces usagers sont plus jeunes, et donc susceptibles d'être plus souvent des étudiants ou des élèves que dans les autres groupes. Cette hypothèse se confirme en étudiant la situation professionnelle des usagers :

Tableau 6. La répartition selon la situation professionnelle.

Situation professionnelle	**Groupe "cannabis" (%)**	**Groupe "opiacés, cocaïne et autres subs-tances" (%)**	**Groupe "alcool" (%)**
Activité rémunérée continue	26.1	28.4	41.9
Activité rémunérée intermittente	13.4	12.9	6.3
Chômage	18.8	26.7	20.9
Étudiant, élève, stage non rémunéré	26.5	5.1	3.1
Retraité	0.4	0.8	8.0
Autre inactif	14.7	26.0	19.8
Total	100.0	100.0	100.0
Taux de réponse	*90.2*	*90.4*	*91.7*

Source : RECAP, OFDT, 2012.

Pour montrer que retenir seulement le produit comme facteur déterminant d'une trajectoire n'est pas pertinent, nous avons trouvé intéressant d'intégrer le tableau récapitulatif des produits consommés de l'OFDT. Le groupe le plus « polyconsommateur » est le groupe opiacés/cocaïne, où la consommation d'alcool et de cannabis concerne environ 40 % d'usagers (41 % pour le cannabis et 39 % pour l'alcool). Le tabac est consommé par au moins un sur deux dans chaque groupe.

Tableau 7. Répartition des usagers dans les CSAPA en France selon les produits consommés

Produit	Groupe "canna-bis" (%)	Groupe "opiacés, cocaïne et autres subs-tances" (%)	Groupe "alcool" (%)
	n = 21 917	n = 46 611	n = 54 566
Alcool	21.0	39.0	83.9
Tabac	52.5	58.2	59.1
Cannabis	98.6	41.0	15.6
Benzodiazépines	0.6	6.4	1.1
Autres hypnot. et tranquillisants	0.1	1.2	0.2
Héroïne	2.4	49.3	1.9
Autres opiacés	0.2	4.6	0.2
Buprénorphine haut dosage	0.4	11.1	0.3
Méthadone	0.2	9.1	0.2
Cocaïne	6.0	19.9	3.0
Crack	0.4	3.6	0.3
MDMA et dérivés	1.8	3.2	0.4
Amphétamines	0.8	1.8	0.2
Autres stimulants	0.1	0.5	0.1
LSD	1.1	2.2	0.4
Champignons hallucinogènes	0.2	0.2	0.0
Autres hallucinogènes	0.1	2.7	0.2
Colles et solvants	0.4	1.1	0.6
Autres produits	0.4	2.1	0.4
Antidépresseurs	0.1	2.9	0.3
Barbituriques	0.0	1.0	0.1
Pas de produit consommé	4.6	4.3	6.0
Jeux d'argent	0.3	1.4	0.3
Trouble léger du comportement alimentaire	0.1	0.8	0.3
Autre addiction sans produit	0.1	0.7	0.1
Total*	192.5	268.5	175.2
Taux de réponse	*95.4*	*94.8*	*100.0*

* Une même personne peut avoir consommé plusieurs produits. Les totaux peuvent donc être supérieurs à 100. /// *Source : OFDT, RECAP, 2012.*

Toutefois, les tableaux ne nous renseignent pas sur les usages de ces produits selon le triptyque de consommation (à risque, nocif ou dépendance) sauf pour le *groupe opiacés/cocaïne :* ici on peut voir que pour les personnes de ce groupe qui consomment principalement de l'héroïne, l'usage est considéré comme une dépendance pour 89 %, et pour les autres produits consommés par ce groupe les taux de dépendance sont les suivants :

Tableau 8. Les premiers produits consommés et le taux de dépendance du groupe opiacés.

Groupe « opiacés, cocaïne et autres substances » (49 144 sur 126 000 usagers)	% d'usagers qui l'indiquent comme premier produit consommé	% d'usagers qui se considèrent comme dépendants parmi ceux et celles qui indiquent ces produits en premier (en excluant les non-réponses)
Héroïne	42,6	89
Buprénorphine	7	86
Méthadone	5	77
Alcool	7	72
Cocaïne	6	56
Cannabis	9	54

Il est évident que, comme toutes données chiffrées, celles-ci souffrent également de lacunes et montrent des fragments d'une réalité. Il faut déjà mentionner les 12 000 personnes (9 % du total recensé) qui n'ont pas fait mention de produit et qui ne sont dans aucun des trois groupes, plus le fait que le questionnaire soit rempli par le professionnel dans des conditions inconnues (par exemple on ne sait pas s'il est obligatoirement avec l'usager au moment de le remplir ou pas[111]). Ces chiffres montrent de toute manière une réalité à un moment donné des trajectoires des usagers concernant leurs consommations. De plus, l'usager peut tenter de cacher ou au contraire de montrer une situation et des pratiques de consommation selon qu'il cherche à avoir un soutien, voire une assistance, de la part des professionnels, ou s'il veut se montrer « bon patient » afin de renforcer son expérience de la

[111] Dans le guide de remplissage destiné aux professionnels sur le site de l'OFDT, il est noté que les informations peuvent être recueillies au cours de plusieurs entretiens avec l'usager, selon les cas (nouvel usager, usager qui reprend un suivi après une absence longue, un usager déjà suivi pour qui on actualise la situation). Comme les informations demandées par l'OFDT s'appuient sur le système d'information déjà en place (la gestion informatisée des dossiers patients), il n'est pas sûr que cela soit explicité aux usagers que c'est un entretien de recueil d'information sur les patients pour l'OFDT en particulier.

déprise. Il peut également éprouver des résistances et refuser de répondre ou mentir par opposition à un éventuel sentiment de contrôle ou de domination.

Toutefois, les chiffres permettent de donner un aperçu sociodémographique de la population accueillie en CSAPA et de dégager des tendances au niveau des pratiques de consommation. Au-delà de la diversité de profils et des produits consommés, il se dessine des situations qui sont marquées par une certaine dégradation sociale : une majorité sans activité professionnelle tous groupes confondus, logements précaires pour une partie du public, revenus instables (allocation du chômage, allocation invalidité ou handicap, revenus des proches, etc.). Cet aperçu quantitatif confirme également nos propres observations des situations des usagers. Même si cela n'a pas une validité statistique, nous pouvons dire qu'une grande partie des usagers se trouve en situation de chômage et sans aucun revenu stable et le plus souvent sans diplôme ou formation qualifiante. Par contre, ils sont rarement sans domicile fixe, même si certains ont vécu dans la rue temporairement. La plupart sont polyconsommateurs (héroïne, alcool, cannabis). Cela permet de dessiner une figure de l'usager de ces centres que nous avons enquêté qui se démarque aussi par ses polyconsommations.

1.4. L'addictologie sur le terrain : la polytoxicomanie comme nouvelle figure de référence

En ce qui concerne les deux CSAPA étudiés, le changement de statut des centres spécialisés évoqué ci-dessus, a déjà eu lieu (il fallait demander une autorisation avant décembre 2009[112]). En pratique, d'après nos observations, dans le CSAPA 1 cela signifie qu'il y a une collaboration plus étroite avec un intervenant de l'ANPAA, qui est présent une demi-journée par semaine, afin que les usagers ayant un problème avec l'alcool puissent le consulter. Néanmoins, même si le CSAPA 1 est spécialisé « drogues illicites », on peut voir qu'ils ont adopté l'approche addictologique, dans leurs discours mais aussi dans leurs pratiques (notamment par la prescription du Baclofène sans l'AMM), et qu'ils intègrent ainsi les problèmes d'alcoolodépendance dans leur domaine de compétence.

> « C'est le cas notamment pour ce qui concerne l'alcool et les rapports qu'entretiennent les populations jeunes avec ce produit. Ivresses expresses ou brutales, nouvelles manières de faire la fête, consommations solitaires... nécessitent des approches nouvelles en prévention. Parmi les problématiques addictives prises en charge par [CSAPA 1], l'augmentation nette de celles faisant intervenir l'alcool, soit en produit secondaire, soit - et c'est plus nouveau - en produit

[112] À compter du 21 décembre 2006, date de la publication de la Loi de Financement de la Sécurité Sociale assurant le financement des CSAPA par l'Assurance maladie, un délai de trois ans était laissé aux CCAA et CSST pour solliciter leur autorisation en tant que CSAPA.

> principal, est un fait marquant de l'année écoulée. La culture en Réduction des Risques, les pratiques fondées sur « l'aller vers », l'expérience de la consultation « jeunes consommateurs », la pratique des traitements de substitution, permettent à [CSAPA 1] d'être présent sur de nouveaux terrains et au final de prendre réellement la mesure de la globalité du champ de l'addictologie »[113].

Ils sont ainsi en accord avec les orientations données par la Fédération Addiction, dont les deux CSAPA sont adhérents, qui font de l'approche de la réduction des risques liés à la consommation de l'alcool (et du tabac) un enjeu de réflexion sur les pratiques professionnelles selon leur site internet. Dans une vidéo publiée sur le site de la Fédération Addiction suite à leurs journées nationales de 2012, nommé « *RDR alcool : l'impératif d'un changement de paradigme* », les professionnels interrogés plaident pour une approche de la réduction des risques aux problèmes d'alcool disant même qu'il a « *manqué à l'alcool une épidémie du SIDA* » (Philippe Batel, psychiatre). Ils sous-entendent par-là que la politique de la réduction des risques a fini par s'imposer pour « sauver la peau » des usagers des drogues injecteurs[114]. Cette conscience chez la plupart des professionnels de l'histoire de cette politique de la RDR dans leur champ d'intervention n'est pas seulement une connaissance objective, mais participe aussi à justifier d'une approche pragmatique en addictologie, car l'histoire montre que les défenseurs d'une politique de la réduction des risques ont eu raison avec l'épidémie de SIDA.

> « *Les Américains et les Canadiens, ça fait longtemps qu'ils ont compris, surtout les Canadiens, que c'était la meilleure façon d'avoir, la meilleure approche. C'est vrai que, en addictologie, en toxicomanie surtout, ça a fait des dégâts, certaines prises en charge uniquement psychanalytiques, on sait qu'il y a des gens qui, voilà, si on attend la demande ou si, bon voilà, c'était l'inverse de la réduction de risques, il y a des gens qui sont morts du SIDA, qui sont morts des hépatites... bon, c'est peut-être un petit peu caricatural ce que je dis, mais quand même, il y a eu un peu ça dans les centres* » (Docteur A.).

Évidemment, il serait réducteur de postuler que tous les centres de soin adhérents à la Fédération Addiction partagent d'emblée les lignes directrices du siège national. Néanmoins, une certaine tendance consistant à adopter une approche globale des addictions, et donc de soutenir que l'approche par produit est dépassée semble pouvoir se détecter dans les deux centres observés. Cela est soutenu par la référence à la « pyramide des

[113] Rapport d'activités, 2012, CSAPA 1.

[114] Un processus historique bien présent dans les consciences professionnelles par ailleurs. Quasiment tous les professionnels interviewés font référence à ce « fait historique » pour justifier la politique de la réduction des risques, même les professionnels qui ne l'ont pas vécu, ce qui prouve que ce mythe fondateur a été transmis et intégré par les jeunes professionnels.

usages et des interventions[115] » de la Fédération Addiction et dans les centres observés (dans les rapports d'activité), montrant que le triptyque « usage à risque, usage nocif, dépendance » est devenu central dans la conception des addictions chez les professionnels et avec le vocabulaire préventionniste qui s'impose[116] :

Figure 1. Pyramide des usages des produits et des interventions médico-sociales.

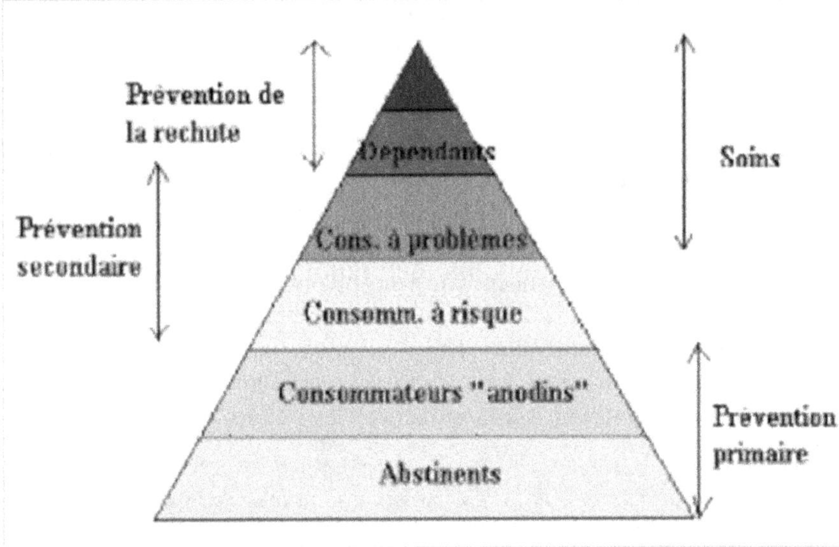

Fig. 1. La pyramide du risque.

Concernant le CSAPA 2, les liens de collaboration entre l'ANPAA et le centre spécialisé en toxicomanie sont plus anciens et plus directs par la mutualisation de certains professionnels entre les deux sites, notamment le médecin coordinateur qui partage son temps de travail entre les deux sites spécialisés respectivement en alcoologie et en toxicomanie. Dans le CSAPA 2, un regroupement dans les mêmes locaux des deux centres spécialisés est en projet et la fusion administrative est effective. La direction est la même pour les deux sites avec des attachés de direction sur chaque site. L'ANPAA

115 Cette approche est cristallisée par la MILDT/MILDECA, qui reprend dans son plan triennal de 1999 une approche fondée sur les comportements en distinguant l'usage simple, l'usage nocif et la dépendance. Par ailleurs, ce positionnement de la MILDT/MILDECA révèle la place occupée par la psychiatrie dans la définition du problème de la dépendance, telle qu'elle est élaboré au niveau international (Dargelos, 2008), notamment dans la classification nord-américaine des derniers DSM et dans celle internationale de l'OMS (les CIM, classification statistique internationale des maladies).

116 Source : Michaud et Abesdris (2003), *Diffusion de la pratique de l'intervention brève : méthodes de formation et de mobilisation des acteurs de soins de premier recours*, Médecine et Hygiène, vol. 61, n° 2451, 1817-1822.

du département est devenu l'organisme gestionnaire du CSAPA 2. Cette grande association nationale a en quelque sorte « absorbé » le CSST, ce qui semble mal vécu par certains des professionnels et les amène à défendre une identité de spécialiste centrée sur les produits illicites. Ce conflit a été observable concernant les journées nationales de la Fédération Addiction organisées à Besançon en juin 2013 : l'association employeur, l'ANPAA, n'a pas accepté, dans un premier temps, la demande des salariés du CSAPA 2 de participer à ces journées. La Fédération Addiction est surtout à l'initiative de l'ANITEA, l'ancienne association pour les intervenants en toxicomanie, et donc potentiellement en conflit avec l'ANPAA. En étant présents au moment d'un premier rejet de leur demande, nous avons particulièrement ressenti le mécontentement. Les professionnels rencontrés à ce moment-là ont d'ailleurs attribué ce refus de leurs employeurs au conflit professionnel et idéologique entre intervenants :

> « *L'ANPAA et la Fédération Addiction sont rivaux, enfin, en fait je dirais que l'ANPAA refuse de participer à tout ce qui concerne la Fédération Addiction. Donc il y a des rivalités comme ça, des espèces de querelles dogmatiques, pff, qui ne reposent sur pas grande chose, mais enfin bon voilà c'est comme ça. Donc nous, on a fait évidemment des demandes, c'est une opportunité géniale quoi, ça se passe à Besançon, c'est la première fois, ça n'arrivera peut-être pas avant 10, 15 ans, il faut y être, ça ne se discute pas. Ben si, apparemment ça se discute quand même* » (Monsieur G., éducateur).

Cela rejoint les analyses de Bertrand Dargelos (2008) concernant le mouvement de lutte antialcoolique en France, qui considère qu'avec la promotion par l'État d'un modèle unique d'éducation et d'information de toutes les dépendances, le problème d'alcoolisme a perdu de sa spécificité. La réussite de la stratégie de la MILDECA, à qui on a rattaché le « problème de l'alcoolisme » notamment depuis la disparition du HCEIA en 1991[117], consistant à traiter l'ensemble des substances psychoactives comme des drogues, supplante, selon Dargelos les identités traditionnelles des associations de lutte contre l'alcoolisme et les oblige à transformer leurs pratiques.

Le rapprochement des centres et les différents discours des professionnels concernés, s'inscrivent ainsi dans des enjeux d'identités et des pratiques professionnelles de leurs associations et fédérations respectives. Néanmoins, même si l'étude des formes de catégorisation permet d'analyser l'action publique en train de se faire, il s'agit pour nous d'étudier de plus près les modes de traitement dans lesquels s'articulent des catégorisations étatiques, des pratiques professionnelles et des idéologies de soin.

---

[117] En effet, comme mentionné dans le chapitre précédent, le HCEIA a été fondu dans le Haut Comité de la Santé Publique (HCSP) en 1991, ce dernier demeurant sous la haute autorité de la MILDECA.

1.5. Quels types de traitements de substitution ?

Avant de montrer dans quelle mesure les négociations autour des traitements constituent un enjeu d'autonomie pour les usagers, il nous semble pertinent de décrire leurs caractéristiques et leur place dans les institutions de soin. En effet, ce sont des traitements mis à disposition des usagers dépendants aux opiacés[118], et qui sont des substances dérivées de l'opium, entraînant *a priori* une forte dépendance physique. En effet, la fleur de pavot, de laquelle sont extraits les opiacés, sécrète des endorphines, les molécules qui atténuent les douleurs. En absorbant les endorphines exogènes, le corps arrête, momentanément, d'en produire, d'où les très fortes douleurs physiques liées au sevrage des opiacés.

> *« Alors bon, ça va un temps mais tu ne peux pas... alors tu te réveilles le lendemain, tu es tout seul, tu te balances contre le mur, fin c'est une grande phase de dépression quand tu es en manque. Psychiquement c'est une horreur. C'est dingue, tu sais que tu es comme la veille, fin que c'est pareil que, tu vois, mais en l'espace de huit heures, tu es là à vraiment pouvoir te jeter par la fenêtre en l'espace de trois minutes, parce que tu es physiquement mal, hein, tu as des grandes courbatures, des grosses douleurs dans les jambes, c'est indescriptible quoi. Puis psychiquement, tu es effondré, c'est trop impressionnant par rapport au peu de bonheur que procure l'héroïne, même quand tu es vraiment défoncé tu vois ce que je veux dire ? »*. (Entretien avec Jules).

Les plus connus des substances sont la morphine (dérivé naturel), héroïne (dérivé semi-synthétique), la méthadone et la burprénorphine (dérivés synthétiques). Ces derniers sont les deux traitements de substitution prescrits en France, la méthadone sous forme de sirop ou, plus récemment de gélule[119]. La buprénorphine se présente sous forme de comprimé sublingual et sous le nom commercialisé de subutex® (et ses génériques). Ces traitements sont généralement distribués aux usagers de drogues dans un objectif de réduction des risques, donc pour arrêter, baisser ou aider à gérer la consommation des drogues. Pour la dépendance à la cocaïne, qui est le troisième produit illicite le plus consommé par les usagers consultant les CSAPA, il n'existe pas de traitement de substitution à proprement parler. Le soutien médical pour un consommateur de cocaïne

---

[118] Le plus souvent l'héroïne, mais certains usagers sont pris en charge pour une dépendance à un médicament de substitution qu'ils se sont procuré « dans la rue ». Les traitements distribués aux centres ou prescrits par des médecins hospitaliers ou généralistes font aussi l'objet d'un trafic entre usagers des drogues.

[119] La méthadone a été conçue sous forme de sirop pour éviter que les usagers de drogues se l'injectent. La quantité de sucre contenu dans les doses rend impossible sa dissolution liquide indispensable pour faire rentrer le produit dans la seringue. La méthadone en gélule est autorisée en France depuis 2008 et destinée aux patients ayant été « traités » par le sirop depuis au moins un an et qui sont stabilisés, « *notamment au plan médical et des conduites addictives* » selon les indications de l'Agence nationale de la sécurité du médicament.

peut être la prescription des anxiolytiques pour le sevrage notamment (idem pour l'alcoolisme) et certains médicaments étant plus ou moins recommandés pour prévenir une rechute, le Baclofène est en train d'être testé dans les cas d'une dépendance à la cocaïne.

En France il existe donc officiellement deux types de traitements qui visent la dépendance aux opiacés, la méthadone et la buprénorphine. Selon le magazine ASUD (Auto Support des Usagers de Drogues) il existe officieusement deux autres traitements : la morphine et la codéine, qui servent, en ce qui concerne la codéine, à toute une catégorie d'usagers « *qui ne sont pas prêts (ne peuvent pas ou ne veulent pas) à rentrer dans le système de soin* » (Chappard, 2009). La morphine est prescrite souvent à des usagers pour qui la buprénorphine n'est pas assez forte et le cadre de la méthadone trop stricte. Selon l'observatoire des drogues et de la toxicomanie (OFDT) la buprénorphine dit « haut dosage » (pouvant être prescrit par tout médecin) concerne 105 000 personnes en 2011 et la méthadone (devant être initié dans un CSAPA ou un établissement de soin) 45 000 personnes dans le cadre d'une prise en charge de la dépendance aux opiacés[120]. Pour les pratiques de prescription officieuses nous n'avons pas de documentation chiffrée.

Les CSAPA détiennent donc le monopole de la primo-prescription et la distribution, autre que les pharmacies, de ce médicament hautement réglementé qu'est la méthadone accentuant une fois de plus une spécialisation exclusive dans le traitement de la dépendance. Les usagers de ces centres bénéficient ainsi d'un traitement essentiellement par la substitution de la méthadone, même si, dans certains cas, les médecins prescrivent également de la buprénorphine. Néanmoins, prescrire ou pas cette dernière est source de conflit dans les centres de soin : certains médecins argument de vouloir garder un lien avec certains usagers préférant la buprénorphine alors que d'autres professionnels utilisent l'argument de la responsabilisation des usagers qui pourraient ainsi rentrer dans le dispositif commun du soin. Ce conflit cristallise ainsi les désaccords et les négociations autour de l'identité des centres de soins.

1.5.1. La méthadone : un enjeu d'autonomie pour le patient

La méthadone est un « opioïde analgésique », substance opiacée dérivée de l'opium, synthétisé en 1937 dans le but de trouver un analgésique à employer lors des interventions chirurgicales qui aurait moins de potentiel addictif que la morphine. La méthadone est utilisée comme traitement de substitution aux opiacés depuis 1960 et a été introduite aux États-Unis par Vincent Dole (chercheur en biochimie). Elle était jusqu'alors utilisée uniquement comme antidouleur. Sa prescription a été dans un premier

[120] C'est-à-dire que les traitements de substitution « détournés de leur usage » (revente « souterraine ») ne sont pas chiffrés.

temps utilisée pour des héroïnomanes gravement dépendants, comme pour des soldats de retour du Vietnam. Par sa forme de solution amère elle est non-injectable et vise notamment la prévention de rechute de la consommation d'héroïne.

La primo-prescription doit se faire dans un CSAPA ou, plus rarement, à l'hôpital. La méthadone sous forme de sirop peut être prescrite pour un maximum de 15 jours et délivrée pour une semaine maximum (sauf mention contraire dans l'ordonnance) et nécessite normalement des tests urinaires « cleans » (terme utilisé par les professionnels et les usagers). La gélule peut être prescrite pour un maximum de 28 jours. Au contraire, la buprénorphine peut être obtenue chez le médecin généraliste pour une durée de 28 jours maximum et sans tests urinaires préalables ou de contrôle.

Le traitement de substitution ne saurait, selon les acteurs, résumer à lui seul la prise en charge des usagers des drogues. L'objectif de réinsertion sociale figure dans les textes officiels dès le premier protocole de 1972[121] dans un cadre expérimental de traitement par la méthadone. Les sujets pris en charge doivent accepter certaines contraintes, en particulier celle des tests urinaires et de la prise du traitement sur place. La réglementation a cependant évolué depuis : la nécessité d'un agrément préalable des CSAPA pour prescrire de la méthadone, ainsi que la notion d'un nombre limité de places dans un même centre, disparaissent en 1995. L'idée d'un traitement à durée indéfinie a fait son chemin, même si en théorie l'arrêt des consommations reste un objectif (du fait des tests urinaires notamment). La prescription est possible sous certaines conditions par les médecins généralistes et la méthadone est disponible dans les pharmacies, même si elle reste soumise à des modalités très restrictives. Dans un premier temps, la consommation des opiacés est confirmée par un contrôle urinaire pour éviter aussi le cumul de prescriptions en vérifiant l'absence de méthadone. La délivrance s'effectue sur place dans les centres selon les modalités définies précédemment : prise quotidienne sur place, impossibilité de confier plus de sept jours de traitement au patient, contrôles urinaires réguliers et suivi psychosocial associé. L'ensemble des traitements, y compris la méthadone, est délivré gratuitement dans les centres spécialisés, sans nécessité de couverture sociale (la loi du 31 décembre 1970). Quand le patient est jugé apte à gérer son traitement de manière autonome il peut, s'il le souhaite, bénéficier d'une prescription en cabinet médical de ville. Les critères d'autonomie sont les suivants : « *dosage de méthadone stabilisé, dosages urinaires négatifs aux opiacés, stabilité sociale et en particulier couverture sociale, équilibre personnel amélioré, suivi somatique et psychiatrique organisé* » (Geismar-Wieviorka, Guionnet et Guis, 1997). C'est néanmoins l'équipe et le médecin traitant qui jugent opportune ou non cette deuxième phase.

[121] Arrêté du 26 avril 1972, le Code de la santé publique, cf. Sylvie Geismar-Wieviorka, Claude Guionnet et Gilles Guis, *La méthadone*, Paris, PUF, coll. Que sais-je?, 1997 : 66

Les traitements de substitution et la politique de la réduction des risques qui les englobent sous-entendent une certaine acceptation de l'usage de drogues[122].

> « *Et ça, c'est peut-être une conception pour un soignant qui peut heurter parfois d'autres soignants, c'est-à-dire accepter d'accompagner quelqu'un dans ses consommations pendant six mois, un an, je n'en sais rien, quinze jours, pour pouvoir lui donner la possibilité plus tard d'accéder aux soins, parce qu'il aura créé du lien avec un soignant, avec un centre, et moi je pense qu'autour de la toxicomanie et l'usage de drogues cette temporalité est vachement importante, c'est ce que différencie beaucoup de la prise en charge classique, commune de la médecine, où globalement les gens viennent parce qu'ils sont malades, ils ont envie d'être guéris vite, et là on est dans tout le contraire* » (Docteur P.).

La prise en charge dans les CSAPA se veut donc globale et fait référence à un modèle bio-psycho-social signifiant ainsi que ni les causes ni les solutions aux conduites addictives sont uniquement biologiques, sociales, psychologiques ou autres. Plus qu'une explication de l'addiction, ce modèle à visée thérapeutique dont font référence la plupart des professionnels interrogés, constitue un ensemble composite d'énoncés pratiques et idéologiques au sens d'« *un ensemble de croyances partagées, inscrites dans des institutions, engagées dans des actions et par là ancrées dans le réel* » (Boltanksi et Chiapello, 1999 : 35). Pour justifier ce modèle thérapeutique, il y a de manière récurrente la référence à Claude Olievenstein et à son idée principale que « *la toxicomanie est un symptôme* » d'un mal-être, d'une souffrance profonde, et non pas une pathologie en soi, signant non seulement l'approche psychanalytique longtemps dominante dans le champ (Bergeron, 1999), mais il semble aussi que *le soin*, au sens large afin de laisser place aux représentations des acteurs[123], s'articulant autour de la prescription et de la distribution d'un traitement de substitution, doit intervenir dans un processus d'autonomisation : les usagers doivent s'éloigner des drogues et stabiliser leur situation sociale, ainsi que leur état sanitaire grâce à la prescription et la distribution de la méthadone pour pouvoir considérer leur trajectoire de soins terminée. Il s'agit ici d'un retournement du paradigme de la prise en charge. Parallèlement le discours public actuel sur l'autonomie du patient (cf. loi du 2002) s'applique aussi aux « usagers de soin » dans les CSAPA,

[122] La Fédération Addiction prône une politique d'acceptation et de dépénalisation (de l'usage). De plus elle a un discours militant et politique sur ce qu'elle nomme la « société addictogène », et une dénonciation forte de la société de consommation (c'est aussi le discours de certains professionnels quand on leur demande de se prononcer sur la causalité des addictions comme nous le verrons plus loin). Par ailleurs, on peut ici noter la place importante d'une conceptualisation sociologique dans le référentiel des addictologues.

[123] Et non pas dans le sens restreint que lui attribue l'opposition devenue habituelle entre *cure* et *care*.

en ce sens que les soignants qui y œuvrent défendent l'idée selon laquelle l'usager est le principal expert de lui-même. Il apparaît dès lors que le patient-usager est un individu qu'il faut aider dans la prise de conscience de son libre arbitre : on l'accompagne à faire des choix, mais les *bons* choix, ceux qui mènent vers un changement de mode de vie et une gestion des consommations en arrêtant toutes les drogues illicites remplacées par la méthadone.

Nous entendons par autonomie la capacité réelle et pratique pour les individus d'effectuer des choix et de réaliser les actions qui leur importent. Malgré cette définition, le concept d'autonomie mériterait d'être discuté plus longuement dans le cadre d'une recherche sur les dépendances[124], dans la mesure où l'autonomie (ou la liberté) s'oppose dans le langage commun à la notion de dépendance : les usagers de drogues qui consultent les CSAPA peuvent considérer être ou avoir été autonomes dans la recherche de plaisir ou, justement, de liberté dans la consommation des drogues (au sens de se libérer d'une souffrance psychique), donc une pratique réelle et voulue ayant mené à une dépendance. Dans quelle mesure ils considèrent avoir perdu leur autonomie dans leurs pratiques de consommation, et comment cette interprétation de leur situation s'ajuste à l'interprétation qu'en font les professionnels ? Comme le dit Patrick Pharo (2012), les liens entre autonomie et dépendance sont plus subtils, car :

> « le problème d'un sujet ordinaire n'est pas de savoir comment être autonome plutôt que dépendant dans l'absolu, mais de réussir à rester le plus autonome possible dans la gestion de ses plaisirs ou de ses satisfactions, alors même qu'une certaine dépendance psychique, sociale, pratique ou autres s'est installée, ou risque de s'installer » (Pharo, 2012 : 13).

Dès lors, nous pouvons supposer que c'est vers cette idée d'autonomie que les professionnels et les usagers convergent dans leurs objectifs du soin.

1.5.2. La négociation de l'autonomie, un enjeu identitaire ?

La première contrainte qui se présente comme telle pour les addicts voulant débuter un traitement de substitution consiste à passer au minimum quatre entretiens avec plusieurs professionnels, bien qu'en pratique ce processus puisse être raccourci notamment quand l'usager est déjà connu par le centre ou si ce n'est pas la première fois qu'il prend un tel traitement. Ces différents entretiens s'étalent sur une période de 15 jours, mais elle peut durer plus si l'usager ne revient pas aux différents rendez-vous prévus. On peut dire que cette étape consiste à faire preuve d'une volonté de s'en sortir (en se présentant à tous les rendez-vous et attendre le temps nécessaire pour débuter le traitement). Ces observations peuvent être rapprochées avec

[124] Sans omettre le fait que le concept d'autonomie est érigé en « concept clé » de notre société aujourd'hui (Ehrenberg, 2004)

celles d'Henri Bergeron (1999) lorsqu'il décrit le dispositif thérapeutique conçu à l'égard des usagers des drogues comme singulièrement sélectif. Ce processus de sélection a pour but de renforcer mutuellement le contentement professionnel et l'efficacité du dispositif en trouvant une explication au taux d'abandon des usagers (ceux qui ne reviennent pas après les premiers entretiens) dans l'immaturité de leur demande de soins :

> « Les toxicomanes qui « s'échappent » avant que ne puisse s'établir de relation durable [...] ne sont pas considérés être ceux qui n'ont pas trouvé thérapeute ou offre à leur mesure, mais ceux qui ne sont pas reconnus comme mûrs pour arrêter leur dépendance » (Bergeron, 1999 : 160).

La deuxième contrainte du parcours de soins concerne la distribution de la méthadone qui s'effectue au début du traitement au sein du centre (chaque CSAPA spécialisé en toxicomanie possède une « banque de délivrance »). Au début du processus, l'usager doit venir quotidiennement chercher son traitement, ceci dans le but de trouver le dosage de méthadone qui lui convient, mais aussi pour s'assurer qu'il ne prend pas d'autres drogues, vérifié par des tests urinaires réguliers. L'usager qui progresse se voit attribuer plus d'autonomie : il peut venir deux ou trois fois par semaine, voire une fois par semaine, chercher le traitement et garder les doses chez lui pour les autres jours. L'usager le plus autonome peut se faire prescrire la méthadone pour deux semaines, la limite légale de prescription, mais doit néanmoins venir à la « banque » chercher le traitement une fois par semaine, la limite légale de délivrance étant d'une semaine. Tout l'enjeu de l'autonomie du patient se joue dans ces négociations-là. Nous avons ainsi pu observer que la demande d'espacer les venues au centre n'est pas reçue de la même manière par les médecins. La demande est par exemple refusée quand les usagers ne sont pas assez stabilisés selon les médecins (« on verra cela quand vos tests urinaires seront cleans », « c'est une décision d'équipe, je vais leur en parler »). Par contre, les médecins acceptent la demande d'espacer les visites quand la demande provient des usagers qui se sont approprié la vision du soin des CSAPA (« la méthadone a changé ma vie », « la méthadone me permet de penser à autre chose », « je ne fréquente plus du tout les mêmes personnes »).

Nous observons la même chose concernant les négociations du dosage de la méthadone : il n'est pas rare que les usagers veuillent baisser la dose, ils disent ne pas vouloir remplacer leur dépendance à l'héroïne par une dépendance au traitement de substitution, mais les médecins n'acceptent que très rarement ces demandes. Au contraire, ces derniers plaident souvent pour une augmentation des doses arguant qu'il « *faut considérer la méthadone comme un outil, on s'en fiche si tu l'arrêtes dans*

3 semaines ou dans 3 ans »[125], et en interprétant les difficultés évoquées par l'usager comme des symptômes de sous-dosage :

> Médecin : « Vous savez, l'envie de consommer et les troubles de sommeil sont les signes d'un sous-dosage. Vous consommez de l'alcool ? »
>
> Patient : « Oui, bizarrement… »
>
> M. : « Ce n'est pas bizarre, vous cherchez un apaisement que la méthadone ne vous donne pas encore. Vous êtes suivi par madame M. [la psychologue] ? ».
>
> P. : « Il me le faut »
>
> M. : « Avant de multiplier les traitements, il faut commencer par augmenter la méthadone. J'augmente volontiers de 5 [mg] »

Cette pratique récurrente d'augmentation de la dose paraît d'ailleurs paradoxale aux yeux de certains usagers :

> « *Au centre, c'est plus facile de se faire augmenter la dose ! Si on demande de baisser, on doit voir la psychologue, l'assistante sociale, en disant tu es sûr que tu es prêt ? alors que pour augmenter, pas de problèmes, "tiens tu veux 10 mg* [subutex] ? *je te donne*" » (entretien avec Aurél).

L'autonomie du patient s'acquiert donc dans l'épreuve de gestion du traitement : pouvoir distribuer le traitement pour une semaine entière sans que l'usager revienne et sans qu'il consomme d'autres drogues signifie pour le soignant une gestion autonome du traitement. Autrement dit, en acceptant le cadre contraignant de prescription et de distribution et en faisant preuve d'une volonté de s'en sortir, les usagers se voient reconnus le droit de négocier avec les professionnels au niveau du dosage et de l'espacement des venues au centre. La notion de négociation est mobilisée ici dans une perspective interactionniste, c'est-à-dire qu'elle est conçue comme une activité relationnelle productrice d'identités sociales, mais aussi des normes (Strauss, 1992a).

> « Selon la position que l'individu occupe dans le monde social, l'injonction d'être indépendant et autonome ne saurait avoir la même signification, impliquant d'un côté les potentialités d'une réalisation de soi et de l'autre les contraintes de la construction d'une identité imposée » (Fassin, 2000 : 955)

On entend donc par négociation, non pas la tentative de conversion vers des objectifs communs, mais bien qu'une négociation des statuts prenne place dans l'espace communicationnel de la consultation médicale. La

---

125 Notes d'observation d'une consultation médicale, CSAPA 1.

négociation d'autonomie autour de l'espacement de venue et le dosage des traitements de substitution, peut donc, par la position subordonnée des usagers dans l'interaction, résulter en la construction d'une identité « imposée » d'un sujet responsable et autonome.

2. Les répertoires des pratiques professionnelles : une hybridation du travail institutionnel

L'accompagnement et le soin dans les centres étudiés présentent la particularité de devoir simultanément considérer les usagers comme autonomes, capables de se définir et savoir ce qu'ils veulent[126], tout en ayant comme objectif principal de les accompagner vers l'autonomie. Peut-on dire qu'il s'agit d'un « double bind » (Watzlawick et al. 1972), c'est-à-dire que les acteurs institutionnels n'obéissent pas seulement aux contraintes d'ordre interactionnel, mais aussi aux injonctions politiques d'ordre institutionnel avec la loi du 4 mars 2002 concernant les droits des usagers ? Plutôt que d'y voir un abandon par les professionnels de l'addictologie de toute forme de contraintes[127], même peu visibles et non violentes, pour adopter un modèle institutionnel *démocratique* dans son fonctionnement, *symétrique* dans ses relations de soin et d'accompagnement, ainsi qu'*amoral,* dans son approche, il semble pertinent d'explorer l'hybridité des formes de travail orienté vers autrui (Laforgue, 2009) en étudiant de plus près les interactions de soin.

> « Autrement dit, une pratique institutionnelle hybride repose sur l'actualisation de la pluralité du Soi professionnel de l'acteur institutionnel. Elle est aussi informée par les qualités diffuses et protéiformes manifestées d'une part par l'usager en situation - il est typifiable et effectivement typifié par l'institution de multiples façons contradictoires (« capable » et « vulnérable », « méritant » et « incapable »), d'autre part par le contexte institutionnel dont le professionnel fait l'expérience dans la durée, sur le mode d'un champ de possibles d'action limité. » (Laforgue, 2009, § 40)

On peut se demander si cette hybridation ne résulterait pas en des injonctions paradoxales, en ce sens que le professionnel prend en charge un aspect jugé problématique de l'expérience de l'usager, et en délaisse d'autres faisant pourtant partie de l'horizon d'attentes de l'usager.

---

[126] À la fois cela est « imposé » par la loi du 2 janvier 2002 sur la reconnaissance de droit aux usagers des institutions sociales et médico-sociales, *et* par une mobilisation dans le domaine de la toxicomanie pour une politique de réduction des risques qui vise à considérer que l'usager des drogues est capable de choisir s'il veut consommer ou non.

[127] Les formes de contraintes que nous avons pu observer dans les centres de soin sont spatiales (l'attention faite pour que les usagers ne se rencontrent pas en leur faisant attendre dans des salles séparées), temporelles (en faisant venir les plus précaires et les moins « stabilisés » chercher leur traitement quotidiennement) et thérapeutiques (surtout concernant la distribution et la gestion des médicaments).

2.1. Les cadres d'expérience : les modalités d'engagement dans l'interaction de soin

Pour analyser les interactions, il est pertinent de mobiliser des concepts opératoires provenant du paradigme interactionniste, et notamment la notion de cadres d'expérience de Goffman (1974) qui renvoie à des « *opérations de cadrage qui organisent la configuration et la signification des activités* » (Cefai et Gardella, 2012). À partir d'un extrait d'une consultation avec un médecin, nous proposons une typologie des modalités d'engagement dans l'interaction de soin. Cet extrait est intéressant, à la fois car il montre la pluralité des thématiques et postures adoptées, mais aussi comment il peut y avoir des distorsions de la communication. Cet extrait a pour objet le renouvellement d'une prescription de la buprénorphine. Le médecin voudrait que le patient-usager change son traitement pour la méthadone, car il pense que le patient souffre de troubles de l'humeur. On voit bien ici comment chacun des deux interlocuteurs essaie d'imposer l'objet des échanges, avant que le médecin change de sujet de conversation :

Notes d'observation, CSAPA 1 :

Médecin : « pourquoi vous êtes réticent à la méthadone »
Patient : « c'est trop sucré, ça me nique les dents, et je n'ai pas de problème avec les injections »
Médecin : « vous prenez les kits, c'est clean au moins ? Quels sont les effets, ça calme ? »
Patient : « oui oui, carrément »
Médecin : « c'est bizarre, au niveau pharmacologique rien ne prouve que le subutex aurait des effets psychiques, seulement physiques »
Patient : « ça m'aide quand même, mais il faut attendre 15 minutes pour sentir les effets »
Médecin : « alors, décrivez-moi votre cerveau en trois mots »
Patient : « [rires au début] compressé, éclaté… j'ai mon cœur qui bat très vite, parfois je crois que je vais avoir une crise cardiaque ».
Médecin : « comment voyez-vous votre avenir ? »
Patient : « j'aimerais ouvrir une association. »
Médecin : « non, sur combien d'années voyez-vous votre avenir ? »
Patient : « sur 100 ans, je veux faire du sport et arrêter de fumer pour me mettre en forme. On a tous une puissance en nous pour ne pas tomber malade, on l'a tous… ah, j'ai plein de choses qui me passent dans la tête »
Le médecin (se penche vers lui) : « pourquoi vous n'avez pas envie de lutter contre ces symptômes avec un traitement méthadone ? »
Patients : « quels symptômes ? »
Médecin : « tout ce que vous dites passe dans votre tête »
Patient : « j'ai déjà essayé la méthadone, ça ne marche pas, je voudrais

quelque chose qui pourrait me décontracter le cerveau »
Médecin : « il existe des médicaments contre les variations de l'humeur, tout le monde peut avoir des variations, un jour on est triste, l'autre heureux, mais ça peut être plus fort chez certains, ça s'appelle troubles de l'humeur. Réfléchissez-y, mais ça m'intéresse surtout de savoir pourquoi vous vous laissez envahir par ces symptômes »
Ensuite le médecin imprime l'ordonnance sans consulter le patient et lui dit qu'il a prescrit un mois de subutex, « comme d'hab ».
Patient : « vous pouvez me prescrire aussi des flacons d'alcool pour mes blessures ? »
Médecin : « allez vers les infirmières, elles le feront »

Le cadre primaire, c'est-à-dire la compréhension « *littérale* » des activités accomplies pour les acteurs y participant, semble dans un premier temps aisé à définir si l'on regarde la consultation en entier : une interaction de soin entre soignant et soigné, dont l'objectif principal est de définir et de prescrire un traitement de substitution. Souvent, dans le cadre du soin, le médecin fait le point sur ce traitement avec le patient (posologie, effets secondaires, le rythme des rendez-vous nécessaires pour la distribution et la prise des médicaments). Parfois les rendez-vous peuvent aussi consister en un petit bilan de santé (poids, rythme de sommeil, repas, tests urinaires pour faire le point sur les consommations). Le cours de l'interaction va alors de soi dans ce cadre primaire. Néanmoins on peut observer, dans l'extrait comme dans les données à notre disposition de manière globale, une transformation du cours des choses, autrement dit une modalisation de l'activité observable par les réitérations des demandes ou des thématiques de l'échange verbal, ainsi que les détournements de la situation. Quelles sont les différentes modalités d'engagement des acteurs dans l'expérience de l'interaction ?

Nous proposons une typologie de quatre modalités d'engagement selon les rôles et les places négociées et ajustées dans l'interaction.
Premièrement, l'interaction se passe entre des professionnels ayant une formation spécifique et proposant des soins ou un accompagnement spécifique (la posologie, signes de manques, etc.) et des *patients* à qui on prodigue le soin. On pourrait dire que leurs activités obéissent à des conventions d'ordre professionnel et engagent des savoirs plus ou moins formels.

Deuxièmement, les *usagers* sont aussi des ayants droit, donc des citoyens face à qui les professionnels agissent comme des agents de ce « service dû » (distribution gratuite et anonyme de la méthadone, mais aussi la mise à disposition du téléphone par exemple).

Troisièmement, cet extrait (et bien d'autres) fait apparaître que les professionnels agissent aussi en « écoutants » face aux usagers « souffrants », qui se dévoilent et se mettent en récit, en ce sens qu'ils parlent, ou sont incités à parler, de leurs émotions, de leurs souffrances, de leurs joies. Fassin (2006) analyse ce registre compassionnel devenu dominant dans l'action publique en matière de toxicomanie à partir des années 1990.

> « Cette inversion de la représentation des toxicomanes – qui, de délinquants craints et rejetés, deviennent des êtres menacés et souffrants – est le prélude à une profonde restructuration de l'action publique qui fait de ce que l'on conçoit désormais en termes de « prise en charge » un axe majeur des politiques locales, avec la réduction des risques et la promotion des soins » (2006 : 141).

Enfin, et quatrièmement, on peut noter une modalité d'engagement qui relève d'une rencontre ordinaire entre deux sujets recourant aux rituels et codes en vigueur d'une interaction entre deux personnes privées (parler de la météo, « tu as passé un bon week-end », « bonne journée », etc.). Cela donne le tableau suivant :

Tableau 9. Typologie des places et rôles négociés dans les interactions de soin

Situation	**Le professionnel**	**L'usager**
Soin/professionnel	Soignant	Patient
Service public	Agent	Usager
Récit de soi	Écoutant	Souffrant
Rencontre de deux individus	Sujet social	Sujet social

Selon Goffman, les cadres de l'expérience sont vulnérables, en ce sens que les interactants sont toujours exposés au doute et à l'échec. Les « conditions de félicité » (Goffman, 1987) nécessaires à la réussite de l'interaction ne sont donc pas remplies, comme on peut l'apercevoir à certains endroits dans l'extrait : par exemple lorsque le médecin essaye de faire prendre conscience des symptômes du patient, alors que ce dernier, même s'il répond aux demandes du médecin, détourne les questions pour parler de ce qui lui « passe dans la tête ».

Néanmoins, ces « distorsions de la communication » peuvent avoir un rôle analytique important (Cefai et Gardella, 2012), en ce sens qu'ils font apparaître ce qui est requis pour le maintien d'un cadre. Le médecin, en effet, a travaillé à faire émerger des réponses ou des choix quant aux propositions et aux contraintes de la structure, en mettant en œuvre des stratégies verbales particulières (recadrage, répétition, reformulation). Qu'est-ce que cela nous apprend sur les « maximes pratiques » que les professionnels tentent de suivre pour « réussir » l'interaction ? Nous pouvons déjà en identifier certaines : proposer sans imposer le soin et l'accompagnement à l'usager (« ma foi c'est une proposition »), solliciter l'avis de l'usager (« qu'en penses-tu ? »), mais aussi écouter et prendre soin, sans toutefois effectuer des tâches pour lesquelles ils ne sont pas formés. Plus que des transgressions des normes interactionnelles, il est question d'une pluralité du « soi professionnel » (Laforgue, 2009) leur permettant d'orienter leur action à partir d'un horizon pluriel d'attentes.

2.2. L'économie morale du traitement institutionnel

On peut d'abord observer une forme de « travail avec autrui » consistant non plus à normaliser mais à accompagner l'usager, qui est la forme valorisée par l'institution, par exemple en observant comment les professionnels sollicitent l'avis de l'usager à plusieurs endroits : « *qu'est-ce que tu en penses ?* », « *est-ce que vous souhaitez que je vous accompagne ?* ». On est ici face à la recherche d'une relation plus symétrique de la part des professionnels[128] en essayant de « *rechercher dans la personne elle-même les propres ressources de son dépassement* » (Ion, 2005) - ce qui va de pair avec leur objectif de responsabilisation des usagers.

Tout en traitant l'usager avec sollicitude, le professionnel oriente cependant son action à partir d'un horizon d'attentes normatives prédéfinies, en ce sens qu'une certaine normalisation est visée, ce qui peut se voir à travers certaines injonctions, parfois sous forme de suggestions : « *tu t'excuseras pour la psychologue et le médecin et que tu as vraiment beaucoup de mal à [...]* », « *tu ferais bien de revoir un médecin une bonne fois pour toutes* », « *n'en parlez pas trop non plus aux autres* **[de son traitement]** *vous savez jamais ce dont ils souffrent ou ce qu'ils peuvent avoir envie* ».

En nous inspirant des travaux de Laforgue[129], nous pouvons proposer deux colonnes supplémentaires à notre tableau selon le schème des relations dans l'interaction et la forme du travail institutionnel :

[128] De la même manière quand ils font attention à leurs projets, à leurs activités (« tu es resté chez toi ce week-end ? »).

[129] Denis Laforgue (2009) distingue quatre formes de travail institutionnel « orienté vers autrui » avant d'analyser leur articulation dans les institutions modernes : « travail sur », « travail avec », « travail pour » et « travail sans ». Nous reviendrons sur ces analyses.

Tableau 10. Schème des relations dans l'interaction et la forme du travail institutionnel.

Situation	Professionnels	Patients-usagers	Schème des relations	Travail institutionnel
Soin/ professionnel	Soignant	Patient	Asymétrie	Travail « sur »
Service public	Agent	Usager	Symétrie	Travail « avec »
Récit de soi	Écoutant	Souffrant	Asymétrie	Travail « pour »
Rencontre de deux individus	Sujet social	Sujet social	Symétrie	Absence de travail institutionnel[130]

En effet, tous les acteurs sociaux mobilisent une économie morale (Lézé, 2013), afin de classer et hiérarchiser les autres personnes en fonction d'attributs attendus ou des défauts à corriger. C'est certes un processus très général de la vie sociale, la question qui se pose quand on étudie le traitement, moral, social, médical, psychologique, des personnes dites vulnérables est celle des *critères moraux* visant à filtrer les bons et mauvais patients ou usagers. Ces critères semblent ici être ceux de l'autonomie et de la responsabilité de la personne prise en charge. Ces attributs des usagers en interaction, pouvant changer en fonction des situations, des moments, et des personnes, se structurent entre « victime » d'une certaine situation sociale, générée en partie par un système d'interdépendance (Laforgue, 2009), et « responsable » de son parcours de soins : « *après voilà votre traitement vous l'avez c'est vous qui êtes responsable du traitement de A à Z, vous le perdez, vous en cassez un bout, ça, c'est votre problème, oui, c'est comme ça que ça fonctionne* ».

Évidemment les usagers n'intériorisent pas passivement l'attribution d'une identité morale, mais, en réagissant à ces catégorisations, ils peuvent chercher à faire valider une certaine identité (« *tu sais je ne veux pas être menteur mais j'ai tout à y gagner* [à être travailleur handicapé] »), ou au contraire tenter d'en disqualifier une. L'identité, qui se construit aussi au

[130] Cette absence de travail institutionnel ne signifie pas qu'il y ait « travail sans » le patient-usager tel que l'entend Denis Laforgue, mais nous supposons qu'à certains moments de l'interaction de soin les deux interlocuteurs délaissent leurs horizons d'attentes et interagissent selon les normes et cadres d'interaction en vigueur dans une rencontre entre deux individus, mais dont les statuts respectifs de chacun sont susceptibles d'influer l'échange verbal (ces échanges « ordinaires » ont cours au début ou à la fin de la consultation le plus souvent, et ne dure pas longtemps).

cours des interactions de soins, n'est donc pas figée, et les stratégies narratives des usagers, dont il est difficile d'évaluer le degré de conscience ou de calcul, permettent de leur reconnaître une capacité de s'adapter aux éventuelles contraintes institutionnelles, voire de les détourner. Ce serait par cette capacité qu'une personne assistée et dite vulnérable peut reprendre la main sur le monde social et sur son histoire individuelle (Fassin, 2000).

2.3. L'approche expérientielle et l'ethos compassionnel : de « l'éprouver » au savoir biographique ?

On peut observer une approche dite expérientielle dans la prise en charge des addictions concernant l'éthique et les bonnes pratiques professionnelles dans les CSAPA. Ce registre met l'accent sur la prise en compte de « l'éprouvé[131] » et sur le postulat que l'usager est le principal expert de lui-même. Il s'agit ainsi d'une adaptation du discours lié au contexte de transformation du système de soin, visant à conforter la démocratie sanitaire et à définir les normes des « bonnes pratiques » professionnelles (Drulhe, 2008)[132].

Toutefois, bien qu'il ne faille certainement pas être dupes de la rhétorique professionnelle dans les CSAPA comme dans tout type d'intervention médico-sociale pour autrui, il convient de prendre en compte les changements que les mots et les textes peuvent produire (Fassin, 2004). Ainsi, un ajustement de l'*ethos* professionnel semble s'opérer :

> « *C'est cette question qui est de plus en plus reconnue maintenant, c'est qu'on appelle l'approche expérientielle, c'est-à-dire que le premier expert de ces questions d'addiction, c'est l'usager lui-même. Il connaît son corps il connaît ses pratiques, il connaît ses consommations, ou ses envies ou ses besoins de consommation, donc on se base bien là sur son expérience et sur sa connaissance en tant qu'expert pour nous, l'accompagner, nous avec les outils qu'on peut avoir ou les connaissances que l'on peut avoir sur des aspects plus théoriques que pratiques* » (Monsieur P., chef de service).

Nous observons non seulement un discours de l'approche expérientielle comme valeur centrale du travail institutionnel qui construit l'usager comme expert de son addiction, donc de son corps, ses besoins et ses envies,

[131] Il ne s'agit pas ici d'un « éprouver » psychanalytique (parler de ce qui « ne va pas »), mais du récit de leurs expériences avec les produits, afin de « *mieux comprendre* » pourquoi ils consomment ou continuent de consommer (« *si on ne comprend pas ça on ne comprend rien* »), mais aussi pour mieux « *orienter le traitement* ». Il y a donc l'idée que les professionnels peuvent comprendre sur la base d'une posture empathique.

[132] Parmi les droits des usagers de la loi du 2 janvier 2002, on note le respect de sa dignité, son intégrité, son intimité et sa sécurité. Selon Astier et Duvoux (2006), dans les politiques sociales, on est passé d'une « logique de l'inconditionnalité » à une « logique de contrepartie » dans laquelle le droit à la dignité s'accompagne d'une injonction à vivre dignement.

mais aussi le savoir pratique qu'il engage, notamment tel qu'il se cristallise dans une posture d'écoute et d'empathie des professionnels.

Cet *ethos* compassionnel se stabilise dans la prise en charge des addictions mettant l'accent sur la *souffrance*[133] des personnes consultant les centres de soin :

> « Un corps instrumentalisé par le sujet, dans une tentative désespérée de trouver un apaisement des souffrances psychiques, nécessite une action capable de redonner à celui-ci une existence et une sensation positive »[134].

Ce registre s'articule avec le registre sanitaire, plus ancien dans la prise en charge des conduites addictives, œuvrant pour la réduction des risques et la prévention des conduites à risque. L'articulation entre ces deux registres marque la tension dans la prise en charge des addictions entre d'un côté l'objectif d'abstinence et, de l'autre, la politique valorisée de réduction des risques, c'est-à-dire apprendre aux usagers à consommer moins ou, du moins, à consommer mieux. Cette tension se voit par exemple dans le fait de justifier la politique de la réduction des risques, dans laquelle les professionnels accepteraient que l'usager ne veuille pas forcément arrêter ses consommations, par l'idée que cette démarche sert à apprivoiser cette population, afin de les intégrer dans un projet de soins et/ou d'insertion sociale et professionnelle.

La référence récurrente chez les professionnels rencontrés au « récit de l'éprouver » et de « l'approche expérientielle » pourrait être interprétée comme un mouvement de rapprochement-déplacement (Trépos, 1995) du référentiel des groupes d'entraide. Selon Trépos l'existence d'un groupe d'experts engendre toujours la possibilité d'une contre-expertise. Celle-ci peut soit s'adosser au même « langage de vérité » soit proposer une alternative à l'expertise et donc un nouveau langage qui va avec. Bien qu'il soit délicat de définir la nouveauté d'un tel langage autour de l'expérientiel, l'auteur suggère que les alternatives à l'expertise procèdent de manière générale par un « mouvement de rapprochement-déplacement » du discours qui entoure la dispute sur l'expertise à partir des ressources disponibles.

Si l'on considère l'accent mis sur le savoir expérientiel des usagers comme un rapprochement-déplacement du langage de vérité des groupes d'entraide, on peut dire que cela constitue une sorte de contre-expertise du savoir de ces groupes, cela dans la mesure où ceux-ci se basent sur ce qui fait défaut aux professionnels : l'expérience d'une addiction. Cette

---

133 » *L'addiction est une maladie comme les autres si l'on prend en compte ses spécificités... En l'occurrence, la première des spécificités est qu'elle repose sur une démarche initiale de mieux-être, que ce soit au titre des effets psycho-corporels agréables que procure le produit, au titre de l'apaisement de souffrances internes comme de tensions avec le monde extérieur, ou que ce soit au titre de la facilitation des relations sociales voire de l'intégration dans un groupe* » (Morel, 2007, §20).

134 Rapport d'activité du CSAPA 1, 2012.

dynamique professionnelle demande aussi une configuration de l'usager de l'expertise qui n'aurait pas d'autre savoir que celui de l'usage, ce que Trépos nomme une « proto-professionnalisation des usagers » :

> « Le paradoxe tient au fait qu'il est nécessaire de consolider « les savoirs ordinaires » des personnes pour en faire des usagers sérieux d'une compétence experte et en même temps nécessaire de souligner la coupure d'essence qui les sépare » (Trépos, 1995 : 15).

En réduisant ainsi l'usager à son savoir sur l'usage, on peut y voir une tentative d'empêcher une contre-expertise de se constituer, soit au niveau individuel, une personne qui conteste le verdict expert en son nom propre, soit au sens d'une organisation d'usagers dotée d'appareils de représentation. Toutefois, l'alternative d'un nouveau langage de vérité est toujours possible et on peut se trouver ainsi dans une situation de contre-expertise interminable, en ce sens que toute contestation d'une expertise appellera à son tour une contestation : l'expertise des groupes d'entraide s'est constituée contre le langage de vérité autrefois dominant considérant les addictions comme un vice, une tare, voire une maladie dégénérative.

2.4. Les hybridations du travail institutionnel : normaliser ou accompagner ?

Nous avons enquêté dans des centres spécialisés, à l'origine, dans la prise en charge des usagers des drogues, donc concernés par le « *groupe opiacés/cocaïne et autres substances* » si l'on reprend la catégorisation de l'OFDT évoquée précédemment. Pour autant, un usager pour qui le premier produit est l'alcool (donc catégorisé dans le *groupe alcool*), peut très bien avoir été recensé dans un CSAPA spécialisé drogues illicites : soit parce qu'il est allé au centre d'addictologie en ignorant qu'à l'origine ils étaient spécialisés par produit (même si, selon les professionnels, les centres sont localement bien identifiés par les usagers des drogues) ; soit parce qu'il est venu initialement pour un problème d'opiacés et qu'il a identifié ou développé un problème d'alcool par la suite. Ou encore, contrairement aux dires de l'usager, parce que le professionnel a considéré que l'alcool finalement constituait le premier produit consommé de la personne. Plusieurs professionnels rencontrés relèvent ainsi un problème de déni par rapport à l'alcool chez une partie de leur public :

> « *Il me dit « non mais je ne consomme plus beaucoup, deux trois bières par jour, voilà ». Je dis « ce sont des bières fortes ou pas ? » [Rires], parce que ce n'est pas la même chose, « oh des bières fortes » il me dit, et je sens bien qu'il voulait me dire qu'il ne consomme pas beaucoup, mais il consomme quand même trois bières fortes, par jour. C'est beaucoup quand même. Et ce n'est pas de 33 cl, ce sont des 50 cl, voilà, ça fait un litre et demi de bière forte par jour, c'est énorme. Donc je lui dis « ça ne fait quand même pas mal, donc il faut peut-être que vous en parliez au médecin », donc on*

discute, il faut mettre le doigt dessus, il ne faut pas non plus les culpabiliser, mais il faut aussi leur dire que deux trois bières fortes par jour c'est beaucoup [rires] » (Madame V., infirmière).

Il ne faut pas forcément y voir un jugement moral, mais bien l'idée que l'addiction est considérée comme un problème général par les professionnels, et qu'ils accomplissent là une mission de prévention des risques, en ce sens qu'un glissement vers une autre dépendance est quelque chose qu'ils pensent être un réel danger pour l'usager :

> « *Alors ce n'est pas toujours d'emblée, parce que les gens ils disent, ils te répondent, mais rapidement « oui je consomme de l'alcool mais comme tout le monde » [rires]. « Oui je fume de tabac, un paquet par jour, depuis l'âge de 12 ans », OK, d'accord, « vous avez déjà essayé de modifier », « ben non » [rires], ça en reste là mais on peut reprendre, on reprend les gens, et on essaye d'être attentifs à ce qu'il n'y a pas de compensation, on les prévient d'ailleurs que ça peut être un risque, de glisser vers l'alcool ou le cannabis quoi. Et on en tient compte, oui, bien sûr* » (Monsieur G., éducateur).

En ce sens, les interrogations sur les consommations participent également à une individualisation du problème de l'addiction, car il s'agit dès lors de diminuer ou de prévenir une relation entre l'individu et un ou plusieurs produits (Dargelos, 2008). Il est par ailleurs à noter que la quantité consommée, ainsi que la durée de la période de consommation semblent constituer des critères pour déterminer une dépendance autre que celle pour laquelle l'usager est pris en charge, alors qu'avec l'avènement de l'addictologie, les critères de définition sont avant tout comportementaux. Cela montre donc que les professionnels peuvent avoir d'autres critères de définition et de catégorisation que le registre « officiel » de l'addictologie.

Les professionnels des CSAPA font valoir leur expérience, en ce sens qu'ils n'ont pas besoin des critères comportementaux tels qu'ils sont formellement élaborés dans les classifications nationales ou internationales, qu'ils soient thérapeutiques, cliniques ou épidémiologiques, dans lesquelles les indicateurs de quantité sont gommés. Par exemple, le principe du *craving* (le désir compulsif de consommer après une période d'abstinence volontaire ou pas) n'est pas évalué dans les consultations avec les usagers en tant que tel. En résistant ainsi aux référentiels et classifications formelles, mais aussi au « déni » des usagers, les professionnels justifient et renforcent leur qualité de spécialistes dans le domaine. Leur autonomie se joue ainsi dans ces évaluations-là en se distanciant des injonctions venant d'haut. Par exemple concernant les enquêtes épidémiologiques pour lesquelles ils sont régulièrement sollicités (par l'ARS, l'OFDT, etc.), un éducateur nous dit :

> « *Des fois c'est un peu chiant pour nous, au niveau du quotidien. D'autant plus qu'on ne sait pas pourquoi, on ne sait pas comment c'est utilisé, on n'a pas de retour du tout. Et ça c'est dangereux à*

mon avis, c'est-à-dire qu'à plein de moments il faut dire, attend stop, est-ce que ce que je fais là c'est bénéfique pour les usagers ou pas. Passer des heures à remplir des stats des machins, moi parfois je dis non quoi, ce n'est pas... les usagers là-dedans ils n'en ont rien à faire quoi, et en plus on n'a pas de retour si tu veux... »

Étant donné qu'il est difficile de refuser de répondre aux demandes des institutions, ils les « détournent » pour ne pas les subir, dans leurs discours du moins, en nous racontant comment ces formulaires permettent de faire un point sur la situation des usagers : « *Ça permet aux gens de s'asseoir dix minutes de discuter un petit peu, ils posent une question comment on interprète la question... c'est un petit peu un entretien. Bon, ça a cet intérêt-là. Mais après les résultats, comme je te dis les enquêtes ils ne nous les demandent même pas* ».

« Ne pas se faire avoir » par les usagers, que cela soit intentionnel ou pas de leur part, constitue également un enjeu de l'interaction de soin. En effet, Henri Bergeron (1999) note que les thérapeutes au début de l'intervention en toxicomanie, au milieu des années 1970, devaient faire preuve d'une compétence relationnelle pour capter un public souvent présenté comme « imprévisible ».

> « On est vite « cannibalisé » par ces écorchés vifs qui demandent « tout, tout de suite » et « toujours plus ». Voilà donc tout l'art du thérapeute, gérer au mieux la tension née de deux tendances contradictoires qui coexistent en chacun d'eux : la tentation de céder à toutes leurs volontés et celle qui consiste à se réfugier derrière un « non » systématique (Blangy, 1993) » (Bergeron, 1999 : 59)

Même si cette vision était gommée par le référentiel expérientiel qui veut que l'usager soit l'expert de lui-même, de son corps et de ses consommations, capable de décider ce qui est bon pour lui-même, cette représentation de l'usager comme non-captif persisterait. Le savoir pratique sur les manières de consommer selon des indicateurs qui leur sont propres, permet aux professionnels d'avoir un pouvoir sur la situation d'interaction, même si la tension entre une approche expérientielle et une approche de normalisation de l'usager laisse parfois les professionnels dans des situations où ils ont justement le sentiment de se faire avoir :

> « *Bon là il y a eu une personne tout à l'heure que j'ai dû prendre à l'arrache, il m'énerve, il m'énerve mais bon je cache mon énervement, parce que je ne voulais pas le renvoyer, il vient toujours sans rendez-vous, c'est compliqué, il a un langage complètement convenu, enfin bref, il dit ce qu'il faut dire. Donc encore une fois c'est la preuve que chacun vit sa propre expérience, et puis moi j'essaye de respecter ces parcours-là, ces expériences-là, en sachant que ce sont eux qui font leur vie, pas moi, je suis là simplement comme accompagnateur* » (Docteur C.).

On pourrait ici parler d'une hybridation des formes d'interventions pour autrui (Bessin et Gaudart, 2009). En effet, plusieurs sociologues distinguent un travail « sur » et « avec » autrui dans les dispositifs sanitaires et sociaux de prise en charge des populations vulnérables (Dubet, 2002 ; Astier, 2007 ; Laforgue, 2009). Denis Laforgue a prolongé cette réflexion en distinguant quatre types de travail institutionnel « orienté vers autrui » et fondés chacun sur deux schèmes spécifiques : un « schème de relation » et un « schème d'identification ». Le schème de relation valorisé par les institutions est de type *asymétrique* : c'est l'institution qui protège, contrôle, transmet à l'usager, et non l'inverse. Le schème d'identification quant à lui « *permet d'identifier sous une certaine description les êtres humains* » (Laforgue, 2009, § 9). En se référant à Michel Foucault, Laforgue montre que le schème d'identification valorisé *a priori* dans les institutions modernes est celui d'une « *anthropologie capacitaire* », c'est-à-dire que les institutions définissent les individus dont elles s'occupent par leur écart à des normes capacitaires. Le travail institutionnel consiste alors à réduire cet écart par une relation asymétrique.

Toutefois, d'autres schèmes existent qui génèrent d'autres formes de travail institutionnel. À côté de l'anthropologie capacitaire existent, bien que sur un mode mineur, des idées et des valeurs que l'auteur nomme « holistes » : l'individu est perçu comme un être humain enraciné dans des relations qui le constituent et le traversent ce qui rend les êtres humains dépendants les uns des autres, donc une « anthropologie d'interdépendance ». Enfin, l'auteur s'interroge sur l'existence d'un schème de relation symétrique, où les agents institutionnels considèrent les personnes bénéficiaires du travail institutionnel comme dotées des mêmes attributs qu'eux.

En croisant ces différents schèmes, il distingue quatre types de travail institutionnel orienté vers autrui. Premièrement le « travail sur autrui » : les institutions traditionnelles pensent les rapports entre acteurs institutionnels et usagers en des termes hiérarchisés. Ensuite, le « travail avec autrui » : la forme actuellement valorisée, considérant l'individu capable de participer à la définition et la résolution de son problème. Troisièmement il distingue le « travail pour autrui » : une posture d'attention à la vulnérabilité d'autrui dont le *care* est l'expression privilégiée[135]. Et enfin le « travail sans autrui » : une forme que l'on trouve souvent dans les institutions œuvrant pour la mixité sociale ou ethnique par exemple, caractérisant les situations où les agents « jettent l'éponge » dû aux résistances à toute forme de mixité de certaines populations. Les deux premières formes de travail

---

[135] Même si la relation est asymétrique dans les situations de *care*, le travail institutionnel consiste à aligner son action sur le point de vue de l'usager (on peut prendre l'exemple des aides-soignantes, Aubry, 2011). La forme opposée au *care* dans le « travail pour autrui » serait, selon l'auteur, la politique de la pitié, où les acteurs institutionnels conçoivent les populations comme une « masse souffrante » et définissent eux-mêmes les modes de prise en charge comme dans des dispositifs de lutte contre la pauvreté par exemple.

institutionnel, « sur » et « avec », partagent le schème d'identification capacitaire, mais se distinguent par deux types de schèmes de relation, le premier, « travail sur », valorise un schème asymétrique, et le second, « travail avec », un schème symétrique. Les deux derniers types de travail institutionnel, « pour » et « sans », ont un commun le schème d'identification d'interdépendance, mais ne partagent pas la manière d'entrer en relation avec autrui, le premier étant asymétrique et le second symétrique. Cela donne le tableau suivant (repris du travail de Laforgue, 2009) :

Tableau 11. Croisement des schèmes d'identification et des schèmes de relation.

		Schème d'identification	
		Capacitaire	*Interdépendance*
Schème de relation	*Asymétrique*	Travail sur autrui	Travail pour autrui
	Symétrique	Travail avec autrui	Travail sans autrui

Le « travail sur autrui » traditionnellement exercé dans les institutions (Dubet, 2002) et qui pourrait être rapproché de l'idée de normalisation des comportements, coexiste ainsi avec d'autres schèmes de pensée et d'action. Le « travail avec autrui » pourrait prendre la forme idéalisée de l'approche expérientielle qui est valorisée par les professionnels des CSAPA, et qui s'apparente plus à une logique de gestion individualisée des risques qu'à une logique de normalisation en référence aux normes capacitaires. Le « travail pour autrui » peut être rapproché de l'*ethos* compassionnel caractérisant le travail des intervenants en addictologie, ce que Bessin et Gaudart (2009) nomment la présence sociale sous-entendant une disposition morale à écouter et comprendre autrui. Dans les CSAPA la mixité sociale ou ethnique n'est pas un objectif affiché et il est donc difficile de discerner des formes de « travail sans autrui ». Néanmoins, la possibilité de faire participer les usagers à la vie du centre est un souhait[136], bien que secondaire, notamment dans un des deux CSAPA, mais l'impossibilité de le réaliser semble à une situation de « jeter l'éponge » face aux résistances des usagers. Un chef de service rapporte les difficultés liées à cette participation :

[136] Un des outils mis en place par décret en 2002 pour mettre en œuvre la loi du 2 janvier 2002 sur la reconnaissance de droit aux usagers des institutions sociales et médico-sociales, préconise de créer un « conseil de la vie sociale » ou une autre forme de participation des usagers.

« *On essaye de créer des espaces de parole pour les usagers, il y a un atelier d'écriture, il y a aussi des boîtes où les usagers peuvent donner leur avis/suggestions anonymement, eh bien ça a du mal à prendre. Et on a du mal à construire quelque chose qui serait un travail commun avec les usagers, sur le centre de soins. Alors bien sûr ce n'est pas leur centre de soins, on a un employeur, il ne s'agit pas d'avoir un conseil d'administration, mais un conseil de vie sociale où les usagers pourraient prendre la parole et partager des choses avec le professionnel, et ben ça a du mal à prendre, ouais, on ne sait pas par quel bout attaquer le truc pour que ça fonctionne* » (Monsieur P., chef de service).

Les professionnels regrettent l'absence des usagers dans certaines actions et invoquent des raisons essentiellement historiques ou contextuelles pour expliquer « l'échec » : la taille très grande de l'association employeur des CSAPA qui peut faire ressentir une impossibilité ou inutilité de participer aux prises de décision ; l'absence des traditions dans leurs centres de faire participer les usagers contrairement à d'autres centres où ça existe depuis longtemps et où des usagers siègent par exemple aux conseils d'administration.

2.5. La pluridisciplinarité à l'épreuve de la responsabilisation

La coexistence de différents types de travail institutionnel semble aussi être source de conflits entre professionnels, conflits certainement renforcés par le mélange des cultures et des idéologies professionnelles différentes :

Journal de terrain, mai 2011 :

Réunion d'équipe. Les soignants présents évoquent des changements de situations ou de thérapeutique de certains usagers. Angélique, une usagère, est venue dans un état lamentable l'autre jour, sous coke ou autre. Comment gère-t-on cela demande une éducatrice. Cette patiente vient chercher du matériel d'injection et pour discuter selon plusieurs professionnels. En effet, Angélique est la patiente d'un des médecins du Centre qui consulte le mercredi, mais quand elle est venue vendredi dernier, un autre médecin l'a croisée pendant qu'elle discutait avec une infirmière, et le médecin lui a prescrit du subutex alors qu'elle n'avait pas de rendez-vous et qu'elle n'était venue à son rendez-vous avec son médecin référent prévu le mercredi.

Chef de service : « je me pose la question si c'est vraiment dans l'intérêt du patient, s'il ne faut pas lui dire qu'elle n'est pas venue à son rendez-vous, donc pas de prescription ? »
Médecin (qui lui a prescrit) : « j'ai fait ça pour qu'elle garde un lien avec le centre »

Chef de service : « mais il y a le lien, elle vient deux fois par semaine pour le matériel, donc le lien il y est de toute façon »
Directeur (s'adresse aux médecins) : « vous êtes légitimes aussi à lui dire, à l'envoyer vers un généraliste, c'est une responsabilisation. C'est pour vous enlever une charge aussi ».
Médecin (référent d'Angélique) : « l'autre jour elle est venue, j'ai pu lui poser des questions sur sa contraception, elle avait une question sur le piercing, en plus elle veut au clitoris alors… voyez, il n'y avait pas que le subutex ! »
Chef de service : « je ne juge pas la pratique, je me pose juste la question si c'est une bonne idée de lui prescrire le subutex alors qu'elle ne vient pas aux rendez-vous et que le subutex peut être prescrit par un médecin généraliste »
Après cette réunion, où il y a eu également un désaccord sur le partage des dossiers patients avec les intervenants extérieurs, un membre de la direction me dit « il y a des coups de pied au cul qui se perdent ».

Dans cet extrait on voit que les deux médecins restent solidaires concernant le rôle et le travail d'un médecin : créer et maintenir un lien, et, surtout, prescrire. Cela se confirme également concernant la question de partage des dossiers patients, pratique commune dans le monde médical, mais qui met mal à l'aise d'autres professionnels. En effet, lors de la même réunion d'équipe, la convention de partenariat avec l'ANPAA a été discutée avec l'ensemble de l'équipe. Un conflit quant au partage des informations sur le patient avec un intervenant extérieur s'est révélé : certains professionnels sont réticents (confidentialité du dossier), alors que les médecins argumentent qu'un tel partage se ferait dans l'intérêt du patient : « *Quand tu es professionnel de la santé, tu partages les informations, c'est dans l'intérêt du patient* » (propos d'un médecin).

Nous pouvons ici mobiliser des concepts de la sociologie des groupes professionnels. L'équipe médicale[137] pense que sa place dans les centres de soin en addictologie n'est pas pleinement reconnue, alors que leur spécificité et leur mandat le sont dans des contextes professionnels plus habituels (Freidson, 1986). Pour le sociologue Jacques Ion :

> « L'identité professionnelle, c'est ce qui permet aux membres d'une même profession de se reconnaître eux-mêmes comme tels et de faire reconnaître leur spécificité à l'extérieur. Elles supposent donc un double travail, d'unification interne d'une part, de reconnaissance externe d'autre part » (Ion, 1996 : 91).

[137] Même s'il est quelque peu erroné de concevoir les médecins et dans une certaine mesure les infirmières, comme formant un groupe homogène, nous pouvons poser l'hypothèse qu'une idéologie professionnelle sert de référence lors des conflits où l'identité professionnelle serait potentiellement menacée.

Dans le champ de la sociologie des groupes professionnels, les interactionnistes, dans ce qu'il est convenu d'appeler la tradition de Chicago (Chapoulie, 1984), ont hérité de Robert E. Park et son modèle écologique concernant la relation des populations aux territoires. Selon cette perspective, les professions sont liées les unes aux autres dans un espace donné et il s'agit de trouver un équilibre qui est toujours précaire ou instable. Park propose un modèle conceptuel qui repose sur l'idée que les interactions sociales, non seulement entre individus, mais aussi entre groupes sociaux, sont de quatre ordres :

– Compétitif : la concurrence est selon Park le propre de *toute vie organique*, c'est en quelque sorte une « *interaction impersonnelle et abstraite* » (Rudder, 2002), caractérisée par une réorganisation de la division du travail et de la distribution territoriale, situation assimilable à l'arrivée des médecins dans les centres spécialisés d'addictologie.
– Conflictuel : cette compétition donne naissance aux conflits au fur et à mesure que les individus prennent conscience de ce qui les sépare et ce qui les unit. C'est donc la manière dont les groupes professionnels rentrent en lutte et s'imposent pour renverser les statuts de subordination symbolique, comme on peut le voir à propos de la pratique de prescription d'un traitement de burprénorphine, dont le monopole revient aux médecins, mais qui est mis en cause en référence aux objectifs formels du centre (responsabiliser les usagers).
– L'accommodation : ce serait un processus d'adaptation, c'est-à-dire la manière dont un groupe professionnel s'adapte à une nouvelle situation. Il y a donc une définition de la situation mieux partagée qu'en cas de conflit, ce qui est habituellement le cas dans les centres sauf quand il y a désaccord sur les bonnes pratiques professionnelles à suivre.
– L'assimilation : l'aboutissement du cycle serait l'assimilation (un terme dont Park convient qu'il est plus politique que sociologique, Rudder, 2002) quand deux « cultures » forment une communauté de valeurs et d'objectifs communs. Dans le cas de professions, cela correspondrait à l'institutionnalisation d'un groupe professionnel après un conflit ou à l'aboutissement d'un processus de professionnalisation d'un nouveau métier. Dans le cas des équipes pluridisciplinaires de l'addictologie, cela pourrait correspondre à l'institutionnalisation du titre d'addictologue pour tous les intervenants dans le domaine peu importe leur statut.

La survie d'une profession, concernant le « territoire » du soin des addictions, dépend donc aussi de sa capacité à rentrer en conflit, mais aussi de s'adapter et s'ajuster à une nouvelle situation. Ceci pourrait expliquer que, dans les discours, le « modèle bio-psycho-social » reste l'approche valorisée permettant d'inclure les spécialités et les domaines d'expertise de chaque profession ? Par ailleurs la définition de la discipline de l'addictologie du professeur Reynaud inclut ce « triptyque », en lui donnant pour tâche

> « d'étudier les pratiques de consommation et les conduites addictives, en s'intéressant aux mécanismes d'acquisition de la dépendance notamment à leurs déterminants biologiques, psychologiques et sociaux. Elle a pour finalité d'affiner le traitement et la prévention de ces pratiques et d'analyser leurs conséquences économiques et sociales » (Reynaud, 2000 : 5)

Le modèle explicatif bio-psycho-social, emprunté au secteur psychiatrique (Grard, 2008) et prônant une approche globale de la personne, s'institutionnalise avec le paradigme addictologique, parce que légitimant la présence des médecins et renvoyant à une approche pragmatique.

Néanmoins, au-delà de la théorie de lutte des places entre les professionnels, nous pouvons aussi constater des divergences dans la manière de concevoir le travail « orienté vers autrui », ici les patients-usagers des CSAPA, qui renvoie certes à des idéologies professionnelles différentes, mais aussi à des schèmes de pensée et d'action qui débordent le cadre d'une différence des cultures professionnelles. En effet, on pourrait dire que l'accent mis sur la création et le maintien d'un lien avec les usagers par les médecins expriment une forme de « travail *pour* autrui », concordant avec le fait que les médecins ne veulent pas renvoyer les usagers qui ne respectent pas le cadre malgré le sentiment de « se faire avoir » (cf. extrait d'entretien avec un médecin ci-dessus). Cette forme de travail vise à soulager la souffrance des usagers dont témoigne aussi la tâche des médecins et des infirmières à prescrire et distribuer des médicaments que cela soit pour soulager des douleurs physiques ou des souffrances psychiques. Le type de relation est caractérisé par l'asymétrie, ce qui se confirme dans les interactions médicales que nous avons pu observer, c'est-à-dire dans une conception stricte de l'asymétrie qui veut que ça soit l'acteur institutionnel qui définit les soins adaptés à l'égard du patient et non l'inverse, comme nous avons pu le voir à propos des négociations sur les dosages et les venues au centre.

Le versant éducatif de l'équipe de soin valoriserait plutôt une forme de travail à la fois « sur » et « avec » autrui. Dans leurs propos lors des conflits, ils témoignent d'un schème d'action visant l'éducation et la normalisation des comportements, et se situent donc dans une logique de l'« anthropologie capacitaire ». Concernant le schème de relation, l'asymétrie et la symétrie se font valoir dans des situations différentes et avec des publics différents : il s'agit d'apprivoiser le public le plus éloigné du dispositif commun du soin et leur permettre de « *cheminer vers une prise de conscience de ses besoins de changement* » (Rapport d'activité, CSAPA 2, 2009).

> « *La réduction des risques c'est aussi pour ça, c'est pour*

ramener le patient en soin, il ne faut pas croire que c'est parce qu'on distribue des seringues, que... souvent c'est la porte d'entrée pour le soin, parfois les gens viennent par-là, ils viennent chercher des seringues, ils s'aperçoivent qu'il y a de l'écoute, pas de jugements, puis d'un seul coup ils se disent « tiens je vais prendre moins de seringues, et écouter un peu plus l'infirmière ou l'assistance sociale qui me donne les seringues », et puis d'un seul coup il va dire « tiens j'ai ça », il va se faire soigner sa plaie et puis finalement il va se dire « oh ben il faudrait peut-être que j'arrête » et puis hop, il va arriver à un traitement. Donc c'est vraiment, vraiment... toujours, l'objectif c'est toujours amener plus de soin. Ça, c'est notre objectif premier quoi » (Madame V., infirmière).

On serait dans ce cas dans une relation asymétrique où les acteurs institutionnels définissent les modes d'action qui conviennent, et dans d'autres situations, avec des personnes plus proches des normes capacitaires, dans une logique symétrique, c'est-à-dire que l'usager participe plus à définir son « projet de soins ».

> « *On essaye de développer, enfin, on est quand même beaucoup, c'est quand même le patient qui nous dirige sur des projets de soin, on peut le dire. C'est le patient qui va nous dire, voilà, ce qui l'embête et on va essayer de s'adapter à lui. On n'impose rien, on n'essaye de rien imposer et que ça vient le plus possible du patient. [...] on fait une espèce d'éducation thérapeutique pour emmener les gens à, comment dire, à aller vers le soin, mais on ne peut pas faire sans eux. Donc il y a des fois c'est vrai qu'on a tendance à vouloir pour eux, donc nous, on est des fois en train de se freiner en se disant non non il faut que ça vienne de lui, parce que là, il ne va pas y aller* » (entretien avec Madame V., infirmière).

L'hybridation des formes de travail se confirme également dans la référence à une approche expérientielle dans les discours des professionnels, dans laquelle l'usager doit compter sur ses propres ressources, notamment biographiques, pour s'en sortir :

> « J'ai besoin en tant que médecin de connaître un peu, d'aller un peu gratter dans l'expérience des usagers, comment ils ont vécu leur histoire. On voit bien que s'il y a des lignes fortes naturellement, il y a aussi des expériences très originales, chacun ne reçoit pas par exemple shoot d'héroïne, ou le premier rail d'héroïne de la même façon que le voisin, donc voilà. Tout ça m'intéresse, et ce qui m'intéresse aussi c'est de savoir comment tout ça s'inscrit dans un parcours social, dans une histoire personnelle, voilà » (Docteur C.).

Cette approche s'inscrit dans la logique de contractualisation pour responsabilisation et l'activation des populations vulnérables et assistées (Duvoux, 2009a). Ainsi, on exige des populations vulnérables qu'ils construisent un « parcours social » en investissant leurs biographies individuelles. Nous avons donc à faire à un processus d'individualisation où le sujet est considéré « *participant, responsable et surtout capable* » (Duvoux, 2009b).

3. La subjectivation : La « reprise » de soi ou contrôle des corps ?

Le processus d'individualisation, à la fois des parcours de soins et de la relation entre un individu et les produits psychoactifs, auquel on assiste dans les centres de soins s'inscrit dans une logique de subjectivation des personnes prises en charge. En effet, il s'agit de rendre les individus conscients qu'ils sont acteurs de leur propre vie. Cela passe par une mise en récit de soi, bien que fragmentaire, mais participant néanmoins à attester le « sujet sous emprise » en sujet responsable. S'ils n'en ont pas encore conscience, c'est qu'ils souffrent psychiquement (d'où l'addiction). C'est ce registre de la souffrance que nous allons détailler dans un premier temps. Ensuite, nous verrons en quoi le mode de gestion du « cas par cas » suppose un travail introspectif des usagers afin de rendre leurs choix « authentiques ». Enfin, nous montrerons que le processus de subjectivation ainsi prôné s'inscrit dans un enjeu de temporalité. La trajectoire de déprise, composée d'étapes et de bifurcations, rentre en tension à la fois avec l'expérience atemporelle de l'addiction et avec la rencontre atemporelle entre professionnels et usagers.

3.1. Au-delà de la médicalisation : le registre de la souffrance psychique

On peut poser l'hypothèse que l'addiction et l'addictologie s'inscrivent dans un processus plus global de « dépsychiatrisation de la santé mentale » (Ehrenberg, 2004), c'est-à-dire le détachement d'un secteur de la santé mentale de la psychiatrie traditionnelle depuis ces trente dernières années. Ce secteur que Ehrenberg nomme un nouveau « jardin des espèces » en référence à Foucault, regroupe des problèmes que nos sociétés libérales ont cultivés :

> « Dépression, stress post-traumatismes, abus sexuels, troubles obsessionnels compulsifs (TOC), attaques de panique, consommations massives de médicaments psychotropes et de drogues multiples (y compris dans le monde du travail), addictions s'investissant dans les objets les plus divers (le jeu, le sexe, la consommation), anxiété généralisée (le fait d'être en permanence angoissé), impulsions suicidaires et violentes (particulièrement chez les adolescents et les jeunes adultes), syndromes de fatigue chronique, « pathologies de l'exclusion », souffrances « psychosociales », conduites à risques, psychopathies, etc. » (Ehrenberg, 2004 : 77).

Cette expression de santé mentale désigne à la fois un bien à gagner ou à maintenir pour les individus dans nos sociétés occidentales - l'atteinte psychique est un mal aussi grave que l'atteinte corporelle — et un secteur d'intervention médicale, psychologique et sociale, et psychiatrique pour les formes les plus sévères. Elle est couplée à l'expression de souffrance psychique et représente selon Ehrenberg une nouvelle question sociale : aucune maladie, ni aucune situation sociale ne peuvent être abordées sans prendre en compte la souffrance psychique et avec une visée de restauration de la santé mentale.

Cette référence à la santé mentale est très présente dans le scénario de l'addictologie que cela soit dans les centres de soins (chez les professionnels et les usagers de ces centres) ou dans les groupes d'entraide. Dans les consultations observées dans les centres, les soignants peuvent y faire référence : « il faut se soigner la tête pour se sentir léger », « vous êtes en bonne santé mentale si ça vous fait chier de ne rien faire ». Dans les groupes d'entraide, l'étiologie de la maladie prend racine dans une souffrance, toujours sous-jacente, à leur problème d'addiction, et ils traitent même explicitement la question de santé mentale lors de leurs réunions. À une réunion de Vie Libre, les membres présents sont ainsi partis de la définition de la santé mentale de l'OMS pour en faire un sujet de discussion décrétant que, s'ils participaient aux réunions, c'était pour « regagner une santé mentale »[138].

Plusieurs sociologues ont travaillé sur cette nouvelle question sociale (Castel, 1995 ; Rosanvallon, 1995 ; Fassin, 2006 ; Ion, Guiliani et Laval, 2005), c'est-à-dire à la fois ce qui fait exister le social comme problème, et comment on la problématise. Dans les années 1990 serait apparu en France un nouveau langage pour qualifier les problèmes sociaux s'articulant dans une configuration sémantique (Fassin, 2006) contenant les notions d'exclusion, de souffrance et d'écoute[139].

> « Avec la souffrance, le normal entre dans le champ de la santé mentale : les chômeurs et les précaires ne sont pas des malades ; les troubles psychiques qui les affectent représentent la réponse adaptée à leur situation socio-économique. Dès lors, le nouvel horizon de l'action publique dans ce domaine n'est plus la psychiatrie en tant qu'elle soigne des pathologies mentales répertoriées dans une nosographie classique faite de dépressions, de névroses et de psychoses, mais la santé mentale en tant qu'elle prend en charge les blessés de la vie » (Fassin, 2006, : 145-146).

---

[138] Évidemment c'est un postulat avec lequel tous les membres ne sont pas d'accord, nous allons revenir sur les différentes nuances de la grille de lecture de la « maladie » dans les groupes d'entraide dans le chapitre III.

[139] Chaque période historique du traitement de la question sociale serait caractérisée par une configuration sémantique particulière, même si, comme le rappelle Didier Fassin (2006), ces configurations sémantiques peuvent être multiples au cours d'une même période et même rentrer en concurrence, comme la configuration autour de la souffrance/écoute et une autre autour de « l'insécurité » (concernant les « cités » et prônant la « tolérance zéro »).

On est là dans une logique que Robert Castel avait qualifiée de « *promotion du psychologique pour lui-même* » et dont il avait analysé l'émergence il y a trois décennies (Castel, 1981). La souffrance se banalise dans les politiques publiques en imposant un registre compassionnel censé répondre à ces difficultés prenant le pas sur le registre répressif. Le domaine de la toxicomanie en est un bon indicateur avec la réduction des risques qui met en avant l'argument de la mise en danger de soi (avec le SIDA et les hépatites) et de la douleur psychique chez les addicts (Bergeron, 1999 ; Lovell, 1998 ; Fassin et Hudebine, 2002). Ces derniers ne doivent donc plus être considérés comme des délinquants rejetés, mais comme des êtres menacés et souffrants (Fassin, 2006).

Ce registre compassionnel promeut une attention à l'égard de l'autre souffrant, donc plutôt que d'être formé à un métier spécifique, il faut que le soignant soit doté de compétences caractérisées par une empathie cultivée, en face d'un « écouté » défini par sa souffrance supposée en rapport avec sa situation sociale. Ce sont des réalités du monde social (précarité, pauvreté, déviance) que l'on réinterprète au prisme de la subjectivité à travers la catégorie de la souffrance (Fassin, 2004). Alain Ehrenberg considère ainsi le couple souffrance psychique — santé mentale comme l'expression d'un nouveau langage qui place au centre la subjectivité de l'individu, et cela parallèlement à la montée de la valeur d'autonomie dans nos sociétés : « *plus l'individu est considéré comme un tout autonome, qui doit être capable de décider et d'agir par lui-même, plus la question de son intériorité devient une préoccupation publique* » (Ehrenberg, 2004 : 87). Une des conditions du succès de la catégorie de l'addictologie qui permet d'englober toute sorte de dépendance allant du tabac, en passant par la boulimie, aux achats compulsifs se trouve donc aussi dans l'élément explicatif de la souffrance psychique dès lors commune à toutes les conduites addictives.

3.2. Individualisation des parcours : le « cas par cas » comme mode de gestion

Ces considérations théoriques entrent en résonance avec l'individualisation des parcours de soins, prônée dans les CSAPA, mis en avant à la fois dans les rapports d'activité, dans les livrets d'accueil et dans les entretiens avec les professionnels : « c'est vraiment du cas par cas », « on discute cas par cas », « ça reste du cas par cas », est la réponse fréquente à des questions sur les parcours de soins des usagers. Alain Morel, psychiatre et figure centrale en addictologie[140], note la même chose en 2006 :

---

140 Vice-président de la Fédération Française d'Addictologie, directeur d'Oppelia, association gérant un centre de soin en addictologie, auteurs de nombreux livres, et une figure très publique (nombreux entretiens radio, journaux, etc.).

> « La clinique du cas par cas, celle du patient comme acteur de son traitement et de ses choix, celle qui permet une utilisation optimum des traitements de substitution, doit permettre, espérons-le, d'abandonner définitivement des idéologies soignantes où le projet de la société ou des professionnels prend place de projet de vie et dicte celui des usagers » (Morel, 2006 : 14).

Le « cas par cas » comme mode de gestion des corps a été étudié par Didier Fassin et Dominique Memmi (2004) comme un complément aux actions plus traditionnelles dans l'aide sociale ou le travail administratif (mais qui existait déjà dans le registre médical). Cette approche individuelle approfondie par les récits des usagers est donc concomitante à une plus grande attention envers la souffrance et une justification des décisions par l'argument de la détresse.

Plusieurs sociologues s'alignent ainsi sur l'idée que la souffrance est devenue une catégorie de l'action publique par excellence. Le report sur l'individu de la tâche de se construire et se maintenir comme sujet responsable (Soulet, 2005) participe à la construction d'une grille de lecture de la vulnérabilité des problèmes sociaux. Cela se cristallise aussi dans le discours de certains professionnels des CSAPA étudiés dans notre recherche :

> « *Il y a une très grande inégalité dans la société, entre ceux qui sont amenés à consommer pour vivre, à consommer, à abuser, à devenir dépendant, simplement pour essayer de régler un moment donné ce qu'on peut appeler une espèce d'homéostasie psychique, une espèce d'équilibre, et puis ceux qui n'ont besoin de rien de particulier sauf de leurs ressources intérieures personnelles pour pouvoir vivre à peu près normalement les hauts les bas globalement comme tout le monde [...] donc il y a des facteurs de protection dans la société qui font que, on n'est pas tous égaux, donc certains facteurs nous protègent. Donc il faut tenir compte de tout ça, mais des facteurs éducatifs, des facteurs sociaux, des facteurs sociologiques sont aussi très souvent une manière de gouverner notre existence dans la rencontre et la proximité avec les produits et les consommations* ». (Docteur C.).

Cette politique de la souffrance (Fassin, 2006) participe ainsi à une certaine démédicalisation de la psychiatrie qui serait plus proche des gens. Est-ce que l'on parle alors d'une médicalisation ratée, ou plutôt d'une démédicalisation de l'addiction ? Les médecins prennent de la place dans les centres de soins notamment par leur pouvoir de prescription, bien qu'eux-mêmes reconnaissent que les médicaments ne sont que des béquilles. Ils valorisent leur travail, qui pourrait être considéré comme le « sale boulot » (par le public marginalisé et les perspectives de « guérison » limitées), par le fait que les médecins doivent mettre en œuvre des compétences multiples, plus « sophistiquées » que la « simple » prescription d'un médicament :

« *Ce n'est pas comme une grippe, tu prescris des antibiotiques et c'est guéri [...] C'est vraiment, pour le soignant que je suis, les professionnels que nous sommes, le fait de trouver une porte de sortie au bout d'un accompagnement long, parce que les accompagnements sont toujours très longs, valorise un peu je dirais, notre accompagnement, c'est vraiment, c'est une espèce de jouissance professionnelle qu'on retrouve dans assez peu de situations de médecine* », (Docteur P.).

La montée du thème de l'exclusion sociale grâce aux travaux des sociologues dans les années 1990, l'introduction des travailleurs sociaux dans les centres spécialisés notamment à partir de la mise en place de la politique de la réduction des risques (milieu des années 1990), l'arrivée d'un personnel médical qui valorise le « boulot médico-social » au détriment du « boulot technique », permet de poser l'hypothèse que l'on est passé d'une éthique libertaire à une éthique compassionnelle :

« *Même si moi j'ai l'impression que j'étais déjà dans l'écoute, parce que moi je suis, je n'aime pas faire de la technique pour la technique, j'ai toujours été, enfin, je suis... je sais que j'aime bien l'échange* » (Madame V., infirmière).

Selon Didier Fassin (2004) on passe d'une psychiatrie publique médicalisée à une clinique psychosociale, où il s'agit d'identifier une souffrance psychique sans pathologie, qui serait strictement liée à la situation sociale des individus. Le développement de la notion de « société addictogène » par le président de la Fédération Addiction, Jean-Pierre Couteron (psychologue clinicien) et repris par certains professionnels dans les entretiens (comme dans l'extrait de l'entretien avec le Docteur C. sur les pages précédentes), semble puiser dans des théories sociologiques. Couteron (2012) met en cause les caractéristiques addictogènes de notre société dictant à l'individu d'être hyperperformant. Pour cet auteur, la solution au problème de la banalisation addictive passe par une stimulation du contrôle de soi de l'individu potentiellement addicté à travers le contrôle social, en repensant les différentes logiques (la pénalisation, la médicalisation et la réduction de risques) qui le constituent (cf. aussi Morel et Couteron, 2011).

« *On sait de plus en plus quand même qu'on évolue dans une société qui finalement a tendance à développer ces phénomènes d'addiction. Pour un tas de raisons, parce que le développement des sociétés individualistes, on favorise ça, on est des sociétés basées quand même sur la compétition, le dépassement, puis on est aussi dans des sociétés de consommation, c'est-à-dire que finalement on est tous, depuis le plus jeune âge, habitué à voir des produits de consommation et on nous fait croire que tout est accessible, tout doit être consommé, voilà. Et ils sont aussi du fait qu'elles soient développées, pour le coup, contemporaines, de moins en moins ritualisées. Donc pour la construction d'adolescents [on] offre de moins en moins de repères, et finalement oblige à décaler et recréer des phénomènes de ritualisation... ouais, des processus de ritualisation comme on pouvait les connaître dans les sociétés traditionnelles qui venaient jalonner les parcours des personnes, notamment les plus jeunes* » (Monsieur P., chef de service).

La souffrance psychique et la société addictogène apparaissent ainsi à la fois comme causes et conséquences de l'addiction. C'est ainsi qu'un travail introspectif est considéré nécessaire pour faire émerger un désir authentique de s'en sortir. Les différents usages des drogues deviennent compréhensibles par la souffrance psychique des usagers et sont dès lors intégrés dans la normalité d'une société addictogène.

3.3. « L'idéal d'abstinence » et les injonctions paradoxales aux professionnels

L'idéal d'abstinence n'est jamais prononcé en tant que tel par les professionnels qui se réfèrent plutôt à l'idée du cas par cas et du parcours individualisé de soin. Néanmoins, le rapport à l'abstinence, comme réponse plutôt efficace au trouble, est ambivalent chez les professionnels. Certains refusent de parler de l'abstinence comme un idéal pour les usagers des centres en évoquant le paradigme de la réduction des risques comme l'approche la plus efficace si l'on veut espérer qu'il se passe « quelque chose » :

> « *Les gens venaient nous voir, problème d'alcool, problème de tabac, on fait un projet pour arrêter, abstinence. Bon, avec pas mal d'échecs, voilà. Et maintenant au centre d'alcoologie, puis en tabacologie pareil, on est plus sur la réduction des risques, qu'est-ce que vous allez pouvoir faire pour limiter la casse, en gros c'est ça* » (Docteur A.).

Par ailleurs il leur arrive de dissuader des usagers qui veulent aller trop vite dans l'arrêt de consommation : « *ils arrivent en disant 'docteur je veux tout arrêter' et on est obligé de les freiner, attendez, il y a autre chose à faire avant* ».

D'autres avancent l'idée que « dans l'idéal », les usagers deviendraient abstinents, mais que c'est un objectif inatteignable d'un point de vue réaliste et qu'il faut délaisser cet horizon au risque d'être déçu continuellement. Il vaut mieux se garder l'expérience d'une abstinence aboutie comme une bonne surprise :

> « *Je suis assez surprise parce que souvent des gens qui sont dans une position 'non, non, non, je ne suis pas prêt à arrêter l'alcool' bon c'est à respecter, et qui au bout d'un temps font l'expérience qu'ils n'ont plus de contrôle de leur consommation, que même essayer de limiter les risques et tout ça, ils n'y parviennent pas, ben à ce moment-là ils font le choix de changer. Parce que c'est leur décision, parce qu'ils avaient besoin de vérifier des choses, si nous,*

on leur dit 'non il faut abstinence, et uniquement l'abstinence', et ben on ne les voit plus » (Madame R., psychologue).

D'autres encore laissent sous-entendre que l'abstinence, dans l'idéal, est le but, mais accessible uniquement pour un petit nombre d'un parcours relativement long.

> « *Quand ils commencent à pouvoir l'oublier, c'est-à-dire où la substitution est le truc que tu prends le matin et après tu y penses plus de la journée, là je veux dire là, on va pouvoir avancer, là on va pouvoir travailler, parce que ça laisse de la disponibilité psychique pour justement travailler à l'essentiel, et l'essentiel ce n'est pas « est-ce que je prends 60 ou 65 mg de méthadone », c'est annexe, enfin* » (Madame M., psychologue).

Néanmoins, cette typologie du rapport à l'idéal d'abstinence chez les professionnels de l'addictologie ne peut pas être généralisée, d'une part parce que nous n'avons pas un échantillon représentatif des professionnels (=15), et d'autre part parce que ce rapport n'est pas univoque dans le discours d'un même professionnel. Plusieurs rapports à cet idéal peuvent s'exprimer dans un même discours à la fois selon le type de patient-usager auquel se rapporte le discours et selon deux répertoires des pratiques professionnelles qui peuvent paraître contradictoires et laissant sous-entendre malgré tout l'idée qu'il y ait des étapes à passer : « *rencontrer l'usager là où il est* » et « *aller vers* ».

3.3.1. « Venez comme vous êtes » : rencontrer l'usager là où il est

> « *On a aussi parfois des situations des gens qui sont trop dans l'instabilité, soit sociale, soit psychiatrique, psychique, et leur laisser gérer un traitement, ce n'est pas imaginable même le week-end [...] on propose un cadre, voire faire signer un petit contrat de soin, voilà, « je m'engage », et ça marche, c'est très thérapeutique pour certaines personnes, ils le disent après-coup* » (Docteur A.).

Dans les deux CSAPA enquêtés, les professionnels s'accordent à dire qu'une partie des patients-usagers accueillis sont dans des situations sociales très dégradées et présentent parfois des souffrances psychiques tellement lourdes qu'il est difficile de les engager dans un projet de soins et d'accompagnement. Cela s'exprime par l'irrégularité de leurs venues au centre et le non-respect du cadre institutionnel. Outre la catégorisation d'une fraction des usagers comme des « cas-psy » et dont les soins relèveraient plus des compétences psychiatriques spécialisées, le public accueilli est considéré de manière générale comme très difficile à insérer dans un parcours de soins : « *Et c'est un public qui par définition n'est absolument pas captif donc voilà* » (entretien avec Monsieur P., chef de service).

Nous avions évoqué les analyses de Bergeron montrant que le dispositif de soins des usagers des drogues apparaissait particulièrement sélectif. Il met en évidence que l'immaturité des toxicomanes devant un projet de soin était convoquée par les soignants à la fois pour renforcer le contentement professionnel, mais aussi pour expliquer le taux d'échec pour les usagers qui ne revenaient pas aux rendez-vous. Par conséquent, le dispositif ne sélectionnerait que les seuls usagers des drogues jugés comme mûrs pour s'engager dans et vers le changement. Néanmoins, ce constat mérite d'être nuancé dans la mesure où les centres défendent accueillir du « *tout-venant* » (Mme V., infirmière) et insistent sur le fait que la porte est ouverte à tout le monde à tout moment de leur trajectoire. Par ailleurs, même si, comme nous l'avons noté précédemment, il peut y avoir des conflits sur le cadre à imposer et à faire respecter, il est par exemple très rare que quelqu'un soit exclu du centre[141].

Il semble donc que la politique et le paradigme institutionnel de la réduction des risques se traduisent dans une autre conception du dispositif de soin qui doit dès lors accueillir même les personnes qui ne veulent pas du soin. Ce qui, avant, pouvait être perçu comme des résistances au contrôle et au pouvoir (« *là où il y a pouvoir, il y a résistance* », Foucault, 1976 : 125) de la part des usagers qui ne voulaient pas subir un cadre et se voir imposer un parcours de soins, sont aujourd'hui intégrées dans les stratégies de légitimation des centres :

> « *On leur dit souvent 'si vous voulez du soin, vous aurez du soin, si vous ne voulez pas vous n'en aurez pas', c'est-à-dire que souvent ils nous disent 'ah vous savez, je connais untel, il vient ici et il consomme quand même mais il ne vous le dit pas' [rires]. En gros, c'est souvent eux-mêmes qui font ça [rires], mais bon, donc voilà. On leur dit toujours 'mais c'est leur problème, ce n'est pas le nôtre', et c'est vrai que ceux qui veulent du soin, ils ont du soin, ça c'est clair, et on le voit quand une personne est motivée* » (Madame V., infirmière).

Les marges de manœuvre qui sont laissées aux usagers, qui se cristallisent surtout dans le choix de s'engager dans un parcours de soins ou pas, font donc partie de stratégies discursives des soignants. Cela s'exprime souvent dans l'idée prononcée par plusieurs professionnels dans les entretiens de « *rencontrer l'usager là où il est au moment où il l'est* » et dans le « faire avec », en essayant de faire passer le message aux usagers que « *la porte reste ouverte* » et qu'« *ici il n'y a pas de jugements* » (Madame D., assistante sociale). C'est ici que le traitement de substitution, symbole par excellence de la réussite de la réduction des risques et première étape du parcours de soins, joue tout son rôle, car c'est grâce à celui-ci que les usagers peuvent s'engager sur le chemin du changement, même si

[141] Cela peut arriver en cas de violence physique ou verbale « grave », mais n'arrive quasiment jamais.

certains restent momentanément ou continuellement au seuil, mais « *au moins ils auront vu la porte* » (Madame V, infirmière) : « *Donc ils se réintroduisent, je dirais, ils mettent un pied, euh, dans la société quand ils franchissent le sol ici dans le centre de soin* » (Docteur C.).

Ainsi, le traitement apparaît comme le moyen le plus efficace pour faire venir ce public non captif :

> « *C'était quand même très difficile, parce que pour pouvoir faire un travail sur soi, un travail psychothérapeutique, il faut au moins que les gens soient là, c'est-à-dire que si tu ne les vois jamais, le travail ne se fait pas. Donc quand même la substitution a permis, à mon sens c'est une immense avancée, que les gens viennent* » (Madame M., psychologue).

Avant qu'« *une parole soit possible* » [Madame R., psychologue], il faut donc que le traitement soit stabilisé (bon dosage, que le patient-usager vienne régulièrement), mais aussi que la situation sociale soit améliorée. Pour les plus marginalisés qui sont ceux et celles qui viennent directement de la rue selon les représentations des professionnels, il s'agit d'assurer d'abord un minimum vital, un toit si possible, et de moyens des subsistances pour vivre, ce qui relève du domaine de travailleurs sociaux.

La notion de temporalité est ici centrale, en ce sens que nous pouvons observer une tension entre l'urgence, temporalité dans laquelle viennent beaucoup d'usagers et dans laquelle ils sont reçus par les professionnels, et la projection dans l'avenir dans laquelle il s'agit de faire basculer les usagers. En effet, plusieurs professionnels, notamment du versant médical rapportent faire face aux personnes qui viennent en manque et/ou en détresse et qui demandent une prise en charge sur-le-champ pour arrêter. Cet état d'urgence peut aussi durer : certains usagers viennent pendant plusieurs mois, voire années, avec une certaine irrégularité sans se projeter sur du long terme, c'est-à-dire qu'ils viennent essentiellement pour le traitement sans s'inscrire dans un accompagnement social ou un suivi psychologique. Ces usagers sont ceux qui « disent ce qu'il faut » pour pouvoir continuer à recevoir le traitement.

Tout l'enjeu consiste donc à faire changer ce rapport au temps des usagers, considéré trop dans l'immédiat par les professionnels. Cela vaut aussi pour les usagers qui veulent arrêter « trop » rapidement leur traitement[142], et donc leur parcours de soins, comme nous avons pu l'observer pendant les consultations médicales :

– « On sait qu'on ne s'arrête pas d'un coup ».

– « Si vous voulez vous soigner, c'est quoi 15 jours ? Ce n'est rien ! C'est parce que vous ne pensez que dans l'immédiat ».

142 Comme on a pu le voir dans les négociations d'autonomie par rapport au traitement de méthadone : les médecins argumentent souvent contre une baisse de méthadone chez certains usagers qui veulent aller « trop vite ».

– « On s'en fout si vous arrêtez dans 3 mois ou dans 3 ans, l'important c'est d'avoir des objectifs de vie ».

Même si le traitement de substitution peut introduire un changement dans le mode de vie chez les usagers, il n'est pas suffisant pour asseoir et consolider le changement, pour cela il faut s'engager sur un chemin de changement dans toutes les dimensions :

– Biologique : prendre soin de son corps et consommer moins et mieux, et si possible plus du tout : « *le corps c'est quand même le grand oublié de l'histoire* », « *faut les emmener à devenir responsables de leur corps* ».
– Psychologique : même si tous les usagers ne s'engagent pas forcément dans un travail psychothérapeutique sur du long terme, il s'agit d'apaiser les souffrances et éventuellement les angoisses par un travail de parole et une certaine prise de conscience que l'addiction est un symptôme d'une souffrance : « *il faut soigner la tête pour se sentir léger* », « *vous êtes en bonne santé mentale si ça vous fait chier de ne rien faire* ».
– Social : il s'agit d'améliorer la situation sociale au niveau de l'accès aux droits, éventuellement accès à un logement et à des ressources financières minimales, mais aussi de changer son environnement social et son mode de vie : « *il faut éviter la fréquentation des gens qui consomment* ».

À ces dimensions s'ajoute la dimension existentielle. Les professionnels, au-delà d'apporter des solutions aux dimensions susmentionnées, travaillent, bien que de manière fragmentaire, dans le sens d'une introspection existentielle. Ils orientent ainsi les discours dans les consultations sur les projets de vie, les objectifs qu'ils se donnent, les ambitions, leur « place dans la société ». Autrement dit, ils travaillent à « *construire du sens autour de leur expérience* » (Grard, 2008 : 14), dimension qu'un médecin résumé bien dans cet extrait :

> « *Être à la fois capable d'être bien dans son corps, bien dans sa tête, mais aussi bien dans sa société, sa famille, bien dans ses envies, dans ses, j'allais dire ses prérequis personnels, dans ses envies de faire différents, tu vois, que chacun d'entre nous à chaque moment de sa vie soit maître de... j'allais dire son destin, mais de ce vers quoi il veut aller quoi* » (Docteur P.).

Cela peut sembler contradictoire avec le fait d'accueillir du « tout-venant », car l'accompagnement consiste dans certains cas à les maintenir en vie selon les travailleurs sociaux. Certains professionnels refusent par ailleurs de faire un travail d'introspection avec les usagers tant que les autres dimensions ne sont pas stabilisées : « *ils disent je voudrais savoir pourquoi je bois, je dis "alors là, ça, c'est, ce n'est pas avec moi que vous allez pouvoir faire ça toute de suite, il y a bien d'autres choses à faire avant"* » (Docteur A). Évidemment, on peut dire que les pratiques professionnelles déployées se rapportent à la catégorie de personne (« cas-psy », « marginal », « institué ») à qui elles s'adressent, et au moment du parcours de soins de la personne. Au-delà de cela, il semble qu'une fois le pied dans le centre, une fois le seuil franchi, un processus de subjectivation, même inconscient tant pour les professionnels que pour les usagers, peut et doit s'engager.

3.3.2. « Aller vers » : approche motivationnelle

> « *Ce que je trouve intéressant, c'est justement cette question encore une fois d'approche expérientielle et de travailler avec les usagers et au plus près d'eux* », (Monsieur P., chef de service).

« L'aller vers », formule empruntée par les professionnels[143], est lié à l'idée d'apprivoiser un public éloigné du dispositif de droit commun et à cette idée « *d'emmener toujours plus de soin* ». De cette manière-là l'usager peut d'abord prendre conscience de son besoin de changement, et ce dernier peut se faire éventuellement ensuite. Non seulement il y aurait des premières étapes à passer consistant à consulter et à prendre conscience, mais il y a aussi l'idée qu'un changement de (sa) vie est un pas important sur le chemin de déprise de l'addiction. « L'aller vers » signifie donc que l'usager ne viendra pas forcément avec un souhait de sevrage assumé. Il s'agit plus précisément de faire émerger un désir authentique de s'en sortir ou en tout cas de trouver un bien-être :

> « Le rôle des soignants n'est pas de "croire" ou non dans la pertinence du choix du patient, mais d'aider à ce qu'il soit authentique – c'est-à-dire le sien –, d'apporter les moyens pour que le sujet puisse le réaliser au mieux et de l'accompagner pour qu'il puisse tirer les bénéfices de cette expérience, y compris pour éventuellement faire un autre choix ensuite. » (le psychiatre Alain Morel[144]).

La pratique professionnelle privilégiée pour faire émerger un désir ou un choix de changement est l'entretien motivationnel, qui est un outil relevant des thérapies cognitivo-comportementales et pour lequel plusieurs professionnels sont formés[145]. En effet, cette approche met l'accent sur le changement de comportement chez l'usager en essayant de résoudre

---

[143] C'était également le titre des journées nationales de la Fédération Addiction de 2013.

[144] http://vih.org/20130923/entretien-alain-morel/57861, consulté le 26/06/2018

[145] Cela concerne presque tous les médecins rencontrés, une des psychologues, un des chefs de service, deux assistantes sociales. En effet ce sont des formations de courte durée sur plusieurs séances, essentiellement organisées par la Fédération Addiction en formation continue.

l'ambivalence qui s'installe devant un éventuel arrêt ou diminution des consommations, donc devant une perspective de changement, en élaborant un objectif en commun entre usager et professionnel. C'est une démarche résolument centrée sur l'usager selon les professionnels. Elle consiste à mettre en avant la responsabilité de l'usager en partant de ses arguments en faveur d'un changement dans le but d'augmenter sa motivation.

En pratique, cela consiste à soutenir ou à consolider les divers arguments des usagers, comme nous avons pu l'observer notamment dans les interactions entre médecins et usagers :

– « La drogue OK, mais ça dépend de ce qu'on veut faire avec sa vie ».
– « L'important c'est d'avoir un projet, un objectif commun, même si votre conso me préoccupe. Il faut que vous soyez dans un projet ».
– « La vraie vie ce sont les sentiments, c'est de ne pas amortir les affects, d'avoir de la jouissance, de la colère, de la tristesse, le plaisir. L'éloignement de produits permet une distance critique, il faut trouver quelque chose pour remplacer le plaisir ».

Dans ce schéma d'action, on retrouve l'idée que le centre de soin est une première étape, non seulement vers la sortie, mais aussi, grâce au travail motivationnel, vers une introspection plus profonde permettant à l'usager de devenir pleinement responsable.

> « *Bien évidemment qu'on est juste, et c'est mieux comme ça d'ailleurs, une étape dans leur parcours, il ne faut pas qu'on s'inscrive dans quelque chose qui pourrait justement générer la dépendance institutionnelle, c'est-à-dire créer une espèce d'addiction pour le coup à une institution, ça serait plutôt dommageable. Mais quand même l'idée qu'ils puissent savoir que même si on était là à un instant T de leur parcours, ils peuvent tout à fait revenir* » (Monsieur P., chef de service).

Il s'agit donc de leur faire prendre conscience de leurs propres ressources pour s'en sortir, comme le dit Alain Morel dans l'entretien cité ci-dessus :

> « Tout le travail des soignants sera de reconnaître cette expérience et de l'aider à se construire un savoir lui permettant d'exercer son pouvoir sur lui-même et son environnement, ce qui est la première condition pour changer et trouver autrement de la satisfaction, du bien-être ».

Cette pratique institutionnelle « d'aller vers » au moyen d'une démarche motivationnelle trouve sa grille de lecture dans l'approche dite expérientielle. Nous pouvons rapprocher ce registre discursif de la notion d'*empowerment* très utilisée par ailleurs dans le travail social, signifiant redonner le pouvoir d'agir aux individus qui en seraient dépourvus en leur faisant prendre appui sur leurs propres ressources :

> « Ce terme renvoie à un renforcement du contrôle de l'individu sur sa propre vie, au soutien à sa capacité de prendre des initiatives par lui-même et à moins dépendre des autres pour être aidé » (Morel et Couteron, 2008 : 144).

3.3.3. Les étapes à passer : changer sa vie ou changer de vie ?

Ces deux répertoires de bonnes pratiques professionnelles semblent donc être appliqués en fonction du public accueilli soit en « bas-seuil », soit en « haut-seuil ». Le premier est la cible de la politique de la réduction des risques et le deuxième est concerné par un travail thérapeutique sur du plus long terme avec des professionnels des différentes spécialités. Nous sommes donc d'un côté en présence d'une vision d'une rencontre atemporelle avec l'usager là où il est, c'est-à-dire sans étapes à suivre. Il s'agit au contraire de suivre l'usager là où il veut aller. De l'autre il y a l'idée de s'engager sur un chemin de changement avec des étapes plus ou moins prédéfinies (« *vous êtes sur le bon chemin* »). Ainsi, malgré tout, nous sommes dans une vision où l'on progresse vers quelque chose, un autre état, un autre mode de vie, une autre vie, quelque chose de mieux, *a priori*.

Cette idée d'étapes renvoie inéluctablement à la notion de trajectoire largement utilisée en sciences sociales pour étudier les parcours de soins, et en ce qui nous concerne, pour étudier les sorties de l'addiction. Par exemple, Henri Bergeron, dans son ouvrage sur les politiques françaises en matière d'intervention en toxicomanie (1999), bien qu'il pointe la difficulté de tracer les contours précis d'une trajectoire d'usager de drogues, reprend néanmoins un modèle qui selon lui semble faire consensus dans les travaux sur la toxicomanie en sciences sociales. Il dessine six étapes : 1) la phase d'expérimentation, 2) la phase d'escalade, 3) la phase de maintenance (tentatives de contrôler sa consommation), 4) la phase dysfonctionnelle (la consommation devient exigeante, mais c'est aussi ici que les usagers de drogues expriment une volonté de s'en sortir), 5) phase d'arrêt progressif (seul ou à l'aide des autres, nombreuses rechutes), 6) la carrière d'ancien toxicomane (Bergeron, 1999, : 1-2). L'idéal d'abstinence semble tenace, non seulement chez les professionnels mais aussi chez les chercheurs, car même s'il est admis, tant dans le champ de la recherche que celui de la clinique, que certains addicts ne passent pas les premières étapes, il y a quand même toujours la possibilité qu'ils le fassent plus tard. Ceux qui ne le font pas, ne sont pas (encore) prêts, « *n'ont pas encore décidé de changer* » (Morel et Couteron, 2008), ou, pour reprendre le terme des groupes d'entraide « *sont dans le déni* » (nous y reviendrons dans le chapitre suivant).

À l'inverse, le paradigme de la réduction des risques suppose que les professionnels n'aient pas d'attentes à l'égard de l'usager. Il s'agit de le maintenir en espérant que quelque chose se passe. Selon Marc-Henry

Soulet (2009) on est passé, dans les dispositifs de prise en charge des addictions, d'une logique d'inculcation à une logique de subjectivation : avant il s'agissait de faire changer de vie aux usagers, donc opérer une véritable conversion identitaire par une inculcation institutionnelle. Autrement dit, c'était un processus de resocialisation et de normalisation. Aujourd'hui, il s'agit de changer sa vie afin de « *mettre en cohérence ce qu'on fait, ce qu'on éprouve et ce qu'on pense* » (Soulet, 2009, § 3). Il s'agit d'une négociation identitaire où le sujet ne nie pas son passé. On est alors dans un « principe de narrativité » où l'on tisse les fils entre passé, présent et futur[146]. Cela met les professionnels à l'épreuve de la professionnalité, car il ne s'agit plus de ramener les usagers « quelque part », mais de gérer les risques : c'est une intervention palliative, il n'y a pas de bonne réponse.

Pourtant, le processus de subjectivation a été évoqué par plusieurs auteurs comme assujettissant et coercitif (Foucault, 1961 ; Hahn, 1986 ; Memmi, 2000 ; Fernandez et al. 2006). Ainsi, par exemple Aloïs Hahn (1986) parle d'un « processus institutionnalisé de l'aveu » quand il analyse les procédures d'aveux modernes (comme la psychanalyse, mais aussi d'autres lieux de confession comme au tribunal, chez le médecin, ou devant le travailleur social) :

> « Ici aussi, on vise à une forme d'autocontrôle par l'auto-dévoilement, l'analyste-confesseur étant également nécessaire pour éclairer le secret du soi et le sortir de l'inconscient ; la séance elle-même, bien entendu, reste secrète par rapport à l'extérieur. Secret et voilement, contrôle de soi, occultation et manifestation, aveu et simulation ou dissimulation s'avèrent donc être, pour ainsi dire, les deux faces d'un processus que peuvent mettre en œuvre et encourager des objectifs religieux, thérapeutiques et politiques et qui a pour résultat les singulières autodomestications qui caractérisent la modernité » (Hahn, 1986 : 67).

L'injonction à se raconter (Fernandez et al., 2006) serait ainsi une incitation à contrôler ses propres conduites et passe par une « *intériorisation de la norme à travers la pratique du récit biographique* » (Langumier, 2008 : 321). Les techniques de contrôle comme les tests urinaires ou les interrogations sur les consommations des usagers peuvent être perçus comme des moyens d'assujettissement s'inscrivant dans un processus visant à autocontrôler son corps et à l'user raisonnablement (Memmi, 2000). Norbert Elias (1973) nomme cela un *processus d'individuation*, c'est-à-dire un autocontrôle individuel qui renforce la conscience de soi. Cela ferait alors des professionnels non plus des acteurs, mais des agents institutionnels des pouvoirs publics, en ce sens que le contrôle des corps passe aussi par le colloque singulier soignant-usager,

146 Nous reprenons ici des propos prononcés par Marc-Henry Soulet lors du colloque « Addictions et société » à Genève, Suisse, les 12 et 13 novembre 2014. Sa conférence plénière était intitulée : « *S'en sortir : changer de vie ou changer sa vie* ».

donc « *par des choses triviales, anodines, banales, que l'on ne songe même pas à interroger et qui fonctionnent pourtant comme des pense-bêtes et des rappels à l'ordre* » (Christin, 1999 : 86[147]). Les professionnels sont ainsi sujets à des doubles contraintes. Ces contraintes sont, d'une part, interactionnelles puisqu'ils doivent construire une réponse avec l'usager en situation sur un mode subjectivant. D'autre part, elles sont politiques, car faisant participer implicitement les professionnels à un processus d'individuation qui viserait la domestication des corps.

Conclusion chapitre II

Dans ce chapitre nous avons vu que le paradigme de la réduction des risques est dominant dans le référentiel des centres de soins spécialisés consistant à accompagner les usagers sans définir par avance où l'on va. Néanmoins, cela apparaît simultanément indéfendable politiquement, mais peut-être aussi éthiquement, pour certains professionnels mettant à l'épreuve leur professionnalité et leur légitimité de soignants. Le paradigme addictologique qui prône une approche par des techniques cognitivo-comportementales, ici l'entretien motivationnel, offre aux soignants une possibilité d'emmener l'usager vers du changement et leur permet ainsi de répondre à un idéal de normalisation. Ce paradigme permet aussi d'étayer le schéma explicatif et compréhensif des conduites addictives de la souffrance psychique des personnes prises en charge. En effet, l'analyse des registres discursifs montre que les addicts sont considérés comme des êtres souffrants. Simultanément, les intervenants estiment que l'usager est le principal expert de lui-même, en ce sens qu'il doit se connaître et que c'est par ce savoir biographique qu'il peut se déprendre des drogues, en s'appuyant sur ses ressources biographiques afin de s'en sortir. Cette tension semble dissoute dans le registre expérientiel qui permet de légitimer les compétences des professionnels par la posture d'empathie et de compassion que le phénomène vaste de la souffrance exige. Cette approche expérientielle et la posture d'empathie qu'elle engendre ne sont possibles que si les usagers se mettent en récit. Le récit de soi n'est pas une psychanalyse au sens habituel du terme. Autrement dit, les mises en récits des usagers afin qu'ils prennent appui sur leurs ressources biographiques pour devenir expert d'eux-mêmes, passent par une injonction à se raconter. Ce processus permet d'accroître le contexte de conscience entre le professionnel et l'usager accentuant non seulement l'asymétrie dans l'interaction, mais aussi le processus d'individuation (Elias, 1973), et, partant, l'intériorisation des normes de conduite par l'autocontrôle.

Au-delà d'une hypothèse sur le contrôle des corps et de l'aspect assujettissant du processus de subjectivation, il semblerait que la reprise de

[147] Cité par Dargelos, 2008 : 327.

soi passe par une « mise à jour » de sa biographie qui peut aussi être demandée et voulue par les usagers. C'est en ce sens qu'au modèle bio-psycho-social s'ajoute la dimension existentielle : trouver un sens à son expérience. C'est ici que la comparaison avec les groupes d'entraide dans le chapitre suivant est pertinente : tout en se distinguant au niveau des référentiels et pratiques de soin, c'est dans le processus de subjectivation que nous pouvons trouver les points de comparaison.

Chapitre III

Retracer le savoir profane : carrière morale d'entraidant

La particularité de notre problématique implique un certain nombre de choix méthodologiques et épistémologiques. De la même manière que nous avons fait le choix de ne pas faire une étude sociopolitique de l'addiction en tant que problème public, nous n'étudierons pas les conditions sociales, historiques et économiques qui déterminent la perception, de manière générale, des problèmes de la dépendance dans un contexte sociétal et historique donné (Fainzang, 1996). Nous ne faisons pas non plus une anthropologie du boire (Castelain, 1989) ou une sociologie de la consommation (les modalités sociales et culturelles de l'ingestion des produits psychoactifs). Par contre, il est vraisemblable que les représentations qu'ont les membres des groupes de leur maladie vont nous indiquer les perceptions de ce trouble. Les représentations du bien boire (Ancel et Gaussot, 1998) ou de la bonne et juste consommation des drogues, sont aussi intériorisées par les malades eux-mêmes pour définir leur trouble.

Nous ne décrirons donc pas non plus exhaustivement les cultures de ces associations comme l'a fait remarquablement Sylvie Fainzang (1996) à propos de Vie Libre. Cela pour des raisons à la fois pratiques (les contraintes temporelles et spatiales), mais aussi méthodologiques : plutôt que de faire un travail de terrain dans la même association dans un souci d'exhaustivité et de représentativité, nous avons choisi d'enquêter sur deux associations afin d'éviter le biais produit. Par exemple, n'aller qu'à Vie Libre, association centrée sur les problèmes d'alcool, ne nous permettait pas de tester la variable produit, autrement dit d'avoir des points de comparaison pour déterminer l'importance des représentations et pratiques de consommation de tel produit à la fois sur les trajectoires de déprise et sur les modes de traitement.

Nous cheminerons ainsi dans ce chapitre à côté de ceux et celles qui souffrent du trouble. Au niveau ethnographique nous continuerons à décrire comment l'addiction est constituée en *objet de soin*, autrement dit les pratiques locales de l'entraide (et les justifications qui les sous-tendent) orientées vers l'addiction en tant que problème individuel et social à résoudre. La différence est que cette entité est composée de personnes ayant eu une expérience subjective de l'addiction. Il convient ainsi de prendre en compte que, pour la plupart des personnes rencontrées dans ces groupes, leur trouble est perçu et vécu comme une maladie. Concernant notre posture, il importe de rester sur le seuil de la caverne (cf. l'introduction), donc d'une part, rendre compte et comprendre le point de vue indigène de ceux qui vivent et pratiquent l'abstinence. D'autre part il s'agit d'interroger ces discours et pratiques, s'éloigner pour saisir une scène sociale plus vaste et regarder les rapports de savoir et de pouvoir dans lesquels ils s'inscrivent (Bensa et Fassin, 2008).

Dans un premier temps nous allons décrire et analyser les schémas explicatifs élaborés par les groupes d'entraide en vue d'expliquer et de comprendre le trouble auquel les personnes sont confrontées dans l'apparition de leur maladie (Fainzang, 1994). Ensuite, nous verrons les modalités de l'habilitation de certains malades à entraidants à passer dans le siège de l'entraidant, ceux que nous nommerons des « pères-pairs [148] ». Ce processus consiste à s'approprier une place qui est transmise (Jacques-Jouvenot, 1995, 1997) par les autres membres du groupe et implique de faire une promesse de ne pas rechuter.

1. Les réunions : éprouver pour comprendre ?

Si l'on considère que ce qui distingue habituellement, selon Darré (1999), ceux qui disposent d'un savoir légitime et les autres, ce sont leurs moyens d'organisation inscrits dans les formes et fonctionnement de leurs institutions (circulation des écrits, séminaires et réunions), le savoir dans les groupes d'entraide s'apparente à un « savoir savant », dans la mesure où ils ont des moyens d'organisation pour diffuser leur savoir sur la « maladie de la dépendance ». Ces groupes font des réunions au niveau local au moins hebdomadaire, et des rencontres, séminaires et conférences au niveau régional et national, voire international où ils échangent sur leur addiction : ils ont des forums sur internet où les dépendants peuvent discuter et échanger sur, par exemple, des recettes de cocktails sans alcool, mais aussi des témoignages de leurs souffrances et leurs solutions pour y remédier. Certes, les membres des groupes d'entraide ne possèdent pas un diplôme de soins, et ne disposent ni d'une licence ni d'un mandat au sens de Hughes (1996), mais ils produisent, diffusent et transmettent un savoir que l'on peut

[148] Le terme de « père » renvoie d'abord au terme employé par un de nos interlocuteurs pour expliquer cette relation entre entraidants, et ensuite à la relation d'autorité de laquelle certains entraidants tirent leur « grandeur » et qui leur attribue une place autre que celle de « simple » pair. « Père » est donc ici assimilable au « maître » dans sa relation à la fois à ses disciples et aux « petits » qu'il aide et protège. Le système de parrainage dans les groupes des Anonymes permet également de conforter cette conceptualisation. « Père-pair » permet donc de rendre compte de cette relation de maître-disciple qui semble pourtant opposé à l'idée que « tout le monde » peut être entraidant à condition d'avoir vécu une addiction.

nommer, faute de mieux, expérientiel. Ce savoir inclut des catégories et des concepts que l'on retrouve aussi dans la terminologie professionnelle et scientifique de l'addiction et de son traitement, mais on peut se demander, en s'inspirant de Bessy et Chateauraynaud (1995), si le fait que les personnes recourent aux mêmes catégories pour expliquer et comprendre le monde, signifie qu'ils perçoivent les mêmes choses ? Ne faut-il pas préalablement, c'est-à-dire avant d'accéder à un savoir commun, pouvoir partager des perceptions ? Il s'agit donc d'explorer quel est le savoir sur l'addiction des membres des groupes d'entraide, mais aussi les professionnels. Comment se constitue ce savoir, et comment peut-on le retracer ?

Même si le concept de « boîte noire » de Latour (1989) s'est construit en référence aux faits scientifiques, nous pourrons, du moins provisoirement, l'appliquer à la « vérité » défendue dans les groupes d'entraide, à savoir l'abstinence totale et définitive comme seul remède à la maladie de la dépendance (même si d'autres moyens, notamment les médicaments, sont « autorisés » au début pour parvenir à l'abstinence « pure »). L'idée de boîte noire sous-entend qu'un fait scientifique est construit par « *des opérations de liaison et d'assemblage, de constitution et de stabilisation de réseaux, d'affaiblissement et de renforcement des multiples associations dont ces réseaux sont faits* » (Quéré, 1989 : 97). Les réunions des groupes d'entraide font l'objet de ces « opérations de liaison et d'assemblage » : c'est ici, en partie, que se consolide le savoir sur le « trouble ». Ce savoir est constitué de plusieurs éléments et on peut supposer qu'il se crée, – mais aussi se transforme –, dans les interactions et les échanges verbaux pendant les réunions, par un « échange des pensées » (Widmer, 2009), c'est-à-dire pas seulement un échange d'informations, mais aussi une discussion sur les contenus mis en circulation, dans la mesure où les échanges dans les groupes d'entraide ont pour but de trouver des solutions aux problèmes de la dépendance.

Ces échanges constituent donc une forme de travail cognitif et présupposent « une problématisation de la situation » rendant les solutions imaginables et compréhensibles (Callon, 1986). Par ailleurs, on peut noter une certaine constitution ainsi qu'une stabilisation des réseaux par la diffusion par exemple de la littérature, en quelque sorte les traces de leurs associations. Bien évidemment ces éléments doivent être explorés plus en profondeur pour pouvoir postuler que le « fait profane » d'abstinence totale et définitive s'apparente à une boîte noire, mais nous pouvons poser comme hypothèse que la production de ce savoir instaure, conforte et stabilise des liens de la même manière qu'un fait scientifique dit « dur ».

1.1.Les réunions à Vie Libre : la gestion de la parole

Il y a en moyenne 8 personnes aux réunions de Vie Libre (par la suite VL). Certains viennent chaque fois, d'autres de manière moins régulière.

La réunion a lieu tous les mercredis durant toute l'année (seule exception : si le mercredi tombe le 25 décembre). Elle commence normalement à 20 heures et dure jusqu'à environ 21 h 45-22 heures, cela dépend du nombre de personnes et de la discussion. Après la réunion il y a un petit moment de convivialité où l'on consomme du café, des gâteaux et du jus de fruits, financés en partie par les membres eux-mêmes, mais aussi par les recettes de l'association provenant principalement des dons et des adhésions de leurs membres[149]. Ils bénéficient également d'une subvention de la ville servant uniquement à payer les frais liés à la location de la salle. La plupart reste pour boire un café, discuter puis remettre en place la salle (ranger les chaises, ranger le café, etc.).

Le Président de la section, Julien, anime les réunions. L'animation par le Président consiste à proposer un sujet[150] de discussion au début de la réunion. Les participants à la réunion peuvent aussi lui suggérer un sujet qui les intéresse avant la réunion et le président juge ce sujet opportun ou pas, c'est-à-dire que le sujet doit être adapté à la composition du groupe au moment de la réunion. Par exemple, me dit-il en entretien, si quelqu'un vient alcoolisé il ne lancerait pas le sujet de la rechute. Un soir il propose le sujet « mensonges ». Il m'explique qu'il aurait trouvé un autre sujet si un ou plusieurs participants venaient alcoolisés. Il proposerait dans ce cas-là plutôt de parler de différents outils et astuces pour devenir ou entretenir l'abstinence. Nous avons assisté à une réunion où deux personnes sont venues alcoolisées, dont une nouvelle. Julien proposait de discuter à partir d'une citation de Sénèque : « ce n'est pas parce que les choses sont difficiles que nous ne les faisons pas, c'est parce que nous ne les faisons pas qu'elles deviennent difficiles ». À partir de cette citation, il a enchaîné sur son expérience à lui :

> « Le plus difficile quand on est malade c'est de se dire plus jamais d'alcool, ce n'est pas simple, avec un bon fromage on ne pourrait plus jamais boire un verre de vin rouge ; ce n'est pas simple de se dire ça. En cure, on apprend comment l'alcool marche sur le corps, le corps s'en souvient. Si demain je bois de l'alcool, dans 15 jours je serai déjà à la quantité d'alcool que je buvais quand j'ai arrêté. »[151].

C'est aussi le Président qui gère plus ou moins la prise de parole, mais on peut aussi observer une sorte d'autorégulation qui s'opère la plupart du temps ; les participants prennent la parole quand « elle se libère ». C'est en effet surtout quand il y a plusieurs personnes qui parlent en même temps ou

---

[149] Par ailleurs, une distinction est faite entre membres adhérents (*a priori* les « alcooliques-malades » qui ont une carte rose) et les membres sympathisants (l'entourage le plus souvent, carte verte).

[150] Exemples des sujets : « pourquoi vient-on à VL », « les mensonges », « la santé mentale », « alcool et créativité », etc.

[151] Notes d'observation, Vie Libre.

entre elles que l'animateur de la réunion intervient pour « calmer les esprits ». La règle formelle est qu'il faut lever la main, une règle qui semble s'appliquer uniquement selon les besoins. Enfin l'animateur de la réunion rebondit souvent sur les interventions des autres et « guide » parfois la discussion, par exemple sur le sujet des « mensonges » : il lance ce sujet sous l'angle de « mentir à soi-même ». Les interventions des autres concernent plus le « mentir aux autres » pendant l'alcoolisation notamment au niveau de la quantité de l'alcool consommé[152] et Julien pose plusieurs fois la question « mais est-ce que ce n'est pas mentir à soi aussi ? », etc. Il relance ou recentre le débat, et demande parfois aux membres qui prennent la parole d'approfondir. Il est clair qu'il y a une différence au niveau de la prise de parole quand ils sont 5 et quand ils sont 15. Julien « régule » plus dans le second cas.

1.2.Les Anonymes : « Y a-t-il des partages brûlants ? »

Concernant les groupes les Alcooliques Anonymes et les Narcotiques Anonymes, on note des différences au niveau de l'organisation interne et la distribution des responsabilités. Il y a en moyenne quatre personnes aux réunions de NA et six aux AA[153]. Il y a un référent dans chaque groupe qui fait le lien avec la coordination nationale de leurs associations respectives. Cette personne est nommée « serviteur ». Il y a également un *modérateur* des réunions, mais qui peut changer de réunion en réunion. Nous avons fait le choix ici de ne pas présenter les textes qui sont lus à chaque réunion et qui sont communs à toute l'association de NA au niveau national, voire international, dont les plus connus sont les 12 étapes et les 12 traditions. Ces lectures font partie du déroulement très ritualisé de ces réunions. Pour donner un aperçu nous livrons la « prière de la sérénité » qui est prononcée à chaque début de réunion :

> « Mon Dieu, donnez-moi la sérénité d'accepter les choses que je ne peux changer, le courage de changer les choses que je peux, et la sagesse d'en connaître la différence ».

C'est aussi le modérateur qui gère le temps et qui donne, en principe, la parole à ceux qui la demandent explicitement. Ainsi, alors qu'à VL les personnes prennent la parole plus « spontanément », les Anonymes y mettent plus de formalités : à chaque fois que quelqu'un prend la parole, en levant préalablement la main[154], il se présente avec son prénom et son « étiquette », par exemple : « Francis, multidépendant abstinent », ou seulement « Patrick, dépendant », ceci même si la personne est réellement

[152] Il s'avère d'ailleurs que le fait d'avoir menti à son entourage sur la quantité d'alcool consommé est interprété comme un symptôme de la maladie-alcoolique.
[153] Cette moyenne n'est bien évidemment pas représentative étant donné le peu de réunions auxquelles j'ai participé.
[154] À Narcotiques Anonymes ils lèvent systématiquement la main pour demander la parole, même s'ils ne sont que 3 personnes à la réunion.

abstinente depuis des années. Quand il a fini, il dit « je m'arrête là pour maintenant » et il remercie les autres. À leur tour, ceux-ci remercient la personne qui a pris la parole. De plus, les personnes parlent longtemps (jusqu'à dix minutes) sans que personne n'interrompe. Ceci constitue un grand contraste avec VL où il y a plus de « ping-pong » entre les personnes qui prennent la parole, et où parfois elles parlent à plusieurs au même temps. De la même manière, il est rare que les autres du groupe reviennent ou rebondissent sur ce qui a été dit (contrairement aux réunions de VL). Par ailleurs, les Anonymes ne reçoivent aucune subvention de qui que ce soit, c'est une de leurs règles de base[155]. Ainsi la location de la salle des Anonymes est entièrement payée par les dons. À NA et AA ils font passer « le chapeau » à la fin de la réunion et chacun met ce qu'il peut/veut comme argent, servant à payer la salle et le café.

Comme nous allons voir plus loin, à VL les membres s'échangent des conseils et des astuces pratiques afin d'aider l'autre à rester abstinents : comment éviter la rechute, comment annoncer sa maladie à l'entourage, comment refuser de boire l'alcool dans les occasions qui en abondent. Ce n'est pas le cas chez les Anonymes, sauf quand la personne le demande explicitement, ce qui est rare : quand une personne prend la parole chez les Anonymes, elle peut la garder jusqu'à ce qu'elle n'en veuille plus, mais, au-delà, ces prises de paroles concernent plus souvent la manière dont la personne se sent actuellement puis par rapport à l'alcool.

> « Je suis Jean-Baptiste, abstinent. Ça va très bien en ce moment, ma vie s'écoule, pas de problème en particulier. Je suis allée dans les Vosges ce week-end voir ma petite-fille et pour la première fois mon arrière-petite-fille. Ma foi, ça va plutôt bien »[156].

Les membres des groupes des Anonymes échangent donc plus sur le registre symbolique que sur le registre réel, par exemple concernant l'abstinence :

> « Il ne faut pas penser au présent, ni à l'avenir, c'est aujourd'hui qui compte, il faut vivre le présent. Quand je suis devenu abstinent je me projetais déjà loin dans l'avenir. Mais il ne faut pas, quand on devient abstinent on se dit qu'on doit être abstinent pour le reste de la vie, mais c'est trop dur comme ça, il faut se dire 24 heures à la fois. Aujourd'hui je suis abstinent, demain je ferai encore 24 heures »[157].

---

[155] Les Anonymes suivent le programme de 12 étapes et les 12 traditions constituent les principes de base et de fonctionnement des réunions. Tradition numéro 7 : « Tous les groupes devraient subvenir entièrement à leurs besoins et refuser les contributions de l'extérieur. ». Les principes des AA et NA sont en ligne. Les 12 traditions sont souvent prononcées à voix haute au début de chaque réunion.

[156] Notes d'observation AA.

[157] Notes d'observation, AA.

Il semble que chez les Anonymes la « Maladie » est la clef de lecture de tout événement, expérience, comportements, pensées, etc. chez les « malades ». Toutes les émotions, les situations, les difficultés, autrement dit, tous les « troubles » que les personnes rencontrent dans leur vie quotidienne sont rapportés à elle. Par exemple, une personne dit avoir le goût pour la vitesse, il aime rouler à 210 km/h sur les routes nationales. Il sait que c'est dangereux, mais « *comme tous les malades j'ai un penchant pour tout ce qui est transgression des règles* ». De même, il explique qu'en cure il n'arrivait pas à se présenter comme malade-alcoolique (à la thérapie de groupe ils devaient tous se présenter ainsi) pendant les premières semaines de sa cure :

> « C'était encore la maladie qui reprenait le dessus, elle est tout le temps là. Je ne voulais pas capituler, la maladie était encore là » (Francis, NA).

Cet élément d'observation permet de voir comment se définit la maladie au sein des groupes Anonymes qui serait interprétée plutôt comme une cause de tous les « dysfonctionnements » que comme une conséquence.

1.3.« Tu tiendras la buvette » : La guérilla du rire

C'est intéressant, premièrement, de noter que pendant les réunions de VL il y a une ambiance assez détendue, voire conviviale et amicale. Deuxièmement, même si les réunions restent sur un ton « sérieux », ce ton est ponctué régulièrement par des blagues sur l'alcool et/ou sur les malades-alcooliques. Il y a plusieurs exemples à ce sujet, à chaque réunion :

- Deux femmes qui n'arrêtent pas de rire parlent de leurs histoires d'amour sur un ton amusé. Quelqu'un dit que ce n'est pas pour rien qu'elles sont surnommées « conseillères conjugales » au sein du groupe. L'une d'entre elles répond en rigolant : « on n'a pas que de problèmes d'alcool hein ! ».
- En parlant de leur repas annuel où ils tiennent habituellement une tombola pour ramasser un peu d'argent, un homme dit à un autre : « tu tiendras la buvette ! ».
- Une femme a envoyé par mail une recette de beignets incluant une dose de rhum, alors que Vie Libre préconise de cuisiner sans alcool. Les autres lui font la remarque au début de la réunion. Elle rétorque : « alors, vous avez tous rechuté ? ». Un autre homme lui répond : « oui et en plus j'ai mis un litre de rhum au lieu d'un verre ! ».
- Quand le sujet de la discussion concernait les « mensonges », quelqu'un remarque que l'on est en pleine période de campagne électorale et donc le mensonge est un thème d'actualité. Julien répond : « d'ailleurs ils feraient bien de boire un peu ceux-là [les politiciens] ».

– Avant une réunion pendant la période du « grand froid », on fume à plusieurs dehors. Jean-Pierre : « il faut être fou pour venir à Vie Libre avec ce temps-là, en plus il n'y a même pas du vin chaud ! ».

Il y a aussi des blagues sur les « malades » et un regard rétrospectif ridiculisant des situations ou des postures pendant leur alcoolisation. Marjorie raconte ce qu'un malade-alcoolique faisait pour se procurer des grandes quantités d'alcool tout en le dissimulant : à la caisse du supermarché il faisait semblant d'appeler sa femme et avoir une conversation avec elle concernant les quantités qu'il fallait acheter, afin de dissimuler face à la caissière que tout cet alcool était pour lui « oui j'ai pris ça et ça et ça, c'est bon ? ». Quand elle raconte ça au groupe, tout le monde, y compris Marjorie, rit aux éclats. Par ailleurs toutes ces blagues et remarques font souvent rire tout le monde. Mentionnons ici les travaux de l'ethnologue française Sylvie Fainzang (1996) qui a travaillé sur Vie Libre observant également la place du « rire » au sein de ces groupes. Elle distingue trois dimensions : une dimension thérapeutique servant à créer de la distance et du détachement face à l'alcool. Une dimension obsessionnelle : les buveurs ne peuvent pas se passer du contact avec l'alcool même si celui-ci est purement verbal. Une dimension doctrinale, en ce sens qu'il s'agit de (se) prouver que l'on peut être gai même en étant sobre. Le rire est ainsi un mode de vie.

Annick Madec (2002) écrit à propos de la « guérilla du rire » qui est selon elle une manière de résister aux catégorisations et à la domination :

> « Le rire avec est le rire partagé dans les espaces privés, là où les rapports entre les individus affectent d'être égalitaires. L'humour sert bien souvent à montrer que personne n'est dupe, que l'égalité n'est que supposée. Il sert à montrer l'ambivalence, les différences, la complexité. Il fragmente le « nous » d'appartenance […] Le rire avec perturbe les catégorisations, empêche les classifications hâtives car on rit le plus souvent avec le groupe – sans public, bien des effets comiques tombent à plat – de quelqu'un du groupe. Il montre les fêlures, voire les fractures, dans la solidarité des groupes » (Madec, 2002 : 92).

À Vie Libre, les membres ne rient pas de quelqu'un du groupe présent, mais plutôt de ceux qui ne sont pas là, ceux qui n'ont pas encore trouvé le chemin de l'association et de l'abstinence. Le rire pourrait donc servir à fragmenter le « nous d'appartenance », entre ceux qui sont abstinents et détachés vis-à-vis du produit, ici l'alcool, et ceux qui sont encore dans le déni. Cette catégorisation du déni est par ailleurs très centrale dans la terminologie des anciens dépendants.

Concernant cet aspect il y a un contraste avec les Anonymes où ce ton de « rigolade » transparaît beaucoup moins[158]. D'ailleurs, Francis qui fréquente les deux, NA et AA[159] fait cette remarque pendant une réunion :

> « On ne vient pas là pour rigoler, mais pour sauver notre peau ! Il y en a qui pense au début quand ils viennent que ce sont des petites réunions rigolotes, mais pas du tout ! ».

Cela ne veut pas dire que les membres des Anonymes ne plaisantent jamais ou que le ton soit en permanence sérieux[160], mais la maladie est plus souvent référencée dans les discours des « Anonymes », comme une dimension symbolique extérieure aux membres et pesant sur eux, ce qui entraînerait une situation plus dramatique ou du moins qui apparaît ainsi aux yeux du chercheur.

Cette représentation dramatique ne veut nullement dire que les relations seraient plus rigides ou « réservées » entre les membres. À NA par exemple ils se font tous la bise (aussi entre hommes, contrairement à Vie Libre où les hommes se serrent la main) et à la fin de la réunion, après la prière de la sérénité, ils se prennent tous dans les bras. Ceci dit, il semble que cela soit plutôt un rite pour clore la réunion que le signe d'une convivialité : deux garçons d'une vingtaine d'années venant pour la première fois dans ce groupe NA, mais ayant déjà participé à une réunion NA dans une autre ville demandent, avant de commencer la réunion avec un peu de réticence : « vous vous embrassez aussi tous à la fin ici ? »[161]. Par ailleurs, les Anonymes déconseillent que les membres se retrouvent en dehors des réunions, autrement dit qu'ils deviennent « copains »[162], à cause d'un danger de rechute renforcé et, selon un membre, pour « *garder une société dans la société* »[163], alors que la relation entre les dépendants est qualifiée d'amitié dans certains textes des Anonymes. Les coups de fil entre dépendants sont également fréquents.

---

158 Dans l'entretien avec Marjorie qui fréquente VL, elle raconte qu'elle a essayé les AA une fois, mais elle ne se sentait pas bien, car « l'ambiance était trop sérieuse ».

159 Francis fréquente les deux, parce qu'il se dit « multi-dépendant » : alcool, café, cigarettes, cannabis. Il s'identifie plus aux NA dit-il, mais il participe quand même aux réunions AA. D'ailleurs, à NA ils se disent presque tous multi-dépendants. Francis et François (à NA) ont tous les deux dits qu'ils se sont présentés à une réunion AA mais qu'ils ont eu l'impression que « ça n'a pas plu » aux alcooliques qu'ils se présentent poly-dépendants. Francis est un des fondateurs du groupe NA de la ville, et il dit l'avoir fondé justement parce que les « multi-dépendants » ne s'identifiaient pas seulement aux alcooliques. Il y a donc des frontières qui sont négociées entre les différentes dépendances.

160 D'ailleurs Sylvie Fainzang (1996) fait référence à des travaux sur les AA mentionnant l'importance du rire et des plaisanteries dans ces groupes. Pourtant cela ne correspond pas à ce que nous avons observé (cf. la remarque de Francis), mais cela peut être propre aux deux groupes des Anonymes observés ici.

161 Notes d'observation, NA.

162 Tout le monde ne suit pas cette prescription et garde des liens d'amitié en dehors des réunions.

163 Entretien avec Vincent, participe aux réunions AA, février 2012.

Cette différence au niveau de *la définition de la situation* entre les Anonymes et VL tient au *répertoire discursif disponible* dans les différents groupes, en ce sens que les termes utilisés pour désigner tout ce qui est lié à la maladie de la dépendance ne sont pas tout à fait les mêmes. Ainsi, pour désigner le remède efficace qui suit le sevrage de l'alcool et qui constitue le principe de base pour les groupes, VL parle d'*abstinence* alors que les Anonymes utilisent plutôt le terme de *rétablissement*, bien que celui-ci implique de rester abstinent. Dans les deux cas, les termes d'abstinence et de rétablissement signifient en quelque sorte la manière de vivre préconisée par le groupe, mais qui ne doit jamais être tenu pour acquis[164] pour autant.

Néanmoins, les termes employés renvoient à des univers symboliques différents, et donc à des représentations et identités de malades différentes également. Chez les Anonymes, toutes les situations rencontrées actuellement et représentant pour les malades une *situation-trouble*, par exemple avoir le goût pour la vitesse, sont rapportées à la maladie soulignant ainsi la continuité du processus de *rétablissement*. Chez VL, l'abstinence signifie une nouvelle vie, et toutes les situations-troubles que les abstinents rencontrent sont rapprochées de l'alcool, mais pas de la maladie : en effet si les personnes abstinentes à VL rencontrent des situations-troubles dans leur nouvelle vie, ce sont des difficultés qui étaient autrefois surmontées grâce à l'alcool, et qui dans la nouvelle vie doivent être surmontées grâce au regain de la confiance en soi. Par exemple, en parlant du sujet « alcool et créativité », Marjorie raconte que quand elle devait faire une improvisation de Muriel Robin, elle le faisait toujours alcoolisée. En sortant de cure elle devait le faire pour la première fois sans avoir bu auparavant. Elle raconte :

> « Moi mon truc c'était une improvisation de Muriel Robin, à tel point que j'étais invitée à tous les mariages et anniversaires juste pour faire cette impro. Et à la fin je ne pouvais pas le faire sans être alcoolisée, je pouvais dire n'importe quoi, la présence des gens je m'en foutais, c'était comme s'ils n'étaient pas là. Et en sortant de cure je devais la faire pour la première fois sans alcool et ce n'était pas facile. Je suis allée sur scène et là je regardais les gens. Je me suis dit faut y aller, mais j'avais tout le temps à la conscience la présence et le regard des gens ». *Ce à quoi répond le président du groupe VL* : « c'est le dépassement de soi et ça s'apprend. Sauf que c'est plus facile de boire un coup. Ça, on le sait, mais… »[165]

La rupture est donc plus nette : avant l'alcool était la solution à toutes les difficultés (plusieurs personnes disent avoir utilisé l'alcool comme un

[164] C'est cela qui s'observe dans les anecdotes qui circulent dans tous les groupes concernant des personnes qui ont rechuté : ils parlent tous (ou ont tous entendu parler) d'un ancien dépendant qui aurait rechuté après 10-15-20 ans d'abstinence, ces personnes étant devenues des personnes quasi mythiques (en ce sens que ce sont des personnes sans « identifiants » : pas de prénom, pas d'âge, pas de genre).

[165] Notes d'observation, VL.

médicament, comme un anesthésiant), aujourd'hui il faut trouver des ressources en soi-même, il faut apprendre à vivre sans alcool.

Cela confirme que les définitions de la situation-trouble de la maladie diffèrent : pour les uns, les Anonymes, la maladie explique tous les dysfonctionnements comportementaux ou émotionnels passés et présents, elle est la *cause* de tous ceux-ci. Ce qui signifie par ailleurs que les personnes ont toujours été malades, même avant de devenir dépendants réellement à un produit[166]. Pour les « Vie Libriens », comme ils se nomment parfois, la maladie est la *conséquence* de ces mêmes dysfonctionnements comportementaux et émotionnels : ceux-ci avaient été corrigés par l'alcool et, s'il y a encore des dysfonctionnements aujourd'hui, ils *doivent* être surmontés sans alcool. Il nous faudrait donc creuser plus cette notion de maladie (qu'ils emploient tous) pour mettre en évidence ce que ce terme revêt pour les membres.

Le groupe d'entraide se constitue donc en collectif qui intervient pour transformer la situation-trouble de la dépendance aux produits psychoactifs en créant une nouvelle situation : l'abstinence, et qui est stabilisée grâce à la participation aux réunions.

> « En général l'aliénation et la désaliénation ne se produisent pas uniquement chez des individus isolés mais simultanément dans des groupes de population. Un être aliéné finit par découvrir que d'autres ressentent les mêmes difficultés que lui et sont confrontés aux mêmes épreuves. Les nouvelles *terminologies* qui émergent sont alors objets de partage. Elles constituent de nouvelles philosophies, de nouvelles interprétations du monde, des situations, des personnes et des actes. Des mutations de valeurs aussi fondamentales débouchent sur de nouvelles conceptions, des perceptions différentes du sens et des finalités de la vie humaine » (Strauss, 1992b : 41).

En ce sens l'abstinence est parfois assimilée à un processus de maturation, à un « *parcours initiatique* ». Plusieurs personnes mettent ainsi l'accent sur l'idée de « gratter » ce qu'il y a derrière la maladie : une fois débarrassé du produit, il faut traiter ce qu'il y a en dessous, ce qui sous-entend faire un travail de parole, soit avec un professionnel soit à travers le groupe. Il s'agit de mettre les choses à plat impliquant souvent une confession aux proches de leurs mensonges pendant la période de consommation.

---

166 En effet, dès le début des groupes des Alcooliques Anonymes en 1935 aux États-Unis, ils conceptualisaient leur maladie en termes d'allergie (Dargelos, 2008), concordant ainsi avec leur définition d'une maladie « progressive et incurable ». .

Notes d'observation Vie Libre :

Johnny : « J'ai toujours menti à ma femme sur la quantité, je ne disais pas que je ne buvais pas, parce que là elle serait sûre que je mente, mais je mentais sur la quantité. Par exemple quand elle rentrait le soir je disais que j'avais bu 3-4 bières mais je ne disais pas qu'avant la bouteille de vodka et la bouteille de pinot étaient passées aussi ».
Sophie : « je voudrais savoir si tu as dit à ton épouse maintenant la vérité sur la quantité ? »
Johnny : « je ne vois pas l'intérêt »
Sophie. : « moi j'ai eu besoin de cela, à mon compagnon de l'époque, je lui ai tout dit, il a halluciné, mais j'avais besoin de ça pour mettre les choses à plat… Pour être « vraie » en quelque sorte… »
Julien : « C'est ne plus mentir pour ne plus fuir. Si on n'est pas bien on risque de consommer demain. Si on n'est pas bien, on met les choses à plat et il y a moins de risque de reconsommer ».

Le collectif assure aux membres une continuité de l'expérience de l'abstinence en ravivant le souvenir de leurs parcours chaotiques et aliénants, ainsi que l'échec de leurs prises en charge institutionnelles éventuelles.

1.4.Le terrain : une expérience « incarnée »

Dans la terminologie de ces groupes d'entraide, pour expliquer comment un dépendant devient un « entraidant », ils se réfèrent à la notion de basculement :

> *« Tu sais quand les gens parlent, ils voient bien comment c'est écouté en face. Si au bout d'un moment tu es écouté, tu sens que tu apportes quelque chose, tu dis ouais génial. Là tu bascules » (entretien avec Julien, Vie Libre).*

Nous pouvons supposer que nous avons à faire à un processus de désignation des places au sein du groupe (Jacques-Jouvenot, 1997), qu'il s'agit maintenant d'explorer. C'est en éprouvant notre terrain, que le questionnement et la modélisation se sont véritablement ancrés. En effet, l'immersion dans les groupes d'entraide, nécessaire afin de saisir les manières de catégoriser et ordonner le monde en commun, a aussi constitué un « *embarquement* » dans une posture de sociologue quelque peu inattendue. Dû à la présence prolongée dans un des groupes en particulier et au partage des moments de convivialité, on s'est trouvé tout d'un coup presque « de l'autre côté », c'est-à-dire parmi ceux qui savent ce que c'est d'être malade-dépendant : à une des dernières réunions auxquelles j'ai participé, il était question de leurs visites des malades-dépendants à l'hôpital psychiatrique local et de l'organisation de celles-ci, quand le président du groupe s'est tourné vers moi pour dire « s*i ça te dit, toi aussi tu pourras y aller pour en parler, tu en sais assez déjà* ». Sans creuser ici l'analyse de la position que l'on a pu adopter pendant les réunions en tant qu'observateur, qui a évolué d'une non-participation à une certaine forme de participation[167], non seulement cette énonciation a fait surgir des questionnements multiples, mais a interrogé la posture de sociologue effectuant une ethnographie : en effet on m'a finalement assigné *une place* inattendue au sein du groupe ou pour le dire comme Jeanne Favret-Saada (1977) à propos de son étude sur la sorcellerie : j'y ai, presque, été prise.

« *J'ai complètement basculé, me voilà de l'autre côté* ». Ce sont des mots que Jeanne Favret-Saada note dans son journal de terrain quand elle est partie enquêter sur la sorcellerie dans le Bocage normand. En effet, elle fait de son intégration progressive au terrain, c'est-à-dire au cours des positions que les « indigènes » lui assignent successivement, la condition même de la construction d'un savoir sur la sorcellerie. En acceptant ainsi d'entrer dans un système de places, elle a pu faire une proposition pour tenter de définir la sorcellerie : « *Rien n'est dit de la sorcellerie qui ne soit étroitement commandé par la situation d'énonciation* » (Favret-Saada, 1977 : 32).

Pour faire un parallèle avec notre recherche, il s'agit donc moins de déchiffrer des énoncés sur la sorcellerie (ou sur la « maladie de la dépendance » dans notre cas) que de comprendre *qui dit quoi à qui et comment il le dit*. On peut dire que dans cette configuration l'enquêteur est lui-même engagé dans ce « procès de parole » et n'est donc qu'un sujet d'énonciation parmi les autres. Or, dans beaucoup d'écrits sociologiques, toutes les traces énonciatives du chercheur sont effacées (Cefaï, 2010), alors que le sociologue, quand il est confronté au terrain, est nécessairement embarqué dans des histoires qu'il va raconter et qui constituent ses données. C'est en ce sens que le travail de terrain est une véritable expérience incarnée comme le défend Jeanne Favret-Saada dans son travail sur les sorts. Dans *expérience,* il y a « éprouver », il faut éprouver son terrain pour y comprendre quelque chose, comme le postulent les entraidants à propos de la dépendance. Cela implique donc de considérer les enquêtés comme des êtres pourvus de « *capacités incarnées à sentir et à ressentir, à se mouvoir et à faire expérience, à concevoir, à imaginer et à se souvenir, à interagir, à parler et à juger* » (Cefaï, 2010 : 30).

C'est en ce même sens que Jeanne Favret-Saada émet une critique à l'égard des savants ayant entrepris avant elle des enquêtes sur la sorcellerie

---

[167] Je me présentais systématiquement au début de chaque réunion, comme tout le monde, mais je ne prenais jamais la parole, sauf s'ils s'adressaient directement à moi. Vers la fin de mon travail de terrain ma présence aux réunions a été « normalisée », même si je n'étais pas « comme eux » (par exemple quand ils parlaient de leur maladie en essayant de l'expliquer ou la comprendre « *je pense que nous on est tous, sauf Line, des grands sensibles, c'est pour ça qu'on boit* », ou « *on connaît tous, à part Line, cette situation où on nous propose à boire et il faut refuser* », etc.).

dans le Bocage normand. Elle s'insurge contre le folkloriste et son travail qui consiste « *à marquer la différence entre sa propre théorie (laquelle par ailleurs est « vraie ») et celle du paysan laquelle est seulement une croyance* » (Favret-Saada, 1977 : 19). Elle souligne que le paysan a les mêmes capacités que tout autre être humain à mettre en œuvre le « principe de causalité », ce qui va dans le sens d'une sociologie pragmatique voulant rompre avec l'idée d'un espace cognitif à deux niveaux : « *celui des croyances de l'acteur et celui de la réalité profonde à laquelle seul le sociologue pouvait avoir accès* » (Boltanski, 1990 : 63). Elle attire ainsi l'attention sur le contenu social de la connaissance. Au bout de trente mois de terrain, Favret-Saada note dans son carnet de terrain :

> « Or, de tous les pièges qui menacent notre travail, il en est deux dont nous avons appris à nous méfier comme de la peste : accepter de "participer" au discours indigène, [et] succomber aux tentatives de la subjectivation. Non seulement il m'a été impossible de les éviter, mais c'est par leur moyen que j'ai élaboré l'essentiel de mon ethnographie » (Favret-Saada, 1977 : 48).

Nous sommes donc loin d'un positivisme caractérisé par son exigence d'objectivation et par la distance que le chercheur entretient avec le monde qu'il tente de comprendre. Au contraire, il semble que Jeanne Favret-Saada fait de son « embarquement » une composante de la production des hypothèses qui se fonderaient sur la capacité à se laisser envahir par son terrain.

> « Les quelques progrès que j'y ai enregistrés se sont accomplis dans des circonstances où je ne contrôlais ni mes paroles ni mes attitudes. Peut-être que mon ethnographie va consister à découvrir quelle place chacun de mes interlocuteurs me désigne. Ou à supporter d'occuper cette place » (*ibid.* : 170).

On ne peut donc pas à l'avance circonscrire tous les types d'investissement sur le terrain, cet investissement est en fonction des ajustements que l'on effectue dans les interactions en répondant aux sollicitations des membres.

Bien que nous n'ayons pas été « pris » de la même manière que Favret-Saada, car cela ne nous semblait pas être une position éthiquement défendable à proprement parler[168], la manière dont cette énonciation nous a « affectés » nous a fait comprendre que la désignation de « celle qui sait » impliquait réellement un engagement dans une position d'entraidant. La réponse que nous allions donner était décisive concernant notre place dans le groupe. Autrement dit, accepter une telle place signifiant non seulement passer la frontière entre profane et sacré, mais aussi détenir un « savoir coupable » car présupposant de *connaître* ce qui est interdit et ce qui est

---

168 Cette expérience a d'ailleurs plutôt constitué un détonateur d'arrêter le travail de terrain, même si la position « politique » qu'elle implique nous paraît totalement défendable.

sacré (Hughes, 1996). Avoir une telle place impliquait donc sinon de devenir abstinent, au moins d'avoir une « conduite exemplaire » aux yeux du groupe en matière de consommation des produits psychoactifs. Cette épreuve de la désignation nous a donc permis d'affiner notre problématique en nous faisant comprendre que ce n'est pas une simple expérience de la dépendance qui donne droit à connaître (Stroobants, 1993), mais bien l'appropriation et l'acceptation de s'engager à « tenir promesse » (Ricoeur, 1990) qui confère à la personne le droit à mettre en œuvre une capacité à aider d'autres. C'est en cela que nous allons explorer les trajectoires de déprise sous l'angle d'une carrière morale en intégrant les notions de « savoir coupable » et de « tenir promesse ».

Être prise par le terrain dans la première étape de l'enquête, c'est donc aussi accepter de se perdre et de voir se nuancer ses questions de départ. À la lecture des travaux de Favret-Saada, et notamment dans ses descriptions de son terrain, y compris sur ses propres actions, on peut voir les doutes et les tâtonnements du chercheur dont sont faites toutes les recherches, ces incessants allers-retours entre terrain et théorie qui semblent être la condition nécessaire d'une recherche qualitative réussie. Ou comme le dit Daniel Cefaï : « *L'expérience du terrain est ici irremplaçable : elle permet une pensée en prise sur le concret* ». C'est une posture qui implique de « tâtonner doucement » sans décider à l'avance de ce qu'elle va trouver.

2. Le registre de causalité dans les groupes d'entraide

Avant d'analyser le registre de causalité de la maladie à l'œuvre dans les groupes d'entraide, il convient de décrire leurs caractéristiques au niveau de différents principes, méthodes et idéologies, mais aussi concernant la composition sociodémographique de leurs membres. Cette composition a un caractère d'invisibilité tout d'abord. En effet, il n'y a pas d'enquête équivalente à celle de l'OFDT pour les CSAPA sur les caractéristiques de personnes qui fréquentent les groupes d'entraide et nous ne pouvons donc pas en faire un aperçu sociodémographique, sauf de notre échantillon qui ne saurait être représentatif.

Il y a des représentations chez certains professionnels[169] selon lesquelles les personnes qui fréquentent les « Anonymes » seraient d'un capital culturel supérieur qui se mesurerait à leurs discussions plus spirituelles et philosophiques. Ceci se confirme en partie pour notre terrain, tout comme l'idée que la moyenne d'âge est assez élevée, c'est-à-dire que l'on retrouve très peu de personnes de moins de 30 ans dans ces associations. Notamment à Vie Libre, dans le groupe enquêté, où la moyenne d'âge est d'environ 50

[169] Pas seulement dans les CSAPA, mais aussi chez des personnes rencontrées dans des colloques par exemple ayant une connaissance des groupes de par leur participation et ancienneté dans le champ.

ans[170], ils se présentent et se représentent comme un groupe jeune contrairement à beaucoup d'autres sections souvent composées selon eux de retraités. En lisant la revue bimensuelle « Libres », mais également en consultant leurs forums d'entraide sur les réseaux sociaux, la plupart des groupes sont constitués de membres bien avancés dans la vie active, voire déjà retraités. Au-delà de ces représentations communément admises, voyons les descriptions que nous pouvons faire à partir de nos observations en intégrant les informations chiffrées qui existent.

2.1. Vie Libre : « la soif d'en sortir »

Vie Libre, au niveau national, ne réalise pas d'enquête sur la composition de ses membres. Il y a environ dix mille adhérents à l'association Vie Libre dans toute la France en 2013[171]. Il y a deux types de carte d'adhésion : la carte rose pour le buveur guéri et les abstinents volontaires, et la carte verte pour les sympathisants. L'expression de buveur guéri est la notion retenue officiellement, c'est-à-dire dans les documents officiels de l'association comme les statuts, mais aussi reprise sur la revue Libres[172] et sur la carte d'adhésion remise lors de l'assemblée générale. Par contre elle est très rarement utilisée pendant les réunions où les membres préfèrent parler d'abstinence pour souligner la vigilance continue vis-à-vis de l'alcool. Il semble donc que la notion de buveur guéri est une référence historique, difficile à effacer de la mémoire collective du groupe. Selon les dires de certains membres, la notion de guérison, qui est présente dans le référentiel « vilibrien », renvoie à l'idée de liberté, c'est-à-dire que le nom de l'association fait référence au fait de se libérer des chaînes dans lesquelles l'alcool les a attelés. Comme c'est écrit sur leur site internet :

> « Notre action n'est pas celle d'une ligue "Antialcoolique" mais, placés au cœur même du problème alcoolique par des contacts auprès des malades et de leurs familles, nous avons pour but de leur faire retrouver SANTÉ et BONHEUR et la JOIE de vivre en hommes et femmes libres de tout esclavage et de toute tutelle [173] ».

Se libérer de l'esclavage, voilà un point commun entre tous les groupes d'entraide et leurs visions des produits psychoactifs. Par ailleurs, Fainzang, fait remarquer le changement de logo au sein de Vie Libre en 1990, se focalisant sur la « libération, échappée d'un lieu d'enfermement représenté

---

[170] Nous n'avons pas l'âge de toutes les personnes rencontrées, nous pouvons seulement confirmer que nous n'avons rencontré que deux personnes de moins de 40 ans.

[171] Ces informations sont tirées du site officiel de Vie Libre, www.vielibre.org (consulté le 8 décembre 2017). Il existe également une page sur wikipedia.org qui dénote onze mille adhérents en 2009. Il existe 2 sections à l'île de la Réunion, et la même association existe en Belgique, mais elle n'a pas de lien particulier avec le mouvement français).

[172] Sur la page de couverture il y a une inscription en verticale sur la gauche : « *Guérison, réinsertion et promotion des malades de l'alcool. Prévention et lutte contre les causes* ».

[173] http://www.vielibre.org/, onglet « thérapeutique », consulté le 26/06/2018.

par un verre d'alcool » (1996 : 27). Cela fait apparaître l'aspect militant du mouvement Vie Libre, contraste avec les Anonymes qui sont absents de la scène publique, en ce sens que la guérison est liée à une lutte à la fois subjective et interne pour se libérer de l'emprise, et la lutte collective contre l'alcool et l'alcoolisme dans la société. Nous entendons ici le militantisme dans le sens qu'en donne Jacques Lagroye :

> « Une forme de participation active, non salariée, non orientée prioritairement vers l'obtention de profits matériels, et généralement présentée comme exemplaire puisque son intensité témoigne de l'importance et de la valeur qu'on peut accorder aux activités de l'organisation » (cité par Fillieule et Pudal, 2010 : 164).

À noter que Vie Libre bénéficie depuis 1984 d'un agrément en tant qu'Association de jeunesse et d'éducation populaire, historiquement un domaine de militantisme « *auprès des vulnérables et précaires* » (Richez, 2011).

Abstinent volontaire désigne souvent le ou la conjoint(e) ou d'autres personnes de l'entourage proche, souvent les parents ou les enfants. Les abstinents volontaires ont une place importante à Vie Libre, dans les textes officiels il y est souvent fait référence, ce que l'étude de Fainzang (1996) montre entre autres. On peut également penser que les conjoints occupent historiquement une place importante à Vie Libre, puisque le statut d'abstinent volontaire a été conçu à leur intention. Dans notre groupe enquêté, les conjoints n'étaient pas très présents (seulement pour accompagner la première fois), même si leur rôle est important à analyser. Le ou la sympathisant(e), détenteur de la carte d'adhésion verte, est une personne qui soutient les actions du mouvement. Le sympathisant n'est pas tenu d'être abstinent.

Le mouvement Vie Libre est doté d'un Conseil d'administration et d'un comité national comprenant neuf membres qui sont en charge de la politique et de « *maintenir l'esprit du mouvement* » (statuts de Vie Libre, § 12d). Selon Fainzang, les élus au comité national (délégués des régions et 6 membres permanents élus par leur collège) doivent avoir au minimum quatre ans de carte rose. Ensuite, l'association est divisée en comités régionaux qui assurent la mise en place de cette politique au niveau régional. Pour être élu au comité régional, il faut avoir « *un minimum de deux ans d'action militante de base* » selon les statuts. Un comité régional doit exister à partir de trois comités départementaux, et est composé des membres délégués de ces comités départementaux. Un comité départemental est constitué dès qu'il existe deux sections reconnues par le comité national sur le territoire du département (statuts vie libre, § 12b), et ses membres sont élus parmi les représentants des comités de section. Selon les statuts de l'association, il faut avoir « *un minimum d'un an d'action militante de base* » pour être élu au comité départemental. Ces comités départementaux sont donc subdivisés en sections (275 en tout sur le territoire français). Les sections peuvent dans certains départements être divisées encore en équipes de base. Chaque section doit rendre compte de ses activités et de ses comptes financiers tous les trois mois au comité départemental.

Les ressources financières proviennent essentiellement des cotisations et dons des membres, mais l'association reçoit aussi des subventions des instances ou établissements publics. Dans le groupe enquêté par exemple ils reçoivent une subvention de la ville qui correspond au prix de la location de leur salle de réunion dans une maison des associations (autour de 400 euros de loyer par an). Les comptes sont généralement équilibrés et le budget dépasse rarement les mille euros (dépensés en frais téléphoniques[174], frais kilométriques pour les diverses réunions départementales et régionales, et dans les éventuelles activités de l'association comme l'organisation d'un barbecue, etc.).

Concernant les appartenances socioprofessionnelles, Sylvie Fainzang, ayant fait son ethnologie dans plusieurs groupes, relate une composition sociologique des membres majoritairement des classes populaires et des petites classes moyennes (ouvriers, employés, techniciens et personnel de service). Selon elle, « *le mouvement s'adresse préférentiellement aux classes populaires, considérées comme les plus vulnérables et les premières victimes de cet esclavage* » (Fainzang, 1996 : 18). L'association intervient aussi dans les entreprises comme les stages d'alcoologie de sensibilisation, grâce notamment à un rapprochement avec les principaux syndicats de travailleurs (FO, CGT, CFDT).

Les origines populaires semblent aussi tenir aux deux fondateurs du mouvement, le prêtre André-Marie Talvas, ancien aumônier de la Jeunesse Ouvrière Chrétienne, et Germaine Campion, ancienne alcoolique et prostituée, dont il est souvent fait mention dans les sources à notre disposition. Le mouvement Vie Libre est né en 1953 de la fusion entre deux organisations d'anciens buveurs, l'Amicale du 147 et l'Entraide, ce dernier créé en 1937 par Talvas et Campion. Le père Talvas, fils de cafetier et donc témoin dans son enfance du spectacle quotidien des clients ivres morts que leurs femmes venaient chercher (Fainzang, 1996), était sensible et intéressé par le cas de cette femme, Germaine Campion, que l'alcoolisme avait conduite à se prostituer. Elle est venue rejoindre Talvas à Paris pour se faire soigner dans un hôpital, et les deux ont noué une profonde amitié (Fainzang, 1996) conduisant le prêtre à choisir l'abstinence par solidarité avec Campion. Le mouvement se développe donc autour de ces deux figures tutélaires et enracinées dans un milieu populaire. Ce duo a également initié

[174] Dans le groupe étudié, ils ont fait le choix d'un abonnement téléphonique pour pouvoir être joignables par les personnes qui en ont besoin (même si plusieurs « anciens » donnent leur numéro personnel aux nouveaux aussi), mais aussi par d'éventuelles nouvelles « recrues » (c'est ce numéro qui est affiché sur internet). C'est le plus souvent le président qui a le téléphone en sa possession, mais ils peuvent se le passer entre « anciens » au besoin.

le Mouvement du Nid en 1946 qui lutte contre les causes et les conséquences de la prostitution et qui existe encore aujourd'hui.

Qu'en est-il de l'enracinement populaire vingt ans après l'ethnologie de Vie Libre de Sylvie Fainzang ? La composition socioprofessionnelle du groupe ne semble pas avoir beaucoup changé depuis son étude. Les professions et niveaux de diplôme indiquent souvent une appartenance plutôt populaire (employés, agents de service, aide-soignantes, ouvriers qualifiés ou non qualifiés, coiffeurs) et des classes sociales moyennes (technico-commerciaux, assureurs courtiers salariés, comptables, paysagistes, fonctionnaires catégorie B). Une seule personne se distingue en étant ingénieur du son (cadre), et la seule diplômée bac + 5. Presque la moitié d'entre eux sont inactifs (chômeurs ou retraités). Vie Libre continue donc à s'adresser à certaines couches sociales de la population, même s'il faut être prudent quant aux généralisations. Il en est de même concernant une éventuelle comparaison avec les groupes des Anonymes, où il est encore plus difficile d'obtenir des informations sur les caractéristiques sociales des membres (même si une enquête au niveau international est réalisée tous les ans). Relativement au peu de personnes rencontrées dans les groupes des Anonymes, nous pouvons néanmoins noter une plus grande hétérogénéité sociologique.

Au niveau des autres caractéristiques sociales et démographiques, la répartition homme femme est assez paritaire dans les groupes enquêtés (Vie Libre, NA et AA) avec une petite prépondérance masculine. La moyenne d'âge de nos enquêtés, tous groupes confondus, est de 43 ans. Elle est de 51 ans à Vie Libre en comptant ceux et celles que nous avons interrogés, c'est donc la présence de quelques jeunes dans les groupes des Anonymes qui fait baisser la moyenne globale. Il est intéressant de noter le statut matrimonial des enquêtés dans les groupes : à Vie Libre plus de la moitié est divorcée de la personne avec laquelle ils étaient mariés lors de leur période d'alcoolisation (=7) ou remariés depuis (=3). Parfois il y a même eu un deuxième divorce après un autre mariage pendant l'abstinence. Les autres se partagent entre célibataires (=3), marié(e)s (=4) et veufs (=2). Dans les groupes des Anonymes il y a seulement une personne divorcée, les autres sont célibataires ou vivent en concubinage, ce qui peut être lié à la moyenne d'âge moins élevée (toujours sous réserve du petit nombre de personnes rencontrées). Il conviendra d'intégrer cela dans l'analyse des trajectoires.

2.2. Les « Anonymes » : juste pour aujourd'hui

Les associations des Anonymes ont produit une grande quantité de littérature qui conceptualise à la fois la maladie et le rétablissement, notamment le « big book » (nommé « Les Alcooliques Anonymes » en français) et « Les 12 étapes et les 12 traditions » communes aux deux associations. Ces livres sont considérés comme des manuels comprenant des témoignages des anciens alcooliques ou toxicomanes, mais aussi des guides pour le rétablissement, notamment le livre « juste pour aujourd'hui » des Narcotiques Anonymes[175]. Ils ont aussi un grand nombre de brochures et textes courts destinés à faire découvrir les associations, à les comprendre, mais aussi à transmettre le message, donc des brochures destinées à un public en particulier ou à des partenaires potentiels.

Par contre, le principe de l'anonymat qui est « la base spirituelle » de toutes leurs traditions (tradition numéro 12), fait qu'il n'y a aucune base de données sur les membres, et interdit par ailleurs à ces derniers d'apparaître dans les médias à visage découvert et de communiquer leurs noms (ils mentionnent seulement le prénom, comme dans les réunions). Ce principe rend donc impossible un aperçu sociodémographique de la composition de cette association, sauf à nouer des liens avec les membres rencontrés pour les interroger sur leur situation et conditions de vie[176]. Au niveau international de l'association, il y a néanmoins une enquête conduite tous les ans auprès des membres de tous les pays par le siège international (situé à Los Angeles, États-Unis, nommé *Narcotics Anonymous World Services*) lors de leur congrès mondial annuel.

Les résultats de la dernière enquête des Narcotiques Anonymes traduite en français datent de 2011. Le questionnaire original et les résultats sont donc en anglais, ce qui constitue déjà un biais d'interprétation des données[177]. Il y a eu presque dix-huit mille répondants. Nous n'avons pas trouvé le nombre de membres à Narcotiques Anonymes ni en France ni dans le monde, dans la mesure où il n'y a aucune trace écrite de leurs réunions, que cela soit sous forme de compte rendu ou de rapport d'activité[178]. Sur le site des AA, on trouve plus d'informations à ce sujet concernant cette

---

[175] Cinq livres structurent la vision de la maladie chez les NA : Le livre « Narcotiques Anonymes » est le texte de base de leur association, « ça marche : comment et pourquoi » traite des 12 étapes et le livre « Guides de travail des étapes » des NA est le cahier de travail qui l'accompagne. « Le parrainage » présente la pratique du parrainage au sein de l'association et le livre « juste pour aujourd'hui » est considéré comme leur livre de « méditation quotidienne ».

[176] Par ailleurs, il a été parfois difficile d'obtenir ces informations même dans les entretiens face à face au moment du recueil des informations biographiques, comme l'âge, leur profession, le statut matrimonial, etc., certains faisaient preuve d'une méfiance à l'égard de ces questions.

[177] Par exemple sur la question de la « diversité ethnique » qui n'est pas sans poser question tant au niveau de la catégorisation et la définition des ethnies (aucune information sur la méthodologie de recueil n'est disponible) qu'au niveau de la traduction et la transposition de celles-ci en français (*Caucasian* a été traduit par « origine européenne » et *Indigenous* par « autochtones »).

[178] À Vie Libre, dans le groupe étudié, la secrétaire fait des comptes-rendus pour utilisation interne qu'elle envoie par mail, mais ce n'est pas systématique. À l'assemblée générale il y a un petit rapport d'activités du président (mais qui n'est pas distribué) où il rend compte du nombre de réunions et des thématiques traitées.

association : ils estiment à plus de deux millions les membres dans le monde. En France, il y aurait 7 000 membres et 600 groupes en tout[179].

Selon la brochure relatant les résultats de l'enquête, il y a presque 63 000 réunions NA hebdomadaires dans 132 pays différents (les Alcooliques Anonymes ont 114 000 réunions hebdomadaires dans 170 pays). Il y a une parité quasi totale entre hommes et femmes (53 % et 47 %). Pour les Alcooliques Anonymes, le taux serait de 65 % d'hommes et 35 % de femmes. L'âge moyen, à travers le monde (même si l'on peut supposer qu'il y a une prépondérance d'anglophones qui ont répondu à l'enquête, notamment d'Amérique du Nord) est de 42,7 ans (dans l'enquête similaire des AA, l'âge moyen est de 49 ans). La moyenne de la durée de l'abstinence « de toute drogue » est de 10,87 ans (une moyenne égale pour les Alcooliques Anonymes). Les personnes ayant répondu assistent à une moyenne de 3,24 réunions par semaine (2,6 pour les AA). 61 % ont un emploi à temps plein, et 10 % un emploi à temps partiel, 11 % sont sans emploi et 8 % retraités. Les drogues utilisées plus régulièrement sont l'alcool (78 %), le cannabis (66 %), la cocaïne (56 %), les stimulants (44 %) et les opiacés (35 %).

Que pouvons-nous dire concernant nos enquêtés dans les groupes des Anonymes ? Nous avons déjà parlé de l'âge moyen et du statut matrimonial et nous n'avons pas de données concernant les situations socio-économiques des membres de ces groupes. Toutefois, il est certain que les membres de ces groupes ne se trouvent pas dans les mêmes situations de précarité que les usagers rencontrés dans les centres de soins spécialisés, en ce sens que la plupart d'entre eux font partie de la population active et possèdent un diplôme qualifiant, voire ont fait des études longues (bac +5, bac +8). Cela confirme donc l'observation de Sylvie Fainzang selon laquelle les groupes des Anonymes « recrutent » en milieu socialement plus élevé que Vie Libre. En effet, elle émet l'hypothèse que le principe de l'anonymat est central dans ce type d'association, parce que leurs membres, des couches sociales supérieures devraient rester protégés pour ne pas nuire à leur image et à leur carrière.

Il semble en effet que les groupes des Anonymes s'adressent à des personnes prêtes à s'engager *a priori* dans un travail introspectif encadré et guidé par un programme spirituel, c'est-à-dire à travers les 12 Étapes. Ces étapes sont nommées et lues à voix haute lors de chaque réunion, et les membres peuvent faire un travail écrit sur ces étapes, tenir une sorte de journal intime, qui peut être suivi et supervisé par le « parrain ». Parfois une des étapes peut aussi être choisie comme thématique d'échange pendant la réunion. Tous les membres présents peuvent alors exprimer comment ils s'y prennent ou comment ils s'y sont pris pour passer cette étape, comment ils l'interprètent ou se positionnent la concernant. Cette méthode qui inclut les

---

179 http://www.alcooliques-anonymes.fr/qui-sont-les-aa/les-aa-dans-le-monde, consulté le 12/12/2017.

étapes et le parrainage est parfois qualifiée de « doctrine » par des observateurs extérieurs qui considèrent ces associations comme des quasi-sectes (cf. les travaux de Jauffret-Roustide, 2002, 2010). Néanmoins, ce sont des éléments qui caractérisent les Anonymes et les distinguent nettement de Vie Libre où il n'y a pas de programme préétabli par écrit.

Dans la mesure où nous ne faisons pas une ethnographie des groupes des Anonymes, nous n'allons pas décortiquer les 12 étapes malgré leur importance au niveau formel[180]. En effet, ces 12 étapes sont lues à haute voix systématiquement lors des réunions, que cela soit aux NA ou aux AA, et chaque membre est incité à faire un travail sur ces étapes au niveau individuel[181]. Dans les réunions que nous avons pu observer, les 12 Étapes, en tant qu'outil thérapeutique, ne tiennent pas une place importante mis à part la lecture rituelle. Par contre dans les entretiens individuels plusieurs personnes évoquent le travail qu'ils ont fait concernant ces étapes, travail qui est très variable selon les personnes, notamment entre celles qui ont fait un séjour dans le centre APTE (Aide et Prévention des Toxicodépendances par l'Entraide[182]) et ceux qui n'en ont pas fait. Ce dernier est le seul centre en France se basant exclusivement sur ce modèle de 12 Étapes. Par exemple, Thomas, qui a fréquenté les Narcotiques Anonymes et a fait une cure dans le centre APTE, décrit comment il a travaillé les étapes en cure :

> « *Tu vois, regarde ce que je te disais, première étape, première partie : 5 exemples précis de consommations, comme qui était là, c'était quand, quelles drogues tu as prises, et combien, que s'est-il passé et quelles étaient les conséquences. Alors 5 pour les black-out, 5 pour les tentatives d'arrêter, 5 pour les obsessions avec le produit, 5 pour mentir ou manipuler pour protéger la consommation. 5 exemples, tu imagines à chaque fois, c'est hyperdur. Et une fois que tu as fait ça, tu fais « wauv, je suis un warrior » [rires], mais tu morfles, parce que quand tu as fini tu fais [geste d'inspiration profonde d'air], au fur et à mesure que tu écris tu chiales quoi. Tu dis « mais j'ai fait ça moi, j'ai fait ça moi, j'ai fait ça moi ? ». C'est le but recherché hein, ils te le disent après, voilà là tu as craché le*

---

[180] En effet, tous les groupes des Anonymes existants (Outre-mangeurs Anonymes, les Endettés Anonymes, etc.) sont basés sur ce modèle des 12 étapes. Le groupe créé pour les proches des malades, Al-Anon, est également basé sur ce travail d'étapes. C'est un programme pragmatique adapté aux 12 Étapes à dimension spirituelle et morale des AA. Par exemple, à la première étape « Nous avons admis que nous étions impuissants devant l'alcool - que nous avions perdu la maîtrise de nos vies » des AA, correspond un « exercice » de faire un récit de son histoire et de le partager avec les autres membres. En France il y a un seul centre de cure utilisant cette méthode, le Centre APTE, où les soignants sont tous des anciens dépendants.

[181] Un membre des AA suggère par ailleurs que ce sont des outils simples pour des gens compliqués, qu'il leur « faut » des slogans faciles à retenir et éventuellement à appliquer : « Et *aux AA c'est énormément de slogans très simples, parce que nous on est des gens compliqués. Il n'y a pas plus compliqué qu'un alcoolo, on est toujours en train de chercher midi quatorze heures, de se torturer pour des trucs, tu vois quoi* » (Pierre-Henri, AA).

[182] Créé en 1993 à Bucy-Le-Long par Kate Barry. Nommé aussi la Maison de Kate.

gros morceau quoi. C'est ça le plus important » (entretien avec Thomas).

D'autres, sans avoir fait une cure dans ce centre encadré par des anciens dépendants, font état également d'un travail entamé et toujours en cours, et parfois de la difficulté à se motiver ou trouver le temps :

> « *Un moment c'est moi-même qui me suis autocensuré, je me suis dit, voilà, je n'écris rien, je ne laisse pas de traces, voilà, ce sont les mots, des mots d'amour, et après on revient... En tout cas sur l'écriture des étapes c'est une chose... une réalité, c'est qu'écrire un texte quelle que soit l'étape... après d'accord sur NA c'est "je suis impuissant devant la drogue", mais j'enlève le mot drogue, d'ailleurs je peux mettre le mot alcool parce que c'est la base en littérature, en AA c'est "je suis impuissant devant l'alcool", deux "je peux concevoir vivre sans", trois "je me laisse guider à vivre sans", voilà c'est... mais... c'est tout ce qui peut me détruire, je peux mettre autre chose, là au jour d'aujourd'hui, je suis impuissant à suivre mes comptes, à gérer mon budget, sans me mettre dans des situations de dépendance, c'est ça que je traverse là. J'ai besoin de me mettre dans des... et j'ai encore cette fâcheuse tendance à laisser les choses, à procrastiner, à remettre au lendemain, voire à pas faire, pour après un petit rien ça devient quelque chose de très lourd et qu'au final je suis obligé d'agir et d'une manière impulsive* » (entretien avec Yannick, NA).

L'importance d'un travail sur soi d'ordre moral et psychologique à l'aide du « guide » des 12 étapes est donc marquée dans ces groupes. C'est un outil thérapeutique d'introspection spirituelle que les membres utilisent individuellement, même s'ils peuvent, en tout cas dans un premier temps, être résistants quant au caractère contraignant d'un tel travail.

> « *Le travail d'étapes, j'ai commencé en arrivant à L., parce que je me suis dit merde j'ai plus de réunions NA, mais du coup il faut quand même que je continue à bosser sur moi. Parce que bon avant les étapes se faisaient dans ma tête, bon, telle étape, réparer les torts, ce que je faisais j'appelais les copains je les remerciais pour ce qu'ils avaient fait, j'appelais ma famille, je m'excusais, c'est vrai que je me sentais mieux. Après les étapes, je les ai piochées un peu dans l'ordre que je voulais, mais à L., je me suis fourni un cahier, mais j'ai tenu deux mois [rires] ; mais c'est quand même beaucoup plus profond. Et là que tu m'en parles, je vais peut-être m'y remettre. Euh, c'est intéressant parce que ça permet de se recentrer aussi. Il y a des valeurs qui sont importantes. Après, moi, je n'ai jamais été trop fan des étapes, j'ai juste fait ce qui me semblait nécessaire et utile. Après, ouais, quand on me parlait des étapes... je n'étais pas trop réceptif à ça* » (entretien avec Aurél, NA).

Le travail d'étapes peut ici être considéré comme une technique de soi au sens de Foucault (1994a), c'est-à-dire une forme de subjectivation à travers laquelle le sujet peut se transformer par des exercices concrets (méditation, écriture de soi, lectures, thérapies) seul ou avec l'aide d'autres personnes. Foucault, attentif aux variations historiques de ces techniques, montre que la constitution du sujet s'exprime selon des modalités différentes. Selon lui les formes de subjectivation contemporaines sont héritées de la tradition chrétienne. La « purgation » dont font preuve certains addicts dans l'écriture de soi par le travail des étapes peut donc être rapprochée à une sorte de confession laïque (Hahn, 1986 ; Memmi, 2000 ; Fassin, 2000).

Le travail sur soi est ici encore plus explicite qu'à Vie Libre. Cette importance que prend le travail sur soi dans les groupes d'entraide étudiés est liée aux causes imputées à leur maladie, qui s'apparente à une « science des affects » (Boltanski et Thévenot, 1991), en ce sens que les émotions, notamment la souffrance psychique, sont centrales dans l'étiologie, mais aussi dans la thérapeutique, de la maladie.

2.3. Le registre de la causalité : les malades comme victimes coupables

La dynamique de l'élaboration des savoirs sur une maladie est diversifiée et complexe, tout autant que la définition des notions de savoir et d'expérience, ainsi que leur intrication. La notion de savoir est associée à une terminologie comprenant les représentations sociales, l'interprétation profane, les connaissances, etc., ces dernières étant parfois considérées comme des éléments constitutifs du savoir (Massé, 1995). Le savoir peut aussi se nourrir en particulier de l'expérience (Fainzang, 2012) et des représentations (Massé, 1995). Les savoirs ne sont pas figés et ne sont pas non plus des objets aux contours et contenus définis. Les définitions socioanthropologiques mettent ainsi souvent l'accent sur le processus et la dynamique de la constitution des savoirs, qu'il faut aborder comme les

> « lieux d'un processus de signification qui recouvre lui-même deux dynamiques : un processus d'interprétation du sens que prend la maladie dans le contexte biographique et de l'environnement social de l'individu ; un processus d'explication des causes de la maladie » (Massé, 1997 : 20).

Parler d'expérience rapportée à la maladie et à la santé, revient à aborder ce que signifie la catégorie de la maladie pour les personnes qui en sont affectées. Ce qu'introduit ainsi la notion d'expérience est la perspective du sujet qui vit sa maladie non seulement à partir d'une réalité objective que la maladie impose (Massé, 1995), mais aussi à travers sa situation sociale et économique, ou encore les manières dont il l'appréhende et l'interprète. L'expérience est donc constitutive du savoir profane (Fainzang, 2012). Cette perspective implique de considérer les « malades-dépendants » non pas dans un rapport passif à leur trouble, mais comme des acteurs qui élaborent, ici au niveau collectif, des stratégies pour prendre en charge leur maladie en interprétant la souffrance qu'ils ressentent. Se forme ainsi un savoir sur leur trouble qui peut ou non s'alimenter des informations et représentations savantes qu'ils obtiennent au contact des professionnels de la santé.

Les données nous montrent que les groupes d'entraide organisent leur trouble sous la *catégorie de maladie*. La caractéristique principale retenue pour cette définition est le fait de ne pas pouvoir s'arrêter une fois qu'on a commencé : « *Si vous êtes comme nous, vous savez bien qu'une fois c'est trop et mille fois jamais suffisant* [183] » ou la célèbre phrase du docteur Fouquet « l'alcoolique est celui qui a perdu la liberté de s'abstenir de boire » souvent reprise par les membres de Vie Libre ou des Alcooliques Anonymes. À Vie Libre, ils font d'ailleurs souvent référence à la maladie diabétique pour justifier leur identification du trouble comme une maladie : « *nous, on est comme eux, ils ne peuvent pas manger du sucre, nous, il nous le [l'alcool] faut plus jamais dans le corps* ». Chez les Anonymes ils font un parallèle à la fois avec le diabète et avec l'allergie : « *Tout comme le diabète, la dépendance est une maladie continuelle et progressive. Nous sommes allergiques aux drogues* »[184].

La solution prônée dans ces groupes est celle de l'abstinence totale et définitive. L'abstinence à vie prend ainsi la forme de la seule véritable réponse au trouble et son efficacité permet de valider à la fois la définition et l'explication des causes du trouble. Les groupes d'entraide tirent donc leur force et leur relative popularité de cette posture, car la rechute est là pour valider à la fois la définition de maladie et le remède : ne jamais recommencer.

La définition du trouble, de ses différentes composantes (déni, rechute, abstinence) et de ses causes explicatives constitue ainsi un savoir basé sur l'expérience et sur l'observation de l'expérience des autres. D'une part, le savoir concerne la causalité de la maladie (Fainzang, 1996). Par exemple il y a un consensus sur la progression de la maladie :

> « *Tu sais il y a la période rose, c'est quand on boit comme toi je pense, je pense que tu bois un petit peu d'alcool festif, sympa, tu y prends plaisir, c'est normal. Après tu as une période grise où tu commences à avoir une consommation un peu plus soutenue, et après tu as la période noire… la période noire c'est la dépendance* » (entretien avec Julien, Vie Libre).

De plus, ils se reconnaissent tous dans les anecdotes racontées pendant les réunions, ce qui se vérifie par les rires et par le fait que plusieurs personnes rebondissent sur les récits de ces expériences en racontant les leurs. À une des réunions de Vie Libre, par exemple, les discussions concernent stratégies d'approvisionnement en alcool sans dévoiler leur dépendance, c'est-à-dire comment ils faisaient pour le dissimuler face à autrui :

[183] Dans le texte « Comment ça marche » de Narcotiques Anonymes (flyer à disposition).
[184] Dans le texte d'introduction des Narcotiques Anonymes (flyer à disposition).

Notes d'observation, Vie Libre :

Johnny : « moi, j'achetais un pain pour chaque bouteille d'alcool, ce qui faisait que je mangeais beaucoup de pain » (rires)
Jean-Pierre : « c'est comme moi, j'achetais des gâteaux d'apéro et à la fin j'avais un placard chez moi avec 10 kg de cacahuètes dedans ! » (rires)
Marjorie : « Quand je me suis fait retirer mon permis de conduire [à cause de l'alcool], j'étais obligée de faire mes courses dans la petite supérette de mon village. À chaque fois que je passais à la caisse je faisais semblant d'avoir du monde au dîner donc j'achetais plein de bouffe comme si on était 12 pour manger »
Jean-Pierre : « et qu'est-ce que tu faisais avec toute cette bouffe ? »
Marjorie : « ben je l'ai mangée, tu ne vois pas ? » (rires)[185]

Effectivement, le terme de maladie n'est pas accepté toute de suite par tout le monde et certains continuent de le refuser, mais, c'est tout l'enjeu dans l'accueil des nouveaux : faire comprendre que c'est une maladie, même si cela peut prendre plus ou moins de temps.

Notes d'observation Vie Libre :

Deux nouvelles personnes sont là ce soir, Isabelle, encore « dedans », est venue avec son mari et Fatima qui abstinente depuis trois jours.

Isabelle : « Je ne sais pas si c'est vraiment une maladie… »
Julien : « C'est une maladie selon l'OMS, ce n'est pas entre nous qu'on dit qu'on est malades, c'est une maladie. Moi je compare toujours avec les diabétiques, ils ont besoin de sucre, mais il ne nous le faut plus jamais dans le corps, il n'y a pas de médicament miracle »
Isabelle : « Ça aide »
Julien : « Ça aide, mais ce n'est pas une solution »
Richard [s'adresse à Isabelle] : « Ce que tu connais là, on l'a tous connu. Aujourd'hui je vis l'abstinence de façon heureuse. Il y a une chose importante, et ce n'est pas pour discréditer ton mari ni rien, mais si demain tu arrêtes tu le fais pour toi, pas pour les autres »
Fatima : « Oui. Je me dis aussi que ma fille mérite d'avoir une mère qui tient bon. »
Julien : « Oui bien sûr, on voudrait pouvoir regarder nos enfants la tête haute »
Fatima : « Par contre je trouve difficile de faire comprendre à l'entourage

185 Nous reproduisons ici, conformément à la réalité, l'enchaînement des paroles, même s'il y a eu entre celles-ci des rires et des remarques ou commentaires pour faire rire.

que c'est une maladie, en plus je suis d'origine turque donc une fille qui boit c'est un vice. Mais ils ont du mal à comprendre que je suis malade et que je ne bois plus »
Julien : « C'est parce qu'on est différent quand on ne boit plus, donc certains amis ne sont plus des amis »
Fatima : « On est plus ennuyeux »
Julien : « Peut-être on est plus ennuyeux pour certains et plus riches pour d'autres. On est différent hors alcool, il y en a qui comprennent, et ceux qui ne veulent pas comprendre se démerderont »

D'autre part, leur savoir concerne l'abstinence et la manière de l'entretenir, notamment à propos de rechutes. Ainsi, on peut noter que des conseils et des astuces pratiques sur l'entretien de l'abstinence s'échangent pour éviter la rechute. Si un nouvel abstinent évoque des difficultés liées à l'abstinence, les « anciens » lui conseilleront différentes choses :

- Ne jamais avoir de l'alcool à la maison
- Dire aux éventuels invités qu'ils amènent eux-mêmes leur alcool et s'il en reste dans la bouteille, les invités le reprennent avec eux.
- Comment faire/dire pour refuser l'alcool notamment pendant les pots et les apéros : par exemple dire « non merci, j'ai assez bu [dans ma vie] ».
- Ne pas faire des recettes de cuisine impliquant l'alcool (à Noël faire un rôti au lieu d'un coq au vin), et échanger des recettes et des astuces pour remplacer l'alcool par autre chose.

On assiste ainsi à la constitution d'un répertoire commun d'expériences : « *En recourant à des significations plus familières et en les associant entre elles, nous arrivons à disposer des réserves de significations accumulées par la communauté dont nous faisons partie* » (Dewey, 2004 : 176). Cela se voit par l'expression récurrente de certaines vérités sur la maladie, c'est-à-dire qui semblent faire l'objet d'un consensus :

- « Un alcoolique dans le déni accepte beaucoup moins une remarque sur sa consommation de la part de quelqu'un qui n'a pas connu la même chose ».
- « Si tu veux en sortir il faut que tu le fasses pour toi-même, que tu prennes la décision pour toi et pour ton bien-être et non pas pour faire plaisir à l'entourage ».
- « Pour en sortir, c'est zéro alcool, même dans la bouffe »
- « Ce n'est pas la quantité qui fait la dépendance, c'est le besoin, la pulsion vers les produits, ne plus pouvoir s'en passer ».

L'élément qui semble faire l'objet d'un litige, c'est la question des causes de la maladie. La plupart des membres pensent qu'il y a un mal-être psychologique et affectif au fond du problème et que les produits ont donc été utilisés comme un anesthésiant, pour neutraliser les émotions. D'autres, notamment à Vie Libre, disent avoir « abusé » de l'alcool festif et qu'à force d'être invité et incité à boire ils sont devenus alcooliques : « *on se faisait tout le temps servir à boire, j'ai déjà essayé de commander un diabolo menthe où on m'a dit 'ce n'est pas une pharmacie ici', donc on t'oblige à boire. Puis après je pouvais plus m'en passer*[186] ». Ce sont d'ailleurs, *a priori*, essentiellement des hommes qui sont dans ce cas. Malgré ce « litige » entre un modèle explicatif provenant de la psychologie et un modèle explicatif culturel (Ancel et Gaussot, 1998) il y a consensus sur l'abstinence comme le seul moyen d'en sortir.

Nous pouvons convenir que les groupes n'ont pas développé des savoirs nosographique, étiologique ou épidémiologique de la même manière que l'addictologie (en tant que discipline scientifique). La recherche d'une cause explicative reste cependant importante dans la mise en cohérence de cette maladie, où l'imputation s'organise entre une responsabilité collective (la culture de consommation et les intérêts financiers pour les alcooliers et l'État) et individuelle (un mal-être profond et individuel des personnes malades). Comme le dénotent Claudine Herzlich et Jeannine Pierret (1984) il ne faut pas sous-estimer la force du besoin d'expliquer la maladie. Même si les explications scientifiques avancées par la médecine de manière générale ont aujourd'hui acquis une totale légitimité, les auteures posent l'hypothèse que les réponses de la médecine à la question « pourquoi moi » et « pourquoi maintenant » ne sont jamais totalement satisfaisantes :

> « Ces questions surgissent encore aujourd'hui lorsque la maladie nous frappe. Elles exigent une interprétation qui dépasse le corps individuel et le diagnostic médical. La réponse qui y est faite excède la recherche des causes et devient quête de sens. C'est à un ordre du monde et à un ordre du social que, toujours, l'on cherche à rapporter la maladie » (Herzlich et Pierret, 1984 : 134).

Dans les groupes d'entraide, ils n'élaborent pas une étiologie de leur maladie au sens propre du terme. L'étiologie est un terme du langage médical et signifie l'étude des causes et des facteurs d'une maladie, afin de poser un diagnostic à partir de manifestations sémiologiques, c'est-à-dire les symptômes et les signes de la maladie. Néanmoins, même si leur savoir ne s'inscrit pas dans un champ scientifique ou disciplinaire répondant aux critères de scientificité (notamment celui d'un protocole de recherche reproductible et celui d'une argumentation formelle dans un langage univoque), la quête de sens en réponse à la question « pourquoi *nous* »

[186] Notes d'observation Vie Libre.

donne lieu à un savoir organisé, basé sur des preuves expérientielles, partagé et validé par les pairs.

2.3.1. Savoir « profane » versus savoir institutionnel ?

Il n'y aurait donc pas de sens à opposer un savoir syncrétique des groupes d'entraide, c'est-à-dire un mélange constitué à partir d'éléments explicatifs des différentes sciences ou disciplines thérapeutiques et cliniques, aux savoirs institutionnalisés qui seraient par définition plus légitimes. En décortiquant le savoir qu'ont construit les associations sur la maladie de la dépendance, nous pouvons déterminer les éléments qui proviennent des savoirs établis institutionnellement et académiquement parlant. Effectivement les membres des groupes d'entraide empruntent au vocabulaire médical pour expliquer, surtout aux nouveaux arrivants, comment le produit fonctionne sur le corps. Dans les centres de cure, les personnes apprennent les effets que peuvent avoir les produits sur le cerveau. On leur explique également la théorie de la dopamine, théorie à laquelle ils font référence parfois dans les réunions pour convaincre du bien-fondé d'une théorie de la maladie chronique.

Notes d'observation, Vie Libre :

Julien : « Le plus difficile quand on est malade c'est de se dire plus jamais d'alcool, ce n'est pas simple, avec un bon fromage on ne pourrait plus jamais boire un verre de vin rouge ; ce n'est pas simple de se dire ça. En cure, on apprend comment l'alcool marche sur le corps, le corps s'en souvient. Si demain je bois de l'alcool, dans 15 jours je serai déjà à la quantité d'alcool que je buvais quand j'ai arrêté. »
Yves : « On ne peut pas foutre à la poubelle nos récepteurs, on peut s'arrêter un mois si l'on veut mais parce que le cerveau sait qu'on va recommencer dans un mois »

Évidemment, ces connaissances neurologiques sont intégrées à divers degrés par les membres :

> « Dommage que Vincent n'est pas là ce soir, il explique bien comment ça marche, il parlait comme un livre, il t'apprenait des choses qu'ils nous apprenaient en cure aussi, mais bon, des choses qui rentraient d'un côté et qui ressortaient de l'autre, on sait plus les mécanismes, le truc. C'est vrai que quand tu as vraiment compris le mécanisme de la maladie, tu sais qu'il ne faut pas que tu retouches quoi »[187].

[187] Notes d'observation Vie Libre, propos de Marjorie.

Cette différence peut être liée à leur niveau d'études, mais aussi à l'intérêt qu'ils ont pour le sujet. Une étude sur les représentations de l'alcoolisme de manière générale (Gaussot, 1998 ; Ancel et Gaussot, 1998) montre une certaine banalisation de la terminologie et la nosologie médicales, malgré des interprétations parfois abusives, liées en partie au niveau d'études de l'échantillon [188]. Selon Ancel et Gaussot (1998), ce sont les membres des milieux favorisés qui intériorisent le mieux les catégories conceptuelles du monde médical.

La construction de leur savoir se base sur des cas et des exemples non seulement de leur propre expérience, mais aussi sur des exemples d'autres troubles (surtout médicaux). C'est le cas quand ils font référence à d'autres maladies pour expliquer et comprendre la maladie de la dépendance. À Vie Libre, nous avons observé la comparaison au diabète, à Narcotiques Anonymes à celle d'allergie, mais tous deux pour les mêmes raisons : ce sont des maladies chroniques avec lesquelles on peut vivre normalement si l'on ne rentre plus jamais en contact avec le produit, comme le sucre pour les diabétiques ou l'agent allergène pour les allergiques.

Cette observation contraste avec celles de Sylvie Fainzang (1994, 1996) qui relève une différence fondamentale dans les discours de causalité des deux groupes d'entraide. Selon elle, les groupes des Anonymes considèrent que la maladie est génétique et qu'ils naissent ainsi malades, alors qu'à Vie Libre, l'alcoolisme est une maladie liée à un contexte social. Elle cite en ce sens un texte de la presse Vie Libre disant que l'on ne peut pas comparer l'alcoolisme au diabète ni au cancer car « *ce sont des maladies subies et non pas choisies* » (contrairement à l'alcoolisme, la boulimie, le tabagisme). Il est vrai que dans ce que Fainzang nomme le discours doctrinal, on peut trouver des traces concernant la « lutte contre les causes » dans la société. Par exemple quand ils comparent l'alcoolisme à une bronchite[189] ou à une angine : on peut en guérir, mais il faut rester vigilants vis-à-vis des facteurs de risques. Ainsi, dans un groupe privé de Vie Libre sur un réseau social[190], un des administrateurs du groupe lance un débat sur le terme de buveur guéri :

> « À ceux qui n'acceptent pas le terme buveur guéri, (auquel

[188] Pascale Ancel et Ludovic Gaussot (1998) ont mené une enquête dans une entreprise à « caractère scientifique, technique et industriel » ayant pour but de suivre et évaluer une campagne de sensibilisation au risque alcool chez le personnel salarié. L'échantillon est fortement qualifié et diplômé (Ancel et Gaussot, 1998 ; Gaussot, 1998).

[189] C'est ce que relate Fainzang : « *l'alcoolisme est parfois comparé à une bronchite, elle-même liée à une fragilité des bronches ; certes la bronchite est guérissable (fait remarquer Germaine Campion), mais elle n'empêche pas le malade de devoir prendre des précautions : en l'occurrence, de s'abstenir de rester dans les courants d'air pour ne pas retomber malade* » (1996 : 21).

[190] C'est en effet un groupe « privé » de 341 membres (le 5 janvier 2014) sur le réseau facebook où il faut faire une demande pour en faire partie, même si certains contenus sont accessibles au public. Une des particularités de ce réseau est que l'on peut approuver (cliquer « j'aime ») certaines publications (mais non pas désapprouver).

> j'ajoute en rémission depuis X temps) je soumets cette réflexion : On guérit aussi d'une angine, mais rien ne nous empêche d'en attraper une autre 8 ou 15 jours après ! La vie elle-même reste une maladie mortelle ! Naître c'est mourir un peu ! ».

Cette publication est approuvée (« liké ») par une trentaine de personnes. Un autre membre répond : « *Buveur guéri mais toujours malade alcoolique. Mon allergie aux crustacés est guérie tant que je n'en mange pas* », approuvé par trois personnes et non contesté par la suite sur les vingt-huit commentaires que la publication a suscités. Les membres n'y voient donc pas forcément une contradiction entre la comparaison à une angine et à une allergie, alors que dans les travaux de Fainzang, la première serait caractéristique pour Vie Libre et la deuxième des Alcooliques Anonymes. Dans ce même groupe privé sur le réseau « Facebook », lorsqu'un membre traite les AA de « sectaire », les administrateurs le reprennent en disant que peu importe l'association, pourvu que la personne s'y « sente bien ». L'important c'est qu'ils prônent l'abstinence, et, comme le dit un des administrateurs : « l'abstinence n'a pas d'idéologie ». La question des origines génétiques, pourtant caractéristique des Alcooliques Anonymes[191], est également interrogée sans être forcément contestée pendant les réunions de Vie Libre :

Notes d'observation, Vie Libre :

Fatima : « Mon père quand j'étais petite il me faisait boire parfois du vin avec de l'eau, quand j'avais 7 ans, ça le faisait rigoler, et je me dis que ça a peut-être commencé là, petite ».
Richard : « C'est un ensemble de choses ».
Sophie : « Ça a pu être un déclencheur ».
Julien : « Ça a commencé à graver des lignes dans l'inconscient. C'était comme à une époque où on mettait de l'eau de Cologne dans l'eau du bain des enfants, tu sais le truc à 70 avec l'eau chaude ça rentrait dans les pores et directement dans le sang. Mais ce n'est pas pour autant que toute une génération est devenue alcoolique ».
Manu : « Je me demande si ce n'est pas héréditaire ».
Richard : « Héréditaire, il y en a qui disent même que c'est génétique, mais bon… ».

[191] Selon Fainzang les Alcooliques Anonymes considèrent l'alcoolisme comme une maladie génétique signifiant qu'ils ont donc été malades même avant de commencer à boire. Effectivement c'est une conception que partage par exemple Pierre-Henri, AA (« *j'étais alcoolique bien avant de commencer à boire* »). Néanmoins, nous n'avons pas trouvé de traces de cette conception étiologique fondée sur des facteurs génétiques dans les réunions, ni dans les entretiens individuels, ni dans les textes de base lus à haute voix pendant les réunions ou dans le « Gros livre » des Alcooliques Anonymes (« The Big Book », texte de base écrit par les fondateurs et réédité quatre fois depuis 1939).

Manu : « Ben moi je pense un peu, ou je ne sais pas, mais en tout cas je sais qu'avec mes enfants je suis très stricte, ils n'y toucheront pas avant longtemps, même le truc avec un peu de champagne sur le doigt comme on a l'habitude de le faire en France, c'est niet, je ne veux pas jouer avec ça ».

Le savoir thérapeutique développé dans les groupes d'entraide sur la gestion de leur maladie implique aussi une recherche d'explications, et, de ce point de vue, il semble que les groupes d'entraide étudiés ont développé leur propre modèle. Ils reprennent effectivement des éléments de l'addictologie, notamment les théories neurobiologiques[192] de la dopamine qui expliquent pourquoi ils auraient du mal à s'arrêter. La perception profane de la causalité du mal n'est donc pas indépendante du développement des modèles étiologiques de l'addictologie, surtout quand ceux-ci confirment leur expérience : une fois reprit un verre, un rail de coke ou une inhalation de fumée, ils ne pourront pas s'arrêter.

> « Tout au long des siècles nous pouvons donc lire, non une dépendance à sens unique [du savoir « populaire » à la pensée savante], mais des circulations et des allers-retours entre la pensée savante et celle qui ne l'est pas » (Herzlich et Pierret, 1984 : 134).

C'est également ce que note Sylvie Fainzang à ce propos concernant Vie Libre :

> « Tout en cautionnant la notion de « maladie alcoolique », le mouvement Vie Libre n'arrête donc pas là la chaîne explicative. Il puise dans les résultats des recherches menées par les différentes disciplines (économie, sociologie, psychologie, épidémiologie), pour nourrir sa réflexion sur l'alcoolisme » (Fainzang, 1994 : 76).

Plusieurs termes très centraux dans la terminologie des groupes d'entraide sont en ce sens assez proches des notions élaborées par des champs disciplinaires déjà ancrés. D'abord la notion de déni, qui provient du domaine de la psychanalyse. Élaborée par Freud pour signifier la non-prise en compte d'une partie de la réalité extérieure mais aussi d'un ressenti intérieur, elle se rapporterait à notre époque aux structures psychotiques (Bergeret, 2008) dans la terminologie des troubles mentaux. Cette notion est largement usitée dans les groupes d'entraide même si les origines, *a priori* psychanalytiques[193], ont été effacées. Nous y reviendrons dans la

[192] Dans leur revue « Libres » il y a par ailleurs une rubrique « médico-social » rédigée par différents membres à partir de leurs propres lectures ou « recherches », entre autres sur les troubles bipolaires, sur le parcours de santé, sur les mesures politiques concernant la réduction de l'alcoolisme, etc.

[193] Il est évidemment impossible, à moins de faire une étude étymologique ou historique dans le cas précis des groupes d'entraide, de déterminer si la notion a d'abord été « importée » de la psychanalyse (les AA ont été créés dans les années 1930 où les théories

sous-partie suivante, mais disons que ce concept est employé pour désigner un blocage mental chez les malades-dépendants, qui ne sont pas encore prêts à accepter qu'ils soient malades.

Ensuite, il y a le terme de rechute, utilisé en médecine pour désigner le retour d'une maladie (le terme « récidive » est également utilisé dans le même sens). Néanmoins, la rechute est aussi un terme religieux au sens figuré d'un retour au péché ou à une même faute déjà commise. À ce titre, il est intéressant de remarquer comme le font Herzlich et Pierret que la pensée scientifique et rationnelle ne s'oppose pas à toutes les conceptions magico-religieuses qui, avant l'émergence d'une médecine rationnelle, primaient dans les explications du mal, mais elles sont au contraire étroitement associées (Herzlich et Pierret, 1984). La recherche d'explication et de compréhension d'une certaine chaîne causale de leur maladie va donc de pair avec une quête de sens qui dépasse les explications biologiques et rationnelles. Enfin, les termes de guérison, rémission et rétablissement sont également assimilables au vocabulaire médico-psychologique et soulignent la conception de leur mal comme une véritable maladie où les victimes sont en souffrance psychologique et affective.

2.3.2. Le savoir expérientiel, une véritable science des affects ?

Le savoir profane dans ces groupes pourrait donc dans une certaine mesure être perçu comme syncrétique :

> « Les expériences rapportées lors de la transmission et vécues par les acteurs, directement ou indirectement (lorsqu'il s'agit de leurs proches), forment un savoir basé sur une combinaison d'éléments et dessinent un savoir syncrétique. Fondé sur la preuve par l'expérience, et reprenant des éléments de connaissances produites par la médecine, ce savoir syncrétique est d'abord utilisé pour donner une explication cohérente aux événements qui mettent en jeu le corps relativement à la santé » (Cléau, 2012 : 381).

Néanmoins, la problématisation collective dans les groupes d'entraide du « mal » qui leur arrive suffit à considérer que ce savoir n'est ni subordonné ni constitué par des savoirs savants qui seraient par définition plus légitimes. Ce savoir profane inclut des connaissances intrinsèques sur une seule manière d'en sortir : l'abstinence. C'est donc un savoir thérapeutique, où l'expérience est la seule source : les rechutes vécues par les membres sont là pour confirmer le diagnostic d'une maladie mortelle, progressive et chronique.

Ces causes sont traduites à partir d'une identification des facteurs de risques d'une éventuelle rechute. Ainsi, un certain nombre de discussions

---

de Sigmund Freud ont été largement diffusées), ou si c'est un terme du langage commun qui convient à ce que vivent les « malades » des groupes d'entraide, et qu'ils auraient donc repris comme tel (par exemple par le biais d'un membre en psychanalyse qui l'aurait importé).

pendant les réunions consistent à apprendre comment éviter les produits dans la société, en apprenant à gérer les occasions (les fêtes, dîners, pots) et les personnes à risque : à la fois des anciens « copains de conso », mais aussi des personnes qui sont dans le déni et qui auraient ainsi tendance à insister.

Notes d'observation, Vie Libre :

Les membres rapportent différentes anecdotes sur l'alcool au restaurant par exemple. Luc quand il y va avec sa femme et ses enfants : le serveur met le vin blanc devant lui et le jus de tomate devant sa femme. Julien confirme : quand il va avec des amis, ce sont les deux hommes qui commandent un jus, les femmes du vin, mais le serveur met quand même devant les hommes.
Richard raconte qu'il est allé au restaurant aux frais de son patron, avec sa femme, un grand restaurant classé, avec sommelier. Le sommelier est venu déjà pour l'apéro et après pour l'entrée où Richard a dû expliquer qu'il avait un problème avec l'alcool et qu'il n'en boirait pas mais que certainement sa femme allait prendre un verre au moment du dîner : « et ben on l'a plus revu hein ! ».

Cette conception étiologique de la maladie de la dépendance sous-entend qu'elle vient de l'extérieur, autrement dit que les causes sont exogènes, ce que Gaussot (1998) nomme un modèle explicatif culturel centré sur le milieu social, les normes et les habitudes. Comme nous avons eu l'occasion de l'évoquer, ce modèle explicatif est aussi présent dans les groupes d'entraide, bien que sur un ton mineur. Plusieurs évoquent ainsi la pression sociale, surtout pour les hommes, concernant l'alcool, et la difficulté de résister au verre à cause du risque de se faire traiter de « lâche » ou de « petite nature » (« *ce n'est pas une pharmacie ici !* » comme le rapporte Jean-Pierre quand il aurait essayé de commander un diabolo menthe dans un bar où il était un habitué).

Cela confirme également les observations de Fainzang, qui note que le discours de causalité, des alcooliques eux-mêmes, mais aussi de leurs conjoints, dépend en grande partie du sexe de la personne malade. Ses interlocuteurs à Vie Libre, peu importe le sexe et peu importe qu'ils soient alcooliques ou conjoints d'alcooliques, expliquent l'alcoolisme d'un homme par l'habitude et l'entraînement et celui d'une femme par ses difficultés psychologiques (Fainzang, 1994). La chercheuse développe et approfondit cette question du discours de causalité selon le sexe, aspect sur lequel nous ne nous attarderons pas, même si nous pensons qu'il faudrait nuancer l'idée selon laquelle le discours est psychologisant pour la femme, et évoquerait des causes sociologiques pour l'homme. En effet, Fainzang (1994) dit avec raison que

> « S'il est certain que la spécificité de l'alcoolisme féminin tient à des raisons culturelles et non à la nature intrinsèque de la femme, il est non moins vrai qu'un alcoolisme masculin intègre aussi largement les problèmes psychologiques, quand bien même, ils font l'objet d'un non-dit » (1994 : 85).

Néanmoins, nos données tendent à montrer que les hommes que nous avons rencontrés et interviewés à Vie Libre ne font pas tous référence aux raisons culturelles de manière univoque, même publiquement. Autrement dit, plusieurs hommes évoquent des problèmes psychologiques pour expliquer leur problème.

Il est toutefois certain que les discours de certains membres semblent façonnés par une élaboration culturelle de l'image assignée aux sexes, comme le fait d'évoquer l'habitude ou l'entraînement pour l'homme chez qui l'alcoolisation peut être valorisée car attestant de sa force physique capable de « tenir » l'alcool et de la convivialité dans laquelle elle est insérée (Fainzang, 1994). Contrairement à ce que met en évidence l'étude de Fainzang, le genre n'est jamais évoqué comme variable explicative explicitement, et, quand l'idée de l'entraînement pour expliquer l'alcoolisme masculin est évoquée en réunion, ce sont parfois des hommes qui la remettent en cause :

Notes d'observation, Vie Libre :

Julien : « Quand on a goûté à l'abstinence… c'est quand même le meilleur des breuvages »
Marjorie : « Oui bien sûr que l'abstinence c'est bien ! Mais parfois on n'a pas bu mais il y a quand même les blessures derrière, ce n'est pas parce qu'on a arrêté de boire qu'on va forcément bien, moi je suis toujours dépressive hein. Il y en a pour qui c'est possible ça, pour qui ils ont un peu trop bu par habitude puis… »
Julien : « Ce n'est pas vrai »
Marjorie « Ben c'est un peu le discours de Jean-Pierre par exemple et Johnny »
Julien : « Moi je ne suis pas d'accord avec eux »
Sophie : « Oui on a tous des fêlures »
Julien : « Il y en a qui ont eu des parents présents, qui ont été aimés, qui ont eu à bouffer tous les jours, etc., mais qui sont malades, c'est qu'il y a quelque chose qui ne va pas quand même ».

Les processus d'institution de la « souffrance » comme grille de lecture dominante des troubles et celui de « dépsychiatrisation de la santé mentale » (Ehrenberg, 2004), abordés dans le chapitre précédent, ont fait leur effet au point d'influencer les représentations et les pratiques en matière de consommations pathologiques des drogues selon les sexes. Cela ne veut pas dire que la distinction de sexe soit totalement effacée, elle l'est dans le discours de causalité pour la majorité, la différence c'est que les « garçons » ont plus du mal à en parler :

> « Je pense qu'il doit avoir une différence filles garçons. Nous, on a du mal à en parler entre amis, on préfère parler de la pêche. Maintenant, avec certains amis hommes, j'en parle, de ça, et de la vie en général, nos envies, etc., mais ça n'a pas toujours été comme ça »[194].

D'autres encore évoquent un milieu social favorisant la rencontre avec certaines substances, notamment celles illicites. Pour l'alcool, plusieurs personnes expliquent une rencontre très jeune avec ce produit et c'est quelque chose qui revient régulièrement pendant les réunions : la « gnôle » sortie à la pause du matin en faisant le foin avec son père, la bouteille de rouge en aidant son père forestier, le petit coup de rouge mélangé à l'eau à table à midi chez les grands-parents à partir de 12 ans, etc.

Plusieurs personnes désignent la période étudiante comme étant déterminante dans la suite de leur parcours : « Je pense qu'il faut distinguer, à la période étudiante on apprend l'alcool, l'alcool ne nous fait rien, mais il laisse des souvenirs, notre corps se souvient. Quand ça va mal on va chercher l'alcool »[195]. Cette période est aussi déterminante pour les usages des produits illicites, que ces usages soient « festifs » ou « dopants », pour faire face à un stress au niveau des études ou du travail :

> « Moi quand j'étais plus jeune et que je passais les concours, c'était de l'amphétamine. J'en prenais et j'étais capable de tout devant le jury, 'vous avez encore quelque chose à dire' , et moi 'oui ça et ça et ça'. Je n'étais pas bourré mais… dopée. Les ordonnances truandées après, enfin, le médecin de référence n'existait pas non plus, moi je tournais sur plein de médecins, auxquels je racontais que je devais passer des examens super importants, qu'il fallait que je prenne des amphétamines pour travailler le soir. Donc je suis arrivée comme ça à avoir ce qu'il fallait, et ça a duré longtemps quand même »[196].

Ces explications culturelles confirment ainsi ce que Sylvie Fainzang note à propos du discours à Vie Libre dans leur doctrine :

> « L'alcoolisme est ainsi envisagé avant tout comme une maladie sociale, favorisée par les conditions de vie d'un grand nombre d'individus et les intérêts économiques qui règlent la production et la consommation d'alcool, et contre laquelle on peut lutter en changeant la société » (Fainzang, 1994 : 75).

Il y a néanmoins un certain flou conceptuel qui entoure la notion de maladie alcoolique dans ce groupe et on peut confirmer avec Fainzang (1994)

---

194 Notes d'observation Vie Libre, propos de Julien.
195 Notes d'observation Vie Libre, propos de Julien.
196 Notes d'observation Vie Libre, propos de Sophie.

que les discours des membres tendent à attribuer à la maladie (et au produit alcool) à la fois le rôle de cause et de conséquence.

L'auteure évoque une mise en accusation où la société porte la responsabilité dans l'apparition de la maladie. La responsabilité est donc mise sur des facteurs externes dont la personne malade est la victime. Par contre elle est responsable de rester abstinente. Cela consiste à assumer sa maladie dans une société consommatrice et addictogène[197], où les produits et les occasions d'en consommer abondent, et où la consommation est même encouragée, notamment en ce qui concerne l'alcool. En ce sens, les membres sont encouragés à se présenter comme des malades quand quelqu'un leur propose un verre « comme ça, les bases sont posées » et « il ne faut pas avoir honte ». Au début de l'abstinence, il y a d'autres manières de se présenter pour éviter la question de l'alcoolisme (par exemple se promener avec son verre plein toute la soirée pour ne pas se le faire remplir), jusqu'au jour où l'on devient prêt à l'assumer. Il y a donc une certaine responsabilisation censée avoir lieu pour les membres des groupes d'entraide même si ce processus n'est pas identifié comme tel.

> « *Moi, je me dois de rester abstinent, sans abstinence il n'y a rien. Les armes pour rester abstinent je te les ai expliquées, donc... les AA, nous, on dit « on n'est pas responsables de notre maladie, mais on est responsable de notre rétablissement ». Voilà, qu'est-ce que je pose comme acte, qu'est-ce que je mets en place pour ne pas reprendre le verre. Je ne serai jamais guéri, je ne suis pas responsable d'être malade, mais je me dois de poser des choses pour me rétablir* » (entretien avec Pierre-Henri, AA).

L'abstinence heureuse implique que la personne devienne concernée par son devenir en passant d'une logique d'externalité à une logique d'intériorité en ce sens qu'il faut aussi, selon les membres, identifier et travailler sur les causes endogènes. La maladie serait ainsi intimement liée à l'individu qui en souffre (malgré la pression sociale, la publicité, les conditions sociales défavorables, tout le monde ne devient pas dépendant). Les groupes d'entraide n'échappent en quelque sorte pas non plus à l'injonction de « jouer le jeu de la responsabilité » (Soulet, 2005) et à l'exigence d'authenticité consistant à structurer à eux seuls leur existence. Le président de Vie Libre au niveau national résume cela ainsi dans son éditorial de la revue « Libres » de la fin de l'année 2014 :

> « [...] Avancer à l'unisson, sans laisser qui que ce soit sur le bord du chemin. Des personnes sont toujours dans la souffrance, faisons en sorte que, demain, elles soient heureuses, qu'elles soient à leur tour, actrices de leur choix de vie dans l'abstinence et prennent peut-être plus tard des responsabilités[198] ».

---

[197] Ils n'utilisent pas ce terme comme le font certains addictologues, mais leur « théorie » est semblable, c'est donc pour cela que nous l'avons repris ici.

[198] Revue Libres, n°328, Novembre et Décembre 2014.

2.3.3. Travail sur soi : de victime à responsable

La fragilité, la sensibilité et le manque d'amour-propre sont des facteurs endogènes souvent évoqués lors des réunions, que cela soit à Vie Libre ou à Narcotiques Anonymes. Il y a l'idée que les malades-dépendants sont des personnes fragiles. La maladie, même si elle est en premier lieu perçue comme la cause de toutes les conséquences (difficultés professionnelles et/ou familiales, perte de permis, perte d'amis, isolement, etc.) ayant amené la personne à se soigner, est ensuite perçue comme un symptôme de quelque chose de plus intérieur à l'individu, quelque chose qui ne tourne pas rond.

> « L'alcoolisme est ainsi parfois conçu comme la cause de toutes les maladies ou comme la source de tous les malheurs (problèmes professionnels, mésentente conjugale, difficultés scolaires des enfants, peur, violence), parfois comme symptôme (notamment de désordres psychiques), d'autres fois enfin comme conséquence de problèmes d'un autre registre (social, professionnel) » (Fainzang, 1994 : 88).

Certains évoquent l'idée d'un mal-être, en admettant que celui-ci se manifeste à divers degrés et de différentes manières chez les malades : des choses qui remontent à l'enfance, une dépression ancienne renforcée par la consommation, etc. Toutefois, étant donné que tous ceux qui présentent un mal-être ne deviennent pas malades-dépendants, il y a quelque chose de l'ordre de l'affectif dans le rapport aux autres et à soi qui serait la cause de leur besoin d'anesthésier les émotions comme ils le disent à plusieurs reprises.

Notes d'observation, Narcotiques Anonymes :

La lecture du texte journalier du livre « Juste pour aujourd'hui », sert de base aux échanges. Le thème est « l'acceptation de soi », le texte est nommé « *Ce que nous désirons plus que tout, c'est de nous sentir bien dans notre peau* ». C'est un texte court finissant par la phrase : « *Juste pour aujourd'hui, je ferai quelque chose aujourd'hui qui m'aidera à reconnaître et à ressentir de l'amour pour moi-même.* »

François : « François, dépendant. J'ai eu une semaine où j'ai consommé, je n'ai pas appelé mais j'aurais dû, la faute est sur moi. J'ai donc bu, pas excessivement, mais bu quand même. J'ai vu mon médecin qui m'a dit la même chose, il n'a jamais vu quelqu'un qui a pu consommer même modérément. J'ai encore du travail à faire sur moi ».
Marie : « Moi ça va plutôt bien, je suis dans les CV, à la recherche d'une formation, mais je ne sais pas trop ce que je veux faire, je cherche. Je dois voir mon psychiatre demain, mais je ne sais pas trop de quoi je vais lui parler encore, je ne sais pas trop… beaucoup de doutes ».

Patrick : « Je suis content d'être là ce soir, des fois ça m'embête un peu de venir, parce que je suis obligé de rester en ville en attendant la réunion, et je n'aime pas venir en ville le soir, c'est la ville où je travaille donc… Mais c'est bien de venir parler. Je me rends compte que j'ai encore du travail à faire sur moi, mes émotions je n'arrive pas à gérer, il y a eu un épisode au boulot où j'ai dû sortir parce que sinon… Je n'arrive pas à ne pas être jaloux, à être content avec ce que j'ai. Je me compare toujours aux autres. Mais je suis content de venir ici ce soir, pouvoir parler sans que personne interrompe et qu'on t'écoute, c'est vraiment unique ça n'existe nulle part ailleurs. Merci d'être là et d'avoir écouté ».
Francis : « En lien avec l'acceptation de soi… alors moi j'ai toujours voulu être le meilleur, c'est mon ex-amie qui me faisait remarquer. Quand je présentais mes amis, il fallait toujours que je dise leur titre « mon ami Luc qui est directeur de machin », « ma fille qui est journaliste ». Mon père il voulait toujours que je sois le meilleur 'tu es premier de la classe seulement', ma mère elle n'en avait rien à foutre de moi. J'ai toujours voulu faire le max, être parfait, mais aussi fumer plus de joints, prendre plus d'acides, rouler à 250 à l'heure. J'ai tout voulu faire parfait. J'ai loupé ma chance, j'ai voulu faire trop bien. C'est seulement maintenant que j'arrive à dire que je ne sais pas tout… non je ne sais pas tout ».
Marie : « Moi j'ai une petite pensée pour une copine qui était en cure avec moi, mais qui a rechuté, elle m'a dit de l'appeler tous les jours pour lui rappeler pourquoi il faut arrêter, j'espère que ça l'aide. Ça fait partie de moi ça, toujours penser aux autres. Puis à vous écouter, je pense que je sais ce que je veux dire à mon psy demain. Donc merci ».
François : « Moi ça me fait penser à la phrase de Jésus, il faut aimer son prochain comme on s'aime. Il y a de l'amour-propre dans l'acceptation de soi, et moi j'ai toujours pensé que j'aimais les autres beaucoup, même quand j'étais dans la conso je donnais, mais il faut l'appliquer à soi aussi ».

« L'amour-propre », et notamment l'absence de celui-ci, est un terme qui revient souvent. Les malades relatent ainsi une fragilité émotionnelle qui fait d'eux des personnes sensibles, voire angoissées selon certains, ayant donc besoin de voiler leurs émotions pour fuir ce trop-plein selon leurs dires.

Notes d'observation, Vie Libre :

Élodie : « Quand on parle de mentir, c'est aussi mentir sur ses émotions »
Marjorie : « Ben l'alcool, c'est un anesthésiant, on boit pour ne rien sentir, mais ce n'est pas forcément mentir ».
Julien : « Il faut refuser les mensonges, pour ne pas mettre un voile sur nos émotions ».

Des émotions, dans un autre registre, sont évoquées comme la colère, la jalousie, l'orgueil, tous des sentiments que les personnes identifient et reconnaissent, mais sur lesquels il faut travailler pour ne pas rechuter :

> « Je commence à abandonner cette colère, ce ressentiment, on ne passe pas 50 balais de sa vie les dents serrées, comme ça à abandonner tout d'un coup, c'est comme quelqu'un qui s'est accroché pour pas tomber dans le vide et on lui dit c'est bon tu as les pieds sur terre, tu peux lâcher, « vous êtes sûrs » (rires), c'est un peu ça, voilà »[199].

Certains membres des groupes d'entraide parlent également d'une véritable dépression à l'origine de la maladie de la dépendance, qu'ils ont tenté de soigner en consommant des produits.

Notes d'observation, Vie Libre :
Élodie : « L'alcool c'est le plus grand antidépresseur qui existe ».   Julien : « Oui mais quand on enlève le médicament, il faut soigner la maladie »

Néanmoins, bien que la dépression puisse être mobilisée comme cause pour des personnes, ce n'est pas une cause explicative généralement, en ce sens que la dépendance est considérée comme une maladie à part entière (« *il y a des gens qui restent dépressifs toute leur vie, nous, on peut guérir* »). Quoi qu'il en soit, les malades-dépendants, de manière générale, sont des personnes en *souffrance*, qui ont des *fêlures*, des *blessures*, qui sont, en somme, des *grands blessés de la vie*, des souffrants vers qui il faut tendre la main[200] : « *il faut toucher les malades en souffrance* »[201].

La maladie de la dépendance est à la fois une maladie des émotions et une maladie comportementale, les deux étant fortement imbriquées :

> « *En tout cas la vigilance c'est... bien sûr au début il faut changer ses habitudes, si on allait toujours à la même heure, dans le même bar, tant pis tu changes de trajet, c'est tout ça, on est ritualisé dans notre consommation. Mais c'est surtout changer ses habitudes de comportement. Si je ne veux pas que mes émotions submergent, il ne faut pas que je les écoute, il ne faut pas que je les anesthésie, il ne faut pas que je fasse semblant de les écouter, quand je dois dire non, il faut que j'arrive à dire non* » (entretien avec Pierre-Henri, AA).

---

[199] Notes d'observation NA, propos de Francis.

[200] Le serment de Toronto de 1965, affiché dans les réunions AA, est le suivant : » *Si quelqu'un, quelque part, tend la main en quête d'aide, je veux que la main de Alcooliques Anonymes soit là... et de cela, j'en suis responsable* ». Pour clore la réunion des Narcotiques Anonymes, ils envoient « une pensée pour ceux qui souffrent encore ».

[201] Notes d'observation Narcotiques Anonymes, propos de Patrick concernant les visites dans les hôpitaux psychiatriques.

Il y a deux manières d'affronter la maladie relevant de deux conceptions étiologiques différentes. La première conception considère la maladie de la dépendance comme la « cause » de tout mal et qu'il faut l'éradiquer même comme s'il fallait apprendre à « s'écouter » et connaître ses émotions pour ne pas rechuter. Pour autant, il y a dans cette perspective un certain « refus de causalité », parce que la maladie est devenue le problème : « *le refus de connaître la cause signifie ici le refus de s'abriter derrière elle comme derrière une excuse et de justifier son alcoolisme* » (Fainzang, 1994 : 79). Il peut y avoir mille causes de la maladie, le tout est que la personne soit malade et qu'il faut se soigner, travailler ses émotions pour que cela ne se répète pas. C'est notamment le discours de Pierre-Henri (AA), entre autres :

> « *Comme de toute façon je ne me considérais pas alcoolique, j'avais toutes les bonnes raisons de boire parce que comme tous les alcoolos, oui j'ai vécu des choses douloureuses, j'ai vécu des drames, j'ai eu des machins, c'est du baratin, ça, je le sais maintenant, j'étais alcoolique bien avant de commencer à boire. J'étais alcoolique avant le premier verre, voilà. Si on veut parler dépendance, par rapport à où j'en suis maintenant, mais tout ça je ne le savais encore pas. Donc qu'est-ce que j'ai fait, j'ai commencé à consulter à droite, à gauche* ».

L'autre conception, qui n'est pas exclusive de la première, considère la maladie comme le symptôme d'un mal-être plus profond, plus ancien, plus psychique :

Notes d'observation, Vie Libre :

Marjorie : « Si on regarde la définition de l'OMS, les enfants qui sont élevés spirituellement arrivent à surmonter les tensions normales de la vie, nous, on va se faire une montagne, si quelqu'un nous fait une remarque ou quelque chose, les enfants élevés spirituellement vont se dire « ce n'est pas grave », nous, on va le prendre de travers. C'est notre façon d'appréhender qui n'est pas normale ».
Brigitte. : « On n'est pas tous bouddhistes ».
Marjorie : « Ça s'apprend ! Au début ça me faisait chier quand les gens me faisaient des remarques « tu bois plus ? » quand je disais que j'étais malade-alcoolique, maintenant je m'en fous ».
Yves : « Il y a des gens qui sont dépressifs toute leur vie, nous, on peut guérir ».
Julien : « Si on enlève l'alcool, on a toujours des problèmes de comportement ».
Marjorie : « On a besoin d'une béquille pour régler nos problèmes, c'est pour ça qu'on boit, les gens bien équilibrés non ».
Richard : « J'aime bien le mot équilibre, parce que finalement tout le monde est face à des tensions, tout le monde essaye de se réaliser, c'est une question d'équilibre en fait ».

Il y a bien un consensus sur le fait que les malades-dépendants portent depuis leur enfance une instabilité émotionnelle sans avoir les armes pour affronter les coups durs de la vie, même s'ils n'ont pas forcément tous vécu des grands traumatismes dans l'enfance. Ils n'ont pas connu non plus une exclusion sociale « totale », en ce sens qu'une majorité d'entre eux ont maintenu une activité professionnelle ou scolaire, ainsi qu'un certain confort matériel et financier[202]. C'est justement le début d'une exclusion ou une exclusion partielle (divorce, licenciement, perte de permis) qui les a amenés en premier lieu à se faire soigner. Ils ne font pas non plus état des comorbidités psychiatriques, même si une dépression ou un état dépressif est régulièrement évoqué comme nous l'avons déjà mentionné.

> *« Entre nous on parle toujours d'une hypersensibilité peut-être. Mais je dis ça très humblement hein, ce n'est pas du tout euh... juste comme trait de caractère, une hypersensibilité, une façon de, une forme de désespoir dans un petit coin de notre tête, une forme de désespoir. Oui, un désespoir qu'on n'a pas su gérer, et qu'on a géré comme ça quoi. Qu'on n'a pas su gérer, et on dit tous aussi que dans l'alcool, pour en sortir, on parle du déclic, mais on dit aussi qu'il faut toucher son fond. Bon. Et on descend assez bas, pour rebondir il faut descendre assez bas. Et... Le fait de descendre aussi bas, quand je parlais de désespoir, une forme de... suicidaire un peu »* (entretien avec Sophie, Vie Libre).

Cette instabilité émotionnelle fait d'eux des personnes fragiles, sensibles, et explique de leur point de vue pourquoi elles ont été portées vers la consommation des substances psychoactives : c'était la solution qu'elles ont trouvée pour anesthésier leur souffrance[203]. Cette solution, elles l'ont trouvée parce qu'elles se sont rappelé l'effet anesthésiant que pouvaient avoir ces substances non seulement grâce à la période étudiante en termes d'alcoolisation et d'expérimentation des produits illicites, mais aussi depuis leur enfance et pendant l'adolescence. Dans la vie adulte, la plupart se racontent comme étant ou ayant été des grands fêtards. Ils perçoivent ainsi leur maladie de la dépendance en tant que conséquence de

---

[202] Même si quelques enquêtés des groupes d'entraide ont néanmoins vécu dans la rue temporairement.

[203] Il est assez intéressant de faire mention ici d'un forum très fréquenté sur internet nommé « arrêter l'alcool », qui est en effet un « sous-forum » d'un site qui propose plusieurs forums médicaux (arrêter le tabac, sur la schizophrénie, le diabète, etc.). Le site a un million de visiteurs par mois et 60000 membres inscrits en 2013 (il faut être inscrit pour participer aux discussions). Le forum n'est affilié à aucun mouvement des anciens buveurs (MAB), mais plusieurs membres de Vie Libre le fréquentent et s'en inspirent, et il semble qu'il fonctionnerait comme un véritable groupe d'entraide (des anciens qui « accueillent » des nouveaux arrivants, ils parlent d'abstinence heureuse, font référence à leur propre expérience, etc.). Un petit groupe de membres (8 personnes), avec la participation d'une quarantaine d'autres membres, a élaboré un document nommé « *L'alcool n'est pas un problème. C'est juste une (très mauvaise) solution* », accessible au téléchargement au public, et distribué par eux-mêmes chez leurs médecins, les centres de soin, les MAB, etc.

cette souffrance, conséquence qui devient de ce fait simultanément cause d'autres troubles (perte de boulot, d'amis, du conjoint, etc.), quand il est trop tard pour revenir en arrière.

Un manque d'amour est souvent mentionné et fait écho au « vide intérieur » relaté dans plusieurs entretiens, ayant pour conséquence un besoin exacerbé, quasi pathologique, d'être aimé : « *ce qu'on a en commun, c'est l'envie d'être aimé, non, pas l'envie, mais le besoin d'être aimé, d'avoir une place* »[204]. Ce vide est comblé par des produits, par de l'alimentation, par le tout excessif[205]. La solution est d'apprendre à s'aimer soi-même.

2.4. L'abstinence : entre rupture et continuité

Pour les abstinents heureux[206] le parcours vers la dépendance pathologique des produits tourne donc autour des notions de *déni* et de *rechute*, les véritables symptômes de la maladie : avant le déni la plupart des personnes ont connu une période de consommation festive de divers produits. Après, c'est la chute vers le « fond noir » tant que l'on n'aura pas eu le « déclic » de l'abstinence comme seul horizon possible. Néanmoins, ce chemin est semé d'embûches, autrement dit, de rechutes avant de capituler devant la maladie, c'est-à-dire sortir du déni pour accepter la maladie, pour s'engager dans l'abstinence heureuse. En regardant de plus près le chemin de l'abstinence, les malades conçoivent leurs trajectoires comme un cheminement avec des bifurcations :

> « C'est à travers la mise en forme du processus étudié, à travers la construction de la logique du déroulement ou de l'enchaînement des événements que vont se dessiner les connexions causales » (de Coninck et Godard, 1989 : 34).

Le processus de l'abstinence heureuse s'articule autour d'une rupture événementielle : la rechute. La rechute est une notion que les membres des groupes mobilisent pour désigner cette épreuve que presque toutes les personnes traversent. Quand elle se manifeste, elle donne sens à la période qui l'a précédée (la personne était en effet encore dans le déni si elle a pu rechuter). Quand elle reste une possibilité (on n'est jamais à l'abri), elle donne un sens à la période à venir : la rechute est ce qu'il faut éviter. Enfin, la rechute devient un impossible quand on bascule dans le rôle d'un(e)

---

204 Notes d'observation Vie Libre, propos de Sophie.

205 C'est en cela que dans les groupes d'entraide toutes les addictions, comme dans la terminologie de l'addictologie, s'équivalent.

206 C'est l'expression utilisée notamment à Vie Libre. Il est important de noter que la notion de « abstinence heureuse » n'est pas de rigueur dans les groupes des Anonymes, même si la même idée de « bien vivre son abstinence » et surmonter les hauts et les bas « normaux » dans la vie sans produits est valorisée. L'incitation explicite à l'humilité dans ces groupes, ainsi que le fait qu'ils se considèrent en rétablissement, semblent les éloigner d'une conceptualisation en termes de « bonheur ».

entraidant qui fait la promesse (Ricoeur, 1990) de ne pas rechuter[207]. En théorie la rechute est possible tout au long de la carrière d'abstinence, donc jusqu'à la fin de la vie, c'est-à-dire qu'une personne ne pourrait s'estimer guérie ou sortie d'affaire qu'au moment de sa mort.

La période de consommation dite active du produit se caractérise par plusieurs phases, rapprochées par les membres de Vie Libre à des couleurs. La période rose correspond à l'euphorie, exprimée dans les termes de période ou de cadre festif. C'est une période où le produit procure un bien-être et où les personnes n'identifient pas leur relation avec le produit en termes de problème. Cette définition inclut l'idée que tous ceux qui sont aujourd'hui malades-dépendants sont passés par la période rose, et, par ailleurs, que chaque être humain qui consomme l'alcool de manière socialement approuvée (Ancel et Gaussot, 1998) pour être dans un « état de bien-être » est un malade-dépendant potentiel[208].

Notes d'observation, Vie Libre :

Sophie : « Ma fille a fait une réflexion dans le même sens, à chaque fois qu'ils sortent pour faire la fête je leur fais une remarque sur l'alcool, toujours. Et elle m'a dit 'maman ce n'est pas comme toi, nous, on fait la fête', comme pour dire qu'eux, c'était festif et moi non ».

Richard : « Tu peux leur dire que tu as commencé comme eux, par l'alcool festif ».

Sophie : « C'est vrai, je n'ai pas eu la reparti sur ce coup-là ».

La deuxième période est grise et correspond à la déprime. C'est là où la personne commence à avoir une consommation un peu plus soutenue, à ne plus pouvoir s'en passer. Elle consomme seule chez elle et commence à avoir des moments de déprime se manifestant par des comportements jugés aliénants :

> « Moi c'était pareil, j'avais des coups de déprime après avoir bien bu, à tel point que les gens ne répondaient plus à mes SMS et appels à partir d'une certaine heure du soir, à partir de dix heures, tellement c'était délirant, déprimant… »[209].

La personne se rend compte qu'elle ne peut pas ou plus assumer ses responsabilités professionnelles, familiales et sociales. Ces manquements sociaux et professionnels, souvent accompagnés par un sentiment de honte,

[207]Nous reviendrons sur cet aspect dans la partie suivante sur la carrière morale de l'entraidant qui consiste à basculer dans le rôle de quelqu'un capable d'aider une autre personne, ce que nous nommerons un(e) « père-pair ».

[208]Ce partage entre ceux qui boivent pour obtenir un effet, et ceux qui boivent,par exemple, par convivialité ou pure dégustation reste encore flou. Il semble néanmoins qu'il y aurait un premier stade de la maladie-alcoolique qui serait la « recherche volontaire de l'euphorie ».

[209]Notes d'observation Vie Libre, propos de Sophie.

font qu'elle commence à s'apercevoir d'un problème avec le produit, sans forcément se reconnaître dépendante. Cette période grise est de durée indéterminée et correspond au déni.

La période noire, c'est la dépendance totale : elle correspond à la « chute aux enfers ». Ici les entraidants parlent de « toucher son fond ». Ce fond est individuel selon les membres c'est-à-dire que pour certains le fond peut signifier de ne plus pouvoir assumer ses responsabilités familiales et professionnelles, et pour d'autres c'est de finir dans la rue, sans domicile fixe.

> « *Et le petit Simon c'est quelqu'un qui a connu la rue. Il disait 'oui j'ai dormi sous le pont, j'ai dormi sous les porches, euh', puis on lui disait 'et quand tu avais envie de boire tu faisais comment ?', et il nous disait 'tu trouves toujours'. Tu fais la manche pour l'alcool. Alors. Peu importe le fond, à quel moment on va rebondir entre guillemets, mais tu te dis que pour en arriver là et... et pour l'alcool, moi, c'est ce que je me suis dit quand je l'ai vu parler avec ces yeux, wauw. Arriver à être dans la rue, à faire la manche pour de l'alcool, tu te rends compte de la force de l'alcool ? Et là tu dis, c'est quand même un... je ne vais pas utiliser poison, parce qu'on le sait tout ça, mais c'est quelque chose de... qui peut dépasser le, comment dire, l'esprit le plus fort. C'est terrible. Et aujourd'hui le petit Simon, il ne touche plus d'alcool depuis pas mal d'années* » (entretien avec Julien).

L'événement qui serait donc ici « toucher le fond » est une rupture qui marque la fin d'une série d'événements caractérisée par la chute. Plusieurs personnes parlent ici d'un déclic qui est plus ou moins marqué, c'est-à-dire évident selon les personnes. Il prend des formes différemment dramatiques et apparaît relativement conscient après-coup :

Notes d'observation, Vie Libre :

Johnny : « L'autre jour j'ai vu un mec au boulot et il me demande si j'ai fait fort au Nouvel An et je lui ai dit que je bois plus. Il m'a demandé pourquoi et j'ai expliqué. Et en fait lui est abstinent aussi depuis 11 ans, il est allé chez les AA pendant 4 ans. Bon, je pense qu'il doit s'autoriser une petite bière de temps en temps ».
Jean-Pierre : « C'est "s'autoriser" qui ne marche pas ! ».
Johnny : « De toute façon c'est un déclic ».
Moi : « Mais comment vient le déclic ? ».
Jean-Pierre : « On ne peut pas l'expliquer, ça dépend... je peux te raconter le mien, j'allais chez le docteur, ça faisait déjà plusieurs fois qu'elle me disait qu'il fallait peut-être arrêter l'alcool. J'ai fait des tests de sang, et c'est là que le chiffre des gammas était énorme ! Elle m'a dit que dans six mois il n'y aurait plus de tests à faire (sous-entendu qu'il serait mort) je te prescris une cure de désintoxication à partir de demain. Je lui ai dit : et

mon boulot de bureau ? Et elle m'a répondu 'de toute façon il y a plein d'employés de bureau dans le cimetière'. Donc j'avais plus le choix. J'ai plus bu une goutte depuis cette cure »[210].
Johnny : « Moi les deux premières cures j'ai bu en sortant. Une fois je n'étais même pas rentrée chez moi déposer mes affaires, je suis allé acheter une bouteille de vodka, je suis rentré complètement saoul. La troisième fois je me suis laissé le choix en sortant, j'étais avec mon sac à dos : tu prends à gauche pour rentrer chez toi, à droite pour aller au magasin. Je suis allé à gauche »

Le déclic est donc l'événement qui, rétrospectivement, donne un sens à la série d'événements suivante : l'abstinence, signifiant une nouvelle vie.

Ces éléments montrent bien que l'abstinence est découpée, symboliquement, en étapes plus au moins délimitées. Il y a plusieurs exemples à ce sujet, comme les *trois mois euphoriques*. En effet, selon les « anciens », au bout de trois mois d'abstinence (d'ailleurs la seule étape qui est définie en référence aux marqueurs temporels), on devient euphorique car on pense avoir « vaincu » la maladie :

> « *Alors il y a des périodes dans l'abstinence. On est assez euphorique au début, tu rentres « ouais bon on va faire comme ça », moi j'étais à fond pour militer à Vie Libre, je l'ai fait d'ailleurs, j'avais du temps, j'étais au chômage, parce que j'étais resté en maladie de septembre 2010 et puis après j'étais au chômage* » (entretien avec Richard, Vie Libre).

On pense avoir vaincu la maladie, que « c'est gagné ». Selon les entraidants, c'est une erreur et ils mettent donc en garde les nouveaux arrivants contre ce cap à passer. Par exemple, Julien (Vie Libre) raconte pendant une réunion comment il a affronté sa dernière pulsion datant d'il y a 5 ans :

> « Je vais te raconter la dernière fois que j'ai eu une pulsion. Je m'étais levé à 4 h 30 du matin, et je suis sorti sur la terrasse fumer, je fumais encore à l'époque, et je me disais « je boirai bien un whisky », moi c'était le whisky, et je me disais qu'un verre ne suffira pas, j'en boirai deux, et je voyais la bouteille se vider, je voyais les pompiers arriver, j'ai vu jusqu'à la déchéance, tu vois ? Ça n'a duré qu'une minute, mais j'ai tout vu le glissement jusqu'à la déchéance. Et ça m'a suffi pour ne plus avoir des pulsions. C'est bon, j'ai assez bu ».

Selon les dépendants tout le monde ne sentira pas le manque physique (tremblements, sueurs, douleurs musculaires pour les opiacés, *delirium*

[210] Nous pouvons voir dans l'exemple ici de Jean-Pierre que l'entourage, les professionnels, les cures et le groupe peuvent jouer des rôles plus ou moins déterminants dans la « prise de conscience », nous y reviendrons dans le chapitre IV.

tremens[211] pour l'alcool), qui dépend de la quantité consommée quotidiennement ainsi que de la durée. Leur définition de la maladie entend que ce n'est pas la quantité qui fait le malade, c'est le besoin, la pulsion, vers le produit qui le détermine.

D'autres étapes sont distinguées par les dépendants, notamment en ce qui concerne le début d'abstinence. Ainsi par exemple quand une femme, abstinente depuis presque un an, rapporte qu'elle ne supporte plus même l'odeur de l'alcool, et que, par conséquent elle est en colère quand son mari en boit ou quand les amis viennent pour les apéritifs, qui sont par ailleurs interminables, les « anciens » lui disent que c'est normal au début, « *tout ce que tu vis, c'est normal* ». Ils donnent aussi des conseils pour surmonter cette colère : « *il faut dire « on passe à table » et commencer à ranger les bouteilles. Il arrive un moment dans l'abstinence, une sorte de déclic où tu dis 'vous me cassez les couilles' et après plus personne te fait chier »*[212].

Ensuite, on commence à avoir des activités qui « font sens », on retrouve, pour certains, une meilleure forme physique notamment en mangeant sain[213], qui font que l'on voit la vie sous un autre œil.

Notes d'observation, Vie Libre :

Jeannine : « Ça me fait du bien psychiquement, psychologiquement, ça fait partie de la guérison, venir ici, faire du sport, du théâtre, ça fait partie de mon cursus de guérison, quand on ne boit plus on fait plein d'autres choses, il faut remplir les journées. Ça fait du bien, avec le sport, la danse, tout ça j'ai perdu 16 kg depuis que je bois plus, il faut que je me muscle ».
Julien : « C'est ta nouvelle vie ».
Jeannine : « Oui, ma nouvelle vie ».

2.4.1. L'abstinence heureuse : devenir un « soi authentique »

Une nouvelle vie commence donc, caractérisée d'un côté par des nouvelles, ou une reprise d'anciennes activités (théâtre, danse, sport, etc.), faire fonctionner son corps en faisant du sport et en mangeant sain et une

[211] Le *delirium tremens* est un syndrome de sevrage d'une alcoolisation forte et continue (il est *a priori* difficile d'établir un seuil de quantité et une durée minimum avant que n'apparaisse un tel syndrome). C'est une conséquence neurologique qui met la personne dans un état d'agitation, accompagné de forts tremblements et d'un trouble de la conscience (la personne ne se rappelle plus ses gestes et ses actes après-coup), parfois d'hallucinations visuelles. Ce syndrome survient généralement 2 ou 3 jours après le dernier verre et peut durer plusieurs jours.

[212] Notes d'observation Vie Libre, propos de Johnny qui réagit aux propos de Brigitte.

[213] Plusieurs dépendants rapportent que leur vie de dépendant était synonyme d'un mode de vie jugé malsain au niveau de la nourriture (ne se nourrir que du liquide pour les alcooliques) et l'hygiène de vie en général.

reprise d'activités professionnelles pour certains. De l'autre côté elle est caractérisée par une rupture avec l'ancienne vie, ce qui signifie couper le contact avec les « copains de conso » et que l'on ne peut plus, en tout cas dans un premier temps, être et agir de la même manière dans des situations où le produit est présent :

> « On ne peut plus faire la fête avec les malades mentaux [les alcooliques] depuis qu'on ne boit plus, c'est vrai, on se sent exclus. Au début ça va, mais quand les autres ont bu quelques verres on commence à ne plus comprendre leurs blagues, ils rigolent de n'importe quoi[214] ».

D'ailleurs il est fortement conseillé d'éviter toutes les situations où le produit abonde (les pots, les dîners, les fêtes, etc.).

Néanmoins, il ne suffit pas de devenir abstinent, il faudra aussi devenir heureux avec son abstinence. En effet, selon le discours dominant des groupes d'entraide, on peut devenir abstinent heureux quand on arrête de se battre contre les produits, même si l'on reste malade[215].

Notes d'observations, Vie Libre :

Manu : « C'est un combat, j'ai tenu un an parce que c'était un défi que je m'étais mis, mais je suis quand même retombé dedans ».
Jeannine : « Oui, c'est un combat de tous les jours ».
Julien : « Vous utilisez des mots comme « tenir » et « combat », ce n'est pas des mots positifs, moi je suis abstinent, je ne me bats pas, ce n'est pas une question de tenir, je suis très bien, l'abstinence je la vis très bien. J'ai assez bu ».

Cela ne veut pas dire que les membres prônent qu'une personne sera heureuse juste en arrêtant l'alcool ou les autres produits, mais en le vivant comme un choix assumé, elle procure par conséquent du bien-être à la personne. Autrement dit, le fait de surmonter les tensions normales de la vie

---

[214] Notes d'observation Vie Libre, propos de Marjorie.

[215] Dans la publication sur le réseau facebook citée plus haut, un des membres met en cause le terme de « guérison » en disant que cela peut prêter à confusion et que certains en sont morts car ils ont interprété qu'ils pouvaient en reprendre, ce à quoi plusieurs personnes argumentent qu'il faut faire une distinction entre guérir de la pulsion et rester éternellement malade : « *buveur guéri fait que l'on a fait le deuil de l'alcool et que de cette expérience on s'est enrichi pour aider à prévenir les autres de la dangerosité du produit alcool . et que l'on a une abstinence heureuse . si je suis malade ou allergique à un produit je ne vais pas en prendre, arrêter l'alcool permet de faire un travail sur soi* » ; « *En ce qui concerne le terme "guérison", il nous faut être très clairs : nous sommes guéris de la dépendance au produit, pas de la maladie en elle-même* » ; « " *Après 25 ans d'abstinence je me considère guéri de ma dernière cuite mais pas de la prochaine et je me rétablis dans la stabilité...* " *Saloperie d'allergie, n'est-ce pas* [...] ? :) ».

sans avoir recours aux produits psychotropes sera vécu comme une sorte de victoire qui procurera, presque accessoirement, du bonheur.

L'enjeu de l'abstinence devient donc de ne pas rechuter. Dans l'abstinence heureuse la rechute reste une possibilité, mais s'éloigne au fur et à mesure que l'on trouve un sens à son existence.

Notes d'observation Vie Libre :

Jeannine : « Comme quand tu te prends un coup de massue sur la tête, l'autre jour ma fille a été virée de son stage, et au début j'ai eu peur que j'allasse boire, mais je ne l'ai pas fait. On dirait que les enfants sentent qu'on est encore fragile ».
Sophie : « Moi j'en suis persuadée »
Richard : « C'est parce qu'on n'a plus seulement des réactions instantanées, avant on buvait tout de suite, là, il y a toute une réflexion qui se met en place : pourquoi boire alors qu'on est bien ? Mais ce que tu dis Jeannine est encore différent de ce que dit Sophie : elle dit que ça la ronge encore à certaines heures de la journée, sans un coup de massue sur la tête. Je pense qu'on peut dire que le coup de massue n'est pas forcément un élément déclencheur ».
Sophie : « Non mais ça peut apparaître comme une bonne excuse pour boire ».
Marjorie : « C'est quand on relâche qu'on peut reboire, ce n'est pas pendant les coups durs. Par exemple, mon fils s'est fait virer de l'école, c'est là que je voulais tenir, j'avais ma fierté quoi, quand j'étais convoqué, si j'étais venue bourrée, alors là… donc on se fait dur et on tient le coup, c'est quand tout se calme et que les gens t'oublient que tu rebois »

En effet, l'abstinence totale et définitive signifie se sevrer physiquement du produit, mais aussi psychiquement : ils doivent vivre leur abstinence de manière heureuse et sereine, malgré la contrainte qu'un tel principe pourrait sous-entendre (se priver des produits de plaisir). Pour arriver à la vivre de manière heureuse, il est nécessaire de faire un travail sur soi, que cela soit à l'aide du groupe, en individuel (comme le travail des étapes dans les groupes des Anonymes) ou à l'aide d'un thérapeute professionnel. Il est donc important de devenir soi, authentique, et commencer à compter pour soi-même.

Notes d'observation, Vie Libre :

Hervé : « Moi je veux trouver un sens à ma fragilité et à ma sensibilité »
Richard : « Je sais que j'ai encore besoin de l'avis de professionnels sur certaines questions, sur certaines questions que je me pose ».
Hervé : « Avec ma psychothérapie, je comprends que j'ai besoin de compter pour moi et de compter pour les autres. Oui, c'est important de compter pour les autres mais aussi pour soi. Moi aussi, je cherche l'authenticité ».
Sophie : « Ce qu'on a en commun, c'est l'envie d'être aimé, non, pas l'envie, mais le besoin d'être aimé, d'avoir une place. Aujourd'hui, je me suis sentie tout euphorique, mais je ne sais pas pourquoi, je ne sais pas l'expliquer, il faudrait peut-être que je l'analyse, alors que lundi je n'étais pas très bien par exemple. Je ne sais pas pourquoi ».
Richard : « On est peut-être un peu bipolaires ».

Le basculement dans l'abstinence heureuse apparaît ainsi comme une ligne de partage entre l'avant, où l'on se battait contre les pulsions, contre soi en quelque sorte et où la valeur de l'abstinence n'était pas encore complètement intégrée, et l'après, où l'on vit une abstinence heureuse.

Notes d'observation, Vie Libre :

Julien (S'adresse à Manu) : « Tu as du mal à pas y penser parce que tu es jeune, tu as du mal à intégrer l'idée de jamais boire, d'une abstinence à vie, alors que moi je suis heureux, ce n'est pas un fardeau, c'est juste que je sais où ça mène et je n'ai plus besoin de ça ».
Manu : « Oui je n'assume pas »
Julien : « Non je ne dirais pas ça, je dirais que tu n'as pas intégré ».

Le travail sur soi consiste donc à identifier des émotions qui empêchent d'avancer puis apprendre à les contrôler, sachant que certains ressentiments, notamment en début d'abstinence, sont normaux (« *on est tous passés par là* »).

> « *Moi c'est le moment où je me suis trouvé avec d'autres alcoolos qui m'ont dit « tu ne nous emmerdes pas, l'histoire là c'est exactement la même, tu changes l'endroit ou le lieu, deux trois machins, c'est une vraie histoire de dépendant. Alors, maintenant tout ça tu laisses tomber, et qu'est-ce que tu fais, pour arrêter de vivre comme tu vis ? ». Et là dans le fond ils m'ont enlevé toutes les planches que je m'étais mises, les consultations, les hospitalisations, où j'avais sans arrêt cherché des prétextes, et où je trouvais aussi du bien dedans, des gens qui rentraient là-dedans, chez les blouses blanches. Après les AA m'ont justement dit « gagnons du temps ». Et là, il y avait deux solutions, soit je claquais la porte parce que c'était insupportable, soit j'allais jusqu'au bout, j'écoutais leurs*

témoignages, parce qu'eux au fond ils avaient posé le verre, et ça m'était insupportable, ben oui, « commence maintenant par ouvrir ta poche » (entretien avec Pierre-Henri, AA).

Il apparaît ainsi que le groupe participe à la mise en cohérence et à la construction du sens de l'expérience des nouveaux arrivants en rapportant les fragments partagés à leurs propres histoires, et donc de leur travail biographique déjà amorcé. Il y a un processus de dévoilement qui semble devoir se déployer[216].

> « À cette objectivation, évidemment, et à cette accessibilité de la biographie extérieure et intérieure, instaurée par les journaux intimes, les romans, les confessions-histoires d'une vie et les aveux thérapeutiques ou religieux, est liée certes la possibilité de mieux se discipliner et de se civiliser ; mais en même temps apparaissent de nouveaux problèmes pour la prise de sens de la biographie entière qui ne peut plus désormais « tirer » son sens, en tant que préalable, des institutions religieuses, mais qui a besoin de nouvelles sources de sens d'ordre individuel. Mais celles-ci, à leur tour, ouvrent, pour le moi propre, un nouvel espace à la saisie de soi et à la communication » (Hahn, 1986 : 64).

Les aveux thérapeutiques ne peuvent toutefois pas se faire sans un guide comme le dit Aloïs Hahn (1986). Une surveillance par le « directeur de conscience » fait croître l'autocontrôle du « confesseur » au moyen d'un hétéro-contrôle permanent.

2.4.2. Le don de soi : la transmission d'une place d'abstinent heureux

Le sens que l'on décide de donner à sa vie peut être celui d'aider les autres malades à faire le même chemin que soi-même. Une fois basculée dans l'abstinence heureuse, la personne peut s'engager dans une carrière (Becker, 1986 ; Darmon, 2008) d'entraidant militant, où l'on participe à la « *mise à nu* » des autres malades.

> « *Là tu bascules, et si ça se reproduit souvent et que les gens sont demandeurs de tes propos, au bout d'un moment tu es valorisé, je veux dire tu es mis en position de, de donneur de conseils, tu es utile dans le groupe. À partir de là tu prends ou tu ne prends pas, ou tu as envie de le faire ou tu n'as pas envie* » (entretien avec Julien, Vie Libre).

La rupture est donc ici catalyseur d'un sens presque inévitable de la suite de la trajectoire de certains entraidants qui consiste à faire don de soi dans

---

[216] Processus qui peut à certains égards être rapproché à la civilisation des mœurs de Norbert Elias (1973), consistant à intérioriser individuellement une certaine maîtrise de ses comportements jugés nocifs et aliénants à la fois pour l'individu et pour la « société ».

une démarche militante, trajectoire qui n'est pas forcément suivie par tous les malades abstinents.

Les groupes d'entraide ont leur propre grille de lecture pour expliquer et comprendre leurs comportements, constituée à partir de récits de leurs expériences. Deux éléments nous permettent de démontrer un registre d'identification auquel les membres font référence pour se définir au sein des groupes d'entraide : le fait qu'ils se définissent (en se présentant) comme des *malades-alcooliques ou malades-dépendants* et le fait d'employer le terme de « *nouvelle vie* » pour parler de leur abstinence. Ce registre d'identification est celui de la maladie de la dépendance. Comme nous l'avons vu ils se reconnaissent ainsi tous dans des récits qui racontent comment l'alcoolique faisait, par exemple, pour cacher sa consommation à l'entourage et plus largement à « autrui généralisé[217] » (Mead, 2006). Ainsi une nouvelle grille de lecture du monde émerge et est partagée par l'ensemble des membres, permettant aux dépendants d'interpréter le mal à partir de la notion de maladie et de concevoir cette rupture comme un point de départ de cette nouvelle vie. Les travaux de Strauss (1992b) sur l'identité s'avèrent particulièrement éclairants à ce sujet. Selon lui le fait d'acquérir des nouvelles terminologies suppose aussi des « *nouvelles évaluations : de soi, des autres, des événements, des actes, des objets [...] On peut regarder en arrière, mais on ne peut évaluer qu'à partir de son nouveau statut* » (Strauss, 1992b : 99).

Ce sont en effet les interactionnistes américains qui ont théorisé les tournants dans les trajectoires de vie en tant que ruptures biographiques, et notamment Anselm Strauss (1992ab) qui a analysé les transformations identitaires dans le cadre des changements socialement organisés à partir de son étude des trajectoires de malades chroniques. L'apparition de la maladie introduit une discontinuité entre le moi du passé et celui du présent, soumis à un travail biographique qui introduit des irréversibilités tout en rétablissant le sens des continuités. Les moments critiques obligent à reconnaître que l'on n'est plus le même qu'avant et forcent à adopter de nouvelles attitudes (Bessin, Bidart, Grosetti, 2010) :

> « Il s'agit de moment du développement d'un individu où il faut faire le bilan, réévaluer, réviser, revoir et juger à nouveau. Bien que cet inventaire soit considéré comme une affaire personnelle, il s'agit évidemment d'un processus socialisé et socialisant. Les formes d'incidents qui précipitent la remise en question d'une identité ont de larges chances de se produire et d'avoir la même signification pour d'autres personnes appartenant à la même génération, profession ou classe sociale. Ceci revient à dire que, dans la mesure

[217]En référence à George Herbert Mead (2006) : autrui généralisé signifie la communauté ou le groupe social organisé dont fait partie l'individu et qui lui fournit l'unité du « Soi ». On pourrait dire que les normes et les représentations du « bien boire » (Ancel et Gaussot, 1998) sont intériorisées par les malades-alcooliques et ils adoptent ainsi les rôles et les points de vue d'autrui sur la consommation d'alcool.

> où les expériences et leurs interprétations sont socialement structurées, le développement des identités l'est également » (Strauss, 1992b : 106).

Strauss insiste sur la programmation sociale des changements de statut avec l'existence notamment de prédécesseurs et de successeurs. Autrement dit, le passage d'un statut à l'autre, quelle que soit la force de l'épreuve individuellement ressentie, les expériences et les interprétations est socialement structuré. Dominique Jacques-Jouvenot, qui a travaillé sur le choix du successeur et la transmission du savoir dans les métiers patrimoniaux (1997), montre que le savoir n'est pas la cause, mais bien la conséquence de la transmission d'une place professionnelle par la désignation d'un successeur, et met ainsi en cause le paradigme de la familiarisation comme explication de l'acquisition des compétences (Jacques-Jouvenot, 1995). Dans les groupes d'entraide, l'acquisition du savoir sur la maladie de la dépendance n'est donc pas seulement une question de socialisation entre les anciens et les nouveaux, mais on peut suggérer qu'il fait aussi l'objet d'une transmission s'inscrivant dans un processus de désignation de ceux qui savent et qui peuvent donc aider les autres. La théorie de la transmission s'inscrit dans une économie du don (Jacques-Jouvenot et Vieille-Marchiset, 2012) et suppose une temporalité longue, en ce sens qu'elle comprend trois entités : celle ou celui qui transmet, celle ou celui qui reçoit et celle ou celui qui recevra. Ainsi, ce n'est pas le moment de la transmission, plus ou moins ritualisé, qui est important, mais les relations qui se jouent entre les individus avant et après ce moment. Le successeur ne reçoit pas un savoir ou des compétences, mais bien une *place* qu'il doit s'approprier ce qui constituera le fondement d'une modification identitaire. Ce processus passe par l'occultation des modalités de sélection et d'accès à cette place par une croyance en la possession naturelle des compétences et du savoir nécessaires (Jacques-Jouvenot, 1997 ; Aubry, 2011).

C'est ici que l'on rejoint les observations émises en début de chapitre sur notre « expérience incarnée » sur le terrain : le processus d'assignation des places dans les groupes d'entraide ne dépend pas de l'expérience de la dépendance, mais bien de l'appropriation de la place d'un « abstinent heureux » ayant une conduite exemplaire à l'égard des produits psychoactifs. Autrement dit, la personne désignée doit tenir promesse (ne pas rechuter ou chuter tout court), lui conférant le droit à mettre en œuvre une capacité à aider d'autres. C'est cette hypothèse que nous allons étayer dans la partie suivante.

3. La carrière morale d'entraidant : devenir « père-pair »

Le dévoilement de soi, par un bilan et un jugement moral de ses actions passées, est éprouvé réellement comme une mise à nu par les membres des groupes d'entraide. Les entraidants ont donc la certitude de l'importance du travail sur soi et la conscience que c'est une maladie : leur vie, leur présence en est la preuve et devient la condition *sine qua non* de l'entraide. Plusieurs personnes qui viennent régulièrement aux réunions disent que ces dernières fonctionnent comme des piqûres de rappel en ce sens que les cas de personnes qui racontent leurs galères et souffrances sont les témoins du bon choix des abstinents.

> « *Les réunions parfois c'est piqûre de rappel hein, quand il y a des nouveaux, ça te rappelle d'où tu viens, quand il y a des rechutes, voilà, c'est... c'est... C'est comme l'histoire, il ne faut pas l'oublier, il faut savoir ce qui nous a construits, voilà il faut se rappeler quoi* » (entretien avec Aurel, NA).

Le groupe devient donc le miroir dans lequel l'entraidant peut confirmer son choix de l'abstinence. Ce que l'on peut considérer être la dernière étape dans le processus de l'abstinence heureuse consiste, pour certains, à passer de l'autre côté, afin d'acquérir une place d'abstinent heureux aux yeux d'autrui lui permettant d'exercer une capacité à aider les autres malades.

Le différend qu'il pourrait éventuellement y avoir entre les différents types d'association, Vie Libre et les Anonymes, s'atténue dans un compromis[218] basé sur la relation initiatique entre maître et disciple et sur la primauté des cas vécus contre les spécialistes formés théoriquement à la prise en charge en addictologie. Ce modèle de justification des groupes d'entraide que l'on peut ainsi élaborer tient aux discours visant à argumenter et consolider l'idée qu'une personne elle-même malade est naturellement mieux placée qu'un soignant professionnel. C'est donc dans une certaine mesure une « rhétorique de la naturalisation » des compétences (Jacques-Jouvenot, 1995) qui s'y développe. Pour cette raison nous allons étudier plus en détail le processus de transmission d'une place (Jacques-Jouvenot, 1997) de « père-pair » au sein d'un groupe d'entraide à partir d'une analyse de la dimension morale de leur carrière,

> « C'est-à-dire [le] cycle des modifications qui interviennent dans la personnalité du fait de cette carrière et [les] modifications du système de représentation par lesquelles l'individu prend conscience de lui-même et appréhende les autres » (Goffman, 1968 : 179).

Le terme de « père-pair » ne doit pas être compris dans son sens genré, même s'il est difficile d'en faire abstraction. Nous l'avons choisi pour le lien de filiation que laisse sous-entendre le processus de transmission d'une place d'aidant, et pour la valeur d'autorité que revêt la relation entre un « aidant » et un « malade » comme nous allons le démontrer dans cette partie. Si nous avons choisi le terme « père » (et non pas par exemple

---

[218] Une forme d'accord impliquant plusieurs ordres de grandeur et visant à réduire la tension critique entre deux mondes (Boltanski et Thévenot, 1991).

« mère »[219]), c'est dans un premier temps en référence à un entraidant qui parle de cette relation dans les termes exacts de « père fils ». Ensuite parce que nous avons majoritairement des hommes dans notre échantillon parmi ceux et celles qui se considèrent et sont considérés *a priori* comme des aidants. Enfin, comme nous le verrons, le monde des groupes d'entraide renvoie dans une majorité de situations à la configuration domestique dans la théorie des conventions de Boltanski et Thévenot (1991), où la figure du père est une référence au « principe supérieur commun » dans une logique de hiérarchie et de tradition.

3.1. L'indéfectible soutien : tracer le chemin et tenir promesse

La carrière morale de transformation du soi peut être rapprochée des travaux de Samuel Lézé (2007, 2010), qui analyse les étapes de la carrière des psychanalystes basée sur le « travail sur soi ». Selon cette modélisation, les analysants[220] passent par une phase de reconnaissance (phase 1) que « ça ne va pas », que le trouble ne peut plus durer. La psychanalyse est alors considérée comme la seule solution sinon, c'est la « descente aux enfers » (même terminologie que les membres des groupes), et on passe dès lors le seuil pour « s'allonger et parler » (phase 2). « Être en analyse », phase 3, est considéré par l'auteur comme une épreuve morale. Pendant cette phase le psychanalyste praticien est celui qui représente un « indéfectible soutien », qui sait « tenir bon » malgré les tests auxquels il peut être soumis (comme les tentations de consommer son produit de prédilection pour les malades-dépendants). Le psychanalyste praticien, comme les membres du groupe d'entraide, devient pendant cette phase un autrui significatif[221] quasi absolu. Cette phase ne relève pas, selon Lézé, du concept vague de transfert. Au contraire, le praticien et l'analysant font « *l'expérience positive d'une relation d'autorité* » (2007 : 229), une autorité qui ne recherche aucune issue professionnelle[222]. Cette relation fait croître le contexte de conscience[223], avant que l'analysant puisse « passer derrière » (phase 4), devenir soi-même psychanalyste.

---

219 La dimension genrée reste à exploiter en ce sens qu'il serait intéressant de voir si les aidants se positionnent et sont positionnés dans la même relation d'autorité quel que soit le genre, ou si on peut distinguer un rôle de « mère-pair » différent de celui de « père-pair ».

220 C'est le terme employé en psychanalyse pour désigner les patients qui s'y engagent (bien que les termes employés semblent dépendre des écoles et courants différents).

221 En référence à George Herbert Mead (2006) : autrui significatif désigne le modèle de référence dans la première étape de la socialisation. Autrui généralisé signifie la communauté ou le groupe social organisé dont fait partie l'individu et qui lui fournit l'unité du « Soi ».

222 Lézé avance par ailleurs que le fondement du lien social doit s'entendre en termes de relation d'autorité. Un « bon » psychanalyste (ou un bon leader, chef, enseignant, etc.) sait que « *la nécessité et la rectitude de sa fonction sont un mal provisoire* » (2007 : 229-230).

223 Anselm Strauss (1992a) et ses collaborateurs élaborent ce concept suite à une recherche

Samuel Lézé (2010) montre, contrairement aux théories habituellement avancées qui font des analysants des « croyants », que la part de croyance est faible. En revanche, la *confiance* placée dans les qualités du praticien est une constante et une valeur considérable est attachée à sa présence incarnée. Quand on entre en cure psychanalytique, on recrute un allié, on n'achète pas un service. La manière dont la psychanalyse résiste à sa dégradation[224] consiste le plus souvent à contester le savoir théorique de la psychanalyse, à l'instar de ce que nous avons pu observer et décrire à plusieurs reprises dans les groupes d'entraide. Ainsi, dans la phase 4 de la carrière des psychanalystes, le rapport théorie-pratique s'inverse : il n'est pas question de se cacher derrière un paravent théorique, il faut se positionner dans la *tension* de l'incertitude de la pratique en travaillant avec sa propre histoire :

> « "Passer derrière" consiste à s'engager à maintenir une tension malgré tout. Défendre l'expérience contre la "théorie", le "désir de statut", "l'ordre établi", les "institutions" et "l'État réglementaire". Illustrer l'expérience en "sortant d'affaire" son patient, voire à "aller chercher l'autre dans son trou" sans jamais rien promettre tout en étant irrémédiablement présent » (Lézé, 2007 : 231).

Les sous-parties suivantes démontreront des liens qui peuvent être faits avec cette conceptualisation de la carrière des psychanalystes notamment à partir de trois éléments : le basculement (franchir le seuil), tenir bon (tenir et se maintenir) et illustrer l'expérience (montrer le chemin). Contrairement aux psychanalystes, l'entraidant doit s'engager à tenir promesse de ne jamais rechuter, ce qui lui permet d'aller au bout de la carrière morale de transformation de soi et devenir père-pair.

3.1.1. « Là tu bascules » : Se mettre à parler

Dans la terminologie de ces groupes d'entraide, pour expliquer comment un dépendant peut devenir une personne aidante, les membres se réfèrent à la notion de basculement. Quand on s'est mis à nu, on peut à son tour mettre à nu les autres en passant dans le siège de professeur. L'épreuve de compétence consiste à se mettre à parler et la validation se manifeste dans l'écoute que les personnes encore dans le déni ou qui résistent à la théorie de la maladie accordent à la personne qui s'est mise à parler.

> « Tu sais quand les gens parlent ils voient bien comment c'est écouté en face. Si au bout d'un moment tu es écouté, tu sens que tu

---

ciblée sur les interactions entre patients et personnel de santé dans une unité de soin pour des patients en phase terminale. Ce concept est donc en référence à la conscience ou non de la mort prochaine des patients.

[224]Cette dégradation prend la forme d'une prétendue crise de la psychanalyse, qui est une crise de la représentation publique de la discipline. Selon Lézé c'est ainsi un paradoxe que la psychanalyse doit constamment se représenter en crise alors qu'elle ne le serait pas en réalité, participant ainsi stratégiquement à produire son auto-marginalisation et garder son authenticité (Lézé, 2010).

apportes quelque chose, tu dis ouais, génial. Là, tu bascules, et si ça se reproduit souvent et que les gens sont demandeurs de tes propos, au bout d'un moment tu es valorisé, je veux dire tu es mis en position de donneur de conseils, tu es utile dans le groupe. À partir de là tu prends ou tu ne prends pas, ou tu as envie de le faire ou tu n'as pas envie. Moi je m'aperçois que j'aime bien, mais ça veut dire aussi, tu te rends compte qu'à un moment donné on t'a aidé. Tu veux essayer de redonner pareil, je pense que ça fonctionne comme ça. Il y a des gens, non mais tu vois tous les gens, je pense à Richard, Yves, tu sens que tous ceux-là, là, ouais. Ils se placent différemment. Au-delà de la maladie alcoolique, d'un point de vue, euh… Si ça a toujours un rapport avec la maladie alcoolique, mais d'un point de vue confiance en soi et cheminement social, c'est vachement important que la personne bascule, qu'elle se mette en position d'offrir quelque chose. Je pense qu'intérieurement ça fait vachement du bien ça, je trouve ça génial, dans la fonction du groupe que les gens ont réussi à passer comme ça, à passer dans ces personnages-là, je trouve ça génial. Je sais qu'Yves, j'ai senti le passage, où il est devenu, voilà, il s'est mis à parler, et faire partie des gens qui parlaient. Pour lui, j'ai bien senti que c'était un pari, ça a été nécessaire pour lui. Et inversement, j'ai connu des gens aussi qui étaient, qui faisaient partie de ces gens-là, voilà, à prendre la parole et à parler, et qui se sont cassé la figure » (entretien avec Julien, Vie Libre).

Pour basculer, se mettre à parler c'est une chose, encore faut-il que cela soit écouté de manière continue, que ça se reproduit : « *Naturellement tu as le dessus sur l'autre, l'autre ne répond pas, il écoute. Écoute avec, je ne vais pas dire déférence, pas de respect non plus, mais écoute naturellement* ». Il y a donc un principe de reconnaissance, les Anonymes parlent d'identification, où l'on se reconnaît dans les paroles de l'autre, dans ses récits et dans ses anecdotes :

> « Tu vois c'est une façon de se reconnaître, c'est-à-dire qu'on est dans un groupe, on se reconnaît. Mais ça ne se lit pas sur ton visage, mais, ouais, j'étais malade. Et voilà, on s'embrasse, parce qu'on a vécu les mêmes choses. Si tu as vécu les mêmes choses, c'est que tu as marché dans mes empreintes » (entretien avec Francis, NA).

Le rôle de l'entraidant devient donc de tracer le chemin, de montrer où vont les empreintes : jusqu'à l'abstinence heureuse.

Dans la théorie de l'habilitation proposée par Marcelle Stroobants (1991 ; 1993), « *le savoir perd son statut d'objet pour gagner en attribut du sujet* » (1991 : 36). On « est » donc compétent à aider les autres en fonction d'un certain contexte et en fonction des « juges » présents (Aubry, 2011). Ces « juges » sont ici les autres membres : à la fois les nouveaux qui légitiment les compétences en écoutant sans contredire, mais aussi les anciens qui cautionnent ce qui est dit et ne le mettent pas en cause. Nous avons déjà pu voir par exemple comment le président de Vie Libre, mais aussi d'autres personnes, peut reprendre certains membres quand ils parlent de lutte et de combat pour rester abstinent, ou intervenir si le terme de maladie est mis en cause. C'est également le cas concernant le médicament Baclofène, qui, pendant notre travail de terrain, a fait débat publiquement, mais aussi dans les groupes d'entraide. Le président propose d'en parler, car plusieurs personnes lui demandent son avis sur ce médicament. Julien et la plupart de membres sont farouchement opposés (en avril 2012), mais certains, notamment Johnny, tentent de nuancer.

Notes d'observation, Vie Libre :

Julien : « On sait pertinemment que c'est zéro alcool, rien, nada, niet. Ceux qui prescrivent n'y connaissant rien à la maladie, parce que si on reprend un verre, on sait pertinemment qu'on va prendre un deuxième, puis un troisième. Le Baclofène baisse l'envie, d'accord, mais si on reprend goût à l'alcool, on s'arrête plus, on le sait ».
Johnny : « Moi je pense que ça peut aider à la sortie de la cure par exemple, je me rappelle qu'en cure, ils nous conseillaient que si on avait des pulsions ou des flashs vers l'alcool, ils nous disaient de prendre un anxiolytique. C'est juste psychologique, pour passer le flash ».
Julien : « Sauf qu'il faut toujours augmenter la dose pour vraiment arrêter, c'est comme les médicaments pour arrêter de fumer. Quand tu enlèves le médicament, tu auras toujours envie de fumer, l'arrêt est psychologique. »
Luc : « S'il prend ça, c'est sûr qu'il replonge, c'est sûr ».
Yves : « Oui parce qu'il faut qu'il en prenne toute la vie ».
Julien : « Oui parce que le Baclofène n'est pas vendu pour arrêter, ça baisse l'envie, donc celui qui le prend veut continuer à consommer ».
Johnny : « Moi je pense qu'on peut utiliser le Baclofène par exemple pour quelqu'un qui a été abstinent pendant 10 ans et qui un jour replonge, pour le remettre en route vers l'abstinence ».
Julien : « Non moi je ferais l'inverse, parce qu'une personne malade-alcoolique abstinent il SAIT que ce n'est pas un médoc qu'il lui faut, c'est l'abstinence, parce qu'il connaît les effets de l'alcool ».
Johnny : « Ça peut aider en expliquant que ce n'est pas un miracle, qu'il peut le prendre pendant une semaine le temps de préparer l'arrêt ».
Julien : « Tu dis à quelqu'un tu dois arrêter mais pendant une semaine tu peux boire un verre, mais le 8e jour rien ? ça ne marche pas, on le sait ».
Ils discutent ensuite de médicaments en général et du fait que la consommation des psychotropes se banalise. Ils parlent ensuite de « l'hygiène de vie », en affirmant que c'est important. Dans le processus de l'abstinence, on apprend à bien s'occuper de soi sur le plan physique et mental. Ils parlent notamment du « manger sain » et de la nourriture japonaise.
Johnny : « Tout ça pour dire que le Baclofène ce n'est pas bien ! ».
Julien : « Oui je crois qu'on a fait le tour ».

Ce nouveau médicament est ici associé à tous les autres médicaments dans le traitement de la maladie de la dépendance : on sait que les traitements médicamenteux ne sont pas la solution ou seulement de manière très temporaire, peu importe leurs caractéristiques pharmaceutiques. Ce processus de discrétisation est possible en appliquant une convention selon laquelle l'abstinence est la seule solution à toutes formes de dépendance, une convention suivie par les entraidants. C'est donc une connaissance commune permettant de savoir ce que sait l'autre en explorant sa propre connaissance :

> « Sous cet aspect, la connaissance experte n'est pas une connaissance en commun car on ne peut savoir ce que connaît l'expert en sachant ce que l'on sait, à moins d'être soi-même expert » (Merchiers et Pharo, 1990 : 106).

Dans l'extrait ci-dessus, Johnny n'a donc pas appliqué la bonne convention, celle de l'abstinence. En effet, en parlant des cas singuliers (on peut donner ce médicament à quelqu'un de manière exceptionnelle si la personne n'arrive vraiment pas à se sevrer), il n'a pas fait une montée en généralité (Boltanski et Thévenot, 1991) qui consiste à ne plus défendre des cas particuliers au profit d'arguments à portée générale et en faisant référence à une conception particulière du bien commun. Les autres, au contraire, ont rapproché ce médicament, le Baclofène, des autres médicaments en se référant à la convention commune de l'abstinence qui passe par une introspection psychologique. Il ne suffit donc pas de se mettre à parler, encore faut-il que les bonnes conventions soient appliquées et surtout approuvées par les juges présents.

3.1.2. Tenir et se maintenir : un savoir coupable

Les anciens qui basculent sont en effet reconnus détenteurs d'un savoir coupable (Hughes, 1996), c'est-à-dire mandatés à connaître le « mal » et le « bien » :

> « Le prêtre ne peut infliger de pénitences s'il n'est expert en matière de péché — sinon, comment pourrait-il distinguer le péché véniel du péché mortel ? Pour remplir son mandat, et donc indiquer aux gens les livres qu'ils peuvent lire, les pensées et les croyances à bannir ou à adopter, il lui faut devenir un connaisseur averti de ce qui est interdit comme de ce qui est bien et sacré » (Hughes, 1996 : 100).

Le « bien », c'est l'abstinence heureuse vers laquelle doivent guider les entraidants. Ce qui est interdit, c'est la rechute, car l'abstinence heureuse implique de ne (presque) plus avoir des pulsions vers le produit.

Le savoir coupable est selon Hughes un savoir que la « société » délègue à certains de ses membres. Il se caractérise par des conduites différentes des comportements ordinaires, comme, le prêtre qui vit en célibat obligatoirement. À la division sociale du travail se rajouterait donc une division morale, et, partant, une répartition des différentes fonctions morales au sein de la société. Le caractère « coupable » peut aussi « *tenir à ce que le profane serait obligé de les divulguer, ou à ce que leur dissimulation entacherait aux yeux des autorités ou du public, ou pourrait entacher, l'intégrité morale de celui qui les détient* » (Hughes, 1996 : 101).

Un membre des AA exprime cela en termes de secret partagé : « *à AA j'ai dit des choses que je n'ai jamais dites à personne, j'ai trouvé plus d'écoute et de secret personnel, de secret partagé, que je n'ai jamais rencontré ailleurs quoi* ».

Ce « secret partagé » existe sous forme de la connaissance d'une rechute d'un autre membre, qui a pu confesser en privé. Le savoir coupable consiste à garder cette rechute secrète dans le groupe dans la mesure où la personne concernée se serait reprise en main. La fonction morale implique aussi un devoir être, une certaine conduite à tenir pour maintenir son mandat, en l'occurrence celle de promettre de ne pas rechuter, jusqu'à la fin de ses jours, donc avoir une conduite exemplaire en rapport avec le produit face aux autres membres.

> « *Tu sais par rapport aussi à la rechute, les gens se mettent aussi une pression, mais une bonne pression, parce que tu peux... Ça serait très mal vu en tant que, entre guillemets, professeur tu te mets à retomber... tant que tu es élève, tu peux te permettre d'avoir, de te casser la figure, mais dès que tu es passé dans le siège de professeur tu peux plus te casser la figure* » (entretien avec Julien, Vie Libre).

Comme nous l'avons vu dans la première partie de ce chapitre, le processus de l'abstinence (heureuse) consiste à donner une consistance à son « soi » dans le temps, ce que Paul Ricoeur (1990) nomme une identité narrative : « *C'est celle de l'intrigue du récit qui reste inachevé et ouvert sur la possibilité de raconter autrement et de se laisser raconter par les autres* » (Ricoeur, 2005 : 3). Selon cet auteur, l'identité narrative entretient des liens avec la question éthico-morale, c'est-à-dire avec le dévoilement d'un soi responsable face à autrui. Pourtant cela n'a rien d'évident : l'identité narrative est fragile, problématique et non-figée sur un mode interrogatif (« *qui suis-je* ? »), contrairement à l'identité morale qui est sur le mode affirmatif (« *Me voici* ! ») et sans hésitation. Ricoeur distingue l'éthique de la morale :

> « [...] les deux renvoient à l'idée intuitive des <u>mœurs</u>, avec la double connotation que nous allons tenter de décomposer, de ce qui est <u>estimé bon</u> et de ce qui <u>s'impose</u> comme obligatoire. C'est donc par convention que je réserverai le terme d'éthique pour la visée d'une vie accomplie et celui de morale pour l'articulation de cette visée dans des normes caractérisées à la fois par la prétention à l'universalité et par un effet de contrainte » (1990 : 200).

Les deux ne s'opposent pas, mais l'éthique est selon l'auteur plus forte que la morale. Cette dernière est à la fois subordonnée et complémentaire à l'éthique. La visée éthique des membres de groupes d'entraide consiste à bien vivre leur abstinence augmentant leur estime de soi, ce qui peut être complété par un caractère obligatoire lorsque l'on fait la promesse dans le groupe, en s'appropriant une place de père-pair, de ne jamais rechuter.

> « *Je suis heureux de ne plus consommer des drogues, heureux de ne plus me dire 'on est lundi il me faut ci et ça pour tenir le coup', voilà. Après c'est un apaisement. Et en NA, on dit que la seule promesse, quels que soient les outils de base pour ne plus consommer, quelles que soient les drogues et après pour avoir une vie qui vaille le coup d'être vécue, on dit que la seule promesse auprès de cette association c'est de pouvoir ne plus consommer* » (entretien avec Yannick).

Le lien entre identité narrative et identité morale est ainsi établi : en se mettant en récit, le *sujet capable* s'atteste moralement en sujet responsable. La capacité à être tenu responsable de ses actes est restaurée. Selon Ricoeur (1990), c'est sur cette capacité morale d'être tenu responsable que peut s'engager une promesse de tenir parole. On peut dès lors se voir attribuée et reconnue une grandeur morale dans le groupe. Le fait que les entraidants qui ont rechuté après une période relativement longue d'abstinence ont du mal à revenir au groupe, voire ne reviennent plus jamais, permet de valider cette hypothèse : « *Promettre est une chose. Être obligé de tenir ses promesses en est une autre* » (Ricoeur, 1990 : 309). Justement, avant d'aborder le devoir promettre, il faut partir du pouvoir promettre, lié à l'estime de soi acquise dans la mise en récit de soi. On peut faire le choix de son intériorité et ensuite l'accent du choix de soi-même (viser l'abstinence heureuse) se déplace au choix de l'autre dans l'acte de promettre (choix que l'on peut, après coup, interpréter comme « se choisir soi-même »).

C'est ainsi que l'on peut distinguer dans les groupes d'entraide ceux et celles qui font, et qui peuvent faire donc, la promesse comme Julien avec ses 10 ans d'abstinence. Il réagit aux mots des autres en affirmant son choix de la « vie bonne » aux yeux d'un malade-dépendant : « *ce n'est pas une question de tenir, je suis très bien, l'abstinence je la vis très bien* » ou « *c'est bon, j'ai assez bu* ». Il fait donc preuve, en réagissant aux propos des autres, d'une certaine fierté de l'abstinence. Cette fierté est une signification qu'attribuent d'autres membres aussi à leur abstinence pendant les réunions :

– « Ça me donne plutôt envie d'affirmer que je ne bois pas, de pouvoir être fière de moi » (Sophie, Vie Libre)
– « J'avais ma fierté quoi, quand j'étais convoquée, si j'étais venue bourrée, alors là… donc on se fait dur et on tient le coup » (Marjorie, Vie Libre)

– « Moi, je bois toujours de l'eau dans un beau verre, quand je vais au resto dans un verre à vin. Parfois ça emmerde les serveurs mais je m'en fous. Il faut que ça soit bon, il faut être fier de boire de l'eau » (Julien, Vie Libre)
– « Dépendant abstinent depuis le 2 janvier et fière de l'être » (Marie, Narcotiques Anonymes)

Simultanément, tout en s'engageant à tenir promesse, les pères-pairs font preuve d'humilité devant le pouvoir des mécanismes de la dépendance en exprimant leur fragilité même après des années d'abstinence. Sophie relève à plusieurs reprises sa fragilité (et où on apprend plus loin qu'elle a fait une « petite rechute » selon ses mots) : « *Et oui, je suis encore fragile, même après 2 ½ ans d'abstinence* ». Cette fragilité est aussi une référence lors des réunions des Narcotiques Anonymes, et, de manière générale, même les plus anciens dans l'abstinence disent en réunion, mais aussi pendant les entretiens : « on n'est jamais à l'abri ». Par ailleurs, même si Sophie ne parle pas ouvertement en réunion de sa rechute, elle explique, en entretien, qu'il était important pour elle de ne pas apparaître comme une « sur-femme ». En effet, plutôt que de se positionner comme des sur-hommes et femmes, il s'agit d'apparaître comme des héros ordinaires, combinant l'humilité devant la maladie (« on n'est jamais à l'abri ») et la fierté de rester abstinent (« je suis abstinent et je le vis très bien ») : « je suis malade comme toi, j'ai fait ce qu'il fallait faire pour arrêter, je sais que l'abstinence est la seule solution ». Ils se présentent ainsi comme les preuves vivantes de l'efficacité de cette méthode.

Cette preuve vivante est la condition *sine qua non* pour comprendre une autre personne malade. En se mettant en récit, le malade non-abstinent prend conscience de sa maladie et de ses conséquences au fur et à mesure qu'il rapporte son récit à celui d'un père-pair. On est d'abord dans un contexte de conscience à feinte mutuelle (Strauss, 1992a), c'est-à-dire où la personne malade et les autres (ici par exemple l'entourage proche ou les professionnels que le malade aurait consultés) sont tous conscients de la maladie, mais font semblant de ne pas savoir :

> « *Combien de malades-alcooliques vont voir leur médecin généraliste tout le temps légèrement alcoolisé ? Je pense que pour rencontrer des médecins généralistes qui auraient le courage de dire 'oui je sais qu'un tel est venu pendant des années et il* picolait'. *Ça serait intéressant d'avoir le nombre de généralistes qui savaient mais qui ne le disaient jamais. Ça veut dire que quelque part ils n'ont pas su faire quelque chose. Tu vois ? Ils ont fait l'autruche* » (entretien avec Julien, Vie Libre).

De là on passe à un contexte de conscience ouvert où la personne malade ainsi que les entraidants savent qu'elle est malade, et interagissent en conséquence.

On peut alors se demander quel sens aurait une promesse s'il n'y a pas un récipiendaire qui croit en sa possible réalisation ? Selon Ricoeur c'est la promesse qui est le nœud de la constitution du soi, elle manifeste le maintien de soi, mais c'est aussi parce que les autres attendent que la personne se maintienne. La promesse est donc à la fois induite par le maintien de soi, et suscitée par les attentes d'autrui.

> « *Et puis, je me sentais porteuse d'une responsabilité, moi, et je ne voulais pas y faillir à cette responsabilité. Entre autres, mais ça m'a servi de moteur ça ; je me suis remise à boire, pas trop mais un peu, et de façon systématique donc je retombais dans un truc systématique. Je me disais que ça n'allait pas, que je ne pouvais pas faire ça, que j'avais des responsabilités dans le groupe, et que du coup ben, si je me remettais à boire, il fallait que j'arrête d'avoir des responsabilités dans le groupe. J'en ai parlé avec Julien de ça, je suis allée exprès le voir, je crois que c'était au mois de juin, j'ai dit « j'ai quelque chose à te dire » et je lui ai expliqué tout ça. Et lui, il avait bien compris. C'était aussi important pour moi de le dire à Marjorie, qu'elle sache quoi, qu'on n'est pas du tout des sur-hommes et des sur-femmes, et que je ne pensais pas que ça m'arriverait puis voilà* » (entretien avec Sophie, Vie Libre).

Il n'y aurait donc pas seulement une volonté de constance (Arrien, 2008) à tenir parole quoi qu'il arrive, une sorte d'héroïsation de celui ou celle capable de tenir promesse, mais aussi une invitation de la part de personnes qui en sont les récipiendaires.

3.1.3. Montrer le chemin : relation d'autorité et transmission

C'est ici que l'on rejoint la question particulière des relations entre entraidants, et notamment le rôle de celles-ci dans la transmission du savoir dans ce qui peut être assimilé à un « système d'assignation des places » (Favret-Saada, 1977). Derrière la représentation de « montrer le chemin », il semble que nous avons à faire à une relation d'autorité :

> « C'est comme un papa avec son fils. Un papa il va dire au fils 'attention'. Mais de quel droit ? Parce que c'est le papa et lui, il sait, il sait, le papa le sait, et l'enfant ne sait pas. Lui, il ne sait pas qu'il ne sait pas, tout ce qu'il sait c'est que le papa, il sait. C'est ça, il ne sait pas ce qu'il sait, mais il sait. L'enfant ne sait pas ce que le papa sait, mais peu importe. Il a l'image du papa et là ça marche. Je pense que la relation est la même quelque part » (entretien avec Julien, Vie Libre).

Nous pouvons faire ici un parallèle avec le système de parrainage chez les Anonymes : ce n'est pas tout le monde qui devient parrain, il faut une certaine période d'abstinence (*a priori* minimum deux ans selon nos observations). Nous n'avons pas assez d'éléments empiriques sur ce « système » dans la mesure où il ne se manifeste pas comme tel dans les réunions[225]. La relation de parrainage se tient en dehors des réunions par des coups de téléphone, des rencontres pour travailler les étapes, etc. Par ailleurs, Patrick des NA nous dit qu'il est conseillé d'avoir un parrain d'un autre groupe, voire d'une autre ville, afin d'éviter les conflits affectifs pendant les réunions hebdomadaires, ce qui pourrait être rapproché du savoir coupable : un parrain peut connaître des secrets que le filleul ne veut pas dévoiler devant le groupe. Les groupes des Anonymes sont en apparence plus égalitaires que Vie Libre, dans la mesure où les plus anciens dans l'abstinence ne se positionnent que rarement en tant que pères-pairs, étant donné qu'il est prôné, chez les Anonymes, que chacun parle de ses expériences du présent, de soi-même et ses projets éventuels. Néanmoins, il y a eu des situations où certains des entraidants dans ces groupes se positionnent comme pères-pairs qui donnent des conseils en faisant un parallèle avec leur propre expérience aux nouveaux, mais aussi en cadrant les discours quand ces derniers sont trop attachés à leur passé de dépendant ou quand leurs discours ne parlent pas d'eux (mais de leurs amis qui consomment trop par exemple).

Notes d'observation, Narcotiques Anonymes :

Aurél commence à parler de quelqu'un qui prend du valium et plein d'autres médicaments, en plus il boit, et Francis intervient : « *Aurél, juste, on est là pour parler du soin* ». Aurél s'excuse, et revient sur la question de médicaments. Il s'excuse encore juste avant la prière de la sérénité quand il est bras serré avec Francis.

Le système de parrainage corrobore également l'engagement à tenir promesse, dans la mesure où l'on peut devenir parrain à condition d'avoir une conduite exemplaire à l'égard des produits. Ce sont ceux ayant « *accumulé un certain temps d'abstinence [qui] peuvent montrer aux nouveaux et aux anciens qu'un nouveau mode de vie est possible* »[226], ou encore : « *mon parrain comprend ce que je dois affronter pour demeurer abstinent. Le fait que mon parrain soit toujours abstinent me sert de source d'espoir* ». La présence incarnée de « celui qui l'a vécu » confère à la relation un caractère d'autorité et fait que les nouveaux placeront ou pas une confiance en les pères-pairs. Cette observation rejoint également les caractéristiques du monde domestique décrit par Boltanski et Thévenot

[225] Néanmoins, nous avons à notre disposition le livre « le parrainage » dans lequel cette relation est qualifiée de « privée et personnelle » entre parrain et filleul, et tire son efficacité du partage de « la même maladie ». Nous verrons également le rôle des « parrains » dans les trajectoires de déprise individuelles dans le chapitre suivant.
[226] Dans le livre édité par NA « Le parrainage », p.5.

(1991)[227]. Dans celui-ci les liens sociaux entre les gens sont conçus comme la génération d'un lien familial. Les personnes tirent l'autorité de la grandeur en tant qu'« état de dépendance », et peuvent donc à leur tour exercer l'autorité sur d'autres. Autrement dit, la grandeur s'inscrit dans une « chaîne hiérarchique » et les « grands » justifient leur existence dans la seule volonté de protéger les « petits ». Le rapport de grandeur s'exprime ainsi dans le respect et la responsabilité de l'ordre des êtres dans la même « maison ». C'est aussi le « grand » qui fait des jugements, des remontrances et accorde ou non sa confiance. Ses jugements sont soutenus par les « conduites exemplaires » des personnes appréciées et mises en valeur. « Se mettre à parler » serait ainsi « soumis » au jugement des pères-pairs et à la confiance qu'ils accordent à ceux qui se mettent à parler.

Il est difficile de faire une typologie des personnes que nous avons observées et rencontrées dans les groupes d'entraide, étant donné que la grandeur[228] (Boltanski et Thévenot, 1991) n'est pas attachée à des êtres concrets une fois pour toutes, mais elle est une propriété de la situation, c'est-à-dire que les états changent à l'épreuve de la situation.

> « Parce que les propriétés ne sont pas attachées en permanence aux êtres, les opérations de qualification s'avèrent cruciales pour l'attribution des états aux personnes. Ces opérations sont toujours ancrées dans les situations contingentes et s'exercent tout le temps en référence à un principe supérieur commun ajusté à la situation » (Nachi, 2006 : 122).

Effectivement, on peut supposer que la situation de la réunion relève d'un même ordre de grandeur, mais l'ordre des êtres peut changer selon la composition du groupe. Nous pouvons identifier les personnes qui vont se positionner comme pères-pairs de manière récurrente, c'est-à-dire qui vont parler d'eux-mêmes et de leurs expériences pour montrer que les difficultés que vivent les nouveaux abstinents sont normales, ils l'ont eux-mêmes vécu. Ils donnent aussi des conseils, à partir de leur propre exemple :

---

[227] Le modèle de la théorie des conventions, permet d'analyser les justifications dans des situations de désaccord et de critique. Chaque justification renvoie en effet à des principes supérieurs communs relatifs à une Cité. « Ce principe de coordination, qui caractérise la cité, est une convention constituant l'équivalence entre les êtres. Elle assure et généralise une forme de rapprochement » (Boltanski & Thévenot, 1991 : 177). Ces cités (au nombre de six) sont des conceptualisations théoriques, autrement dit une reconstitution scientifique des régimes d'action. Elles sont définies par une œuvre philosophique et à chaque cité correspond un « principe supérieur de justification » ainsi qu'un « monde commun » caractérisé par des façons d'être et d'agir.

[228] Les ordres de grandeur sont des sortes d'échelles de « valeur » que les acteurs mobilisent pour juger, qualifier, justifier l'attribution des états à des personnes et des choses selon la variété des situations. L'accord sur l'ordre de grandeur suppose un accord plus fondamental sur un principe d'équivalence par rapport auquel peut être établie la grandeur relative des êtres en présence (voir l'exemple d'ordre dans lequel servir les personnes au cours du repas, Nachi, 2006).

comment faire pour éviter les pulsions, pour annoncer sa maladie de manière générale, etc. Ils ne posent que rarement des questions afin d'obtenir des conseils pour leur propre situation, mais plutôt pour lancer une discussion ou faire sortir des anecdotes. Cela n'empêche pas qu'ils se présentent eux aussi comme fragiles et qu'ils ne sont aucunement un cas exceptionnel. Comme Sophie qui évoque sa fragilité malgré ses années d'abstinence pendant une réunion où il n'y a que des anciens, c'est-à-dire qui viennent très régulièrement et avec au moins un an d'abstinence. Par ailleurs, personne ne lui conseille comment faire, mais ils font référence à leur propre expérience de cette fragilité. Puis, quand Sophie s'est trouvée devoir animer une autre réunion plus tard, car le président était absent et elle était la plus ancienne, et qu'il y avait au moins quatre personnes nouvelles, on lui a attribué l'état de « grand » :

> « *Donc je me suis retrouvée là, on n'était pas grand monde, et ben ma foi... là aussi c'était un petit peu, un petit peu une forme de défi, et puis ça s'est très bien passé. Et, c'est pareil, on en sort grandi quoi, fière. Ça s'est bien passé, l'une comme l'autre, a dit, je parle des femmes, Isabelle et Nathalie qui disaient « ouais on a envie de revenir », tu te dis « ouais j'ai réussi, j'ai réussi ». Ah oui, c'est important ça* » (entretien avec Sophie, Vie Libre).

D'autres malades semblent osciller entre différents états selon la composition du groupe. Ainsi, Johnny, qui est abstinent depuis à peine un an, donne des conseils aux nouveaux, mais il se fait parfois reprendre par des anciens dans l'interprétation de la maladie, par exemple quand il dit qu'il buvait parce qu'il aimait le goût de l'alcool, plusieurs personnes lui disent : « *oui mais à la fin tu buvais pour les effets que ça te faisait* ». Puis, il y en a d'autres qui viennent chercher des conseils et qui posent des questions sur l'expérience des autres dans ce but-là. Ces personnes exposent les difficultés qu'ils ont de rester abstinents. Cela concerne souvent les nouveaux, mais parfois certains réguliers depuis plusieurs mois, voire années, ont du mal à rester abstinents. C'est le cas par exemple de Manu, le plus jeune du groupe (33 ans), qui vient régulièrement depuis presque deux ans, mais n'est pas encore tout à fait abstinent. Il vient parler de ses difficultés :

- « Mais je persévère, je sais que l'abstinence c'est la clé et un jour ça va rentrer dans la tête ».
- « Je me bats encore ».
- « Qu'est-ce qui vous passe par la tête quand vous avez des pulsions ? Je ne sais pas, quand vous passez devant un supermarché, ou même en étant chez vous ? ».

Tout ce qui est dit sur la maladie et l'abstinence est donc étroitement dicté par la situation d'énonciation (Favret-Saada, 1977). Il ne suffit pas de se mettre à parler, encore faut-il dire les choses qui conviennent à propos de la maladie et de sa gestion. Ce qu'on pourrait nommer l'*ethos*, c'est-à-dire l'ensemble des normes et des valeurs de ces « héros ordinaires » est donc intériorisé grâce à l'habilitation en situation par les autres « pères-pairs ». Ce processus donne le droit à exercer (Stroobants, 1993) sa compétence naturelle à ces nouvelles recrues alliées à leur cause (Lézé, 2007). Se voir attribuer une place de père-pair dépend donc des juges légitimes en situation. Cela s'observe dans un litige au sein du groupe lors d'une réunion. C'est la manière de se comporter avec une personne qui vient alcoolisée aux réunions de Vie Libre qui est à l'origine d'une dispute :

Notes d'observation, Vie Libre :

La dernière fois Élodie est venue alcoolisée, Julien l'a renvoyée chez elle à la fin de la réunion en disant de ne plus revenir dans cet état-là. Ils en discutent et notamment Marjorie n'est pas d'accord.
Julien : « Tu sais, moi je suis d'avis qu'on fait ce qu'il faut, avec Gérard[229] on a discuté de ça et on s'est soutenu là-dessus, c'est qu'on fait ce qu'il faut au niveau associatif, on ne fait pas du social, parfois ça ne marche pas. Ce n'est pas le fait de venir alcoolisé, mais il faut que ça évolue, et elle est presque toujours venue alcoolisée ».
Marjorie [en colère] : « Il y a des choses qu'on ne dit pas à une personne en état alcoolisé, de toute façon elle ne se rappelle pas le lendemain. Il aurait fallu lui rappeler le lendemain pour lui expliquer ».
Johnny : « Moi je suis déjà venu bourré et Gérard me l'a dit, en plus devant tout le monde, il ne m'a pas engueulé, mais il m'a fait comprendre que c'était peut-être à moi de me bouger le cul »
Julien : « Et comment tu l'as pris sur le moment ? »
Johnny : « Ben sur le moment je l'ai mal pris, très mal, tu t'en prends plein la tronche, et en plus les autres après mettaient une couche. J'avais juste envie de sortir et de chialer. Je suis sorti, et je suis revenu, et ça allait mieux. Quand j'ai croisé Gérard à la réunion d'il y a quelques mois il m'a dit qu'il ne croyait pas qu'il allait me revoir ici ».
Julien : « Moi non plus je ne croyais pas ».
Johnny : « Ben voilà. C'était la deuxième fois qu'il m'a fait pleurer ».
Marjorie : « Moi je pense qu'il aurait fallu lui rappeler, dans un état comme ça, on le prend mal ».
Julien : « Mais je ne pouvais pas l'envoyer chier et puis après faire le gentil ».

[229]Gérard était l'ancien président du groupe de Vie Libre pendant une vingtaine d'année et abstinent depuis autant de temps. Pendant mon travail de terrain il est tombé très malade et est par ailleurs décédé vers la fin de ce travail. Nous ne l'avons donc pas beaucoup vu pendant les réunions, mais c'est une figure souvent évoquée par les autres, et plusieurs membres disent que la rencontre avec lui a été décisive pour continuer à revenir aux réunions.

Luc : « C'est comme quand tu mets une fessée à un gosse et deux minutes après tu lui fais un bisou, ça ne va pas ».
Marjorie : « Moi je ne serais pas revenue en tout cas ».
Johnny : « Ben justement on ne savait pas comment se débarrasser de toi [rires] ».
Marjorie [très remontée] : « Ben je reviendrai plus, ne t'inquiète pas pour ça ».
Julien : « Si on ne leur rentre pas dedans, ils ne vont pas évoluer. Si les gens n'arrivent pas à dépasser ça, ce n'est pas mon problème. Il y a quelques années avec Gérard on a envoyé chier plein de gens, enfin, envoyer chier, mais il y avait beaucoup de gens qui venaient alcoolisés, parfois même avec une bouteille dans la poche et ils sortaient toutes les dix minutes pour picoler. Sur 15 il y avait parfois 10 qui étaient bourrés. Ça ne marche pas ».

Ici l'épreuve de grandeur ne fait pas consensus. En effet, selon le modèle théorique de Boltanksi et Thévenot, pour faire face aux discordes, les acteurs vont chercher à se « mesurer » en établissant des équivalences et des ordres de grandeurs entre eux en adoptant, en situation, l'un des principes supérieurs communs. L'état de « grand » peut être attribué à une personne si elle « réussit » l'épreuve de grandeur, c'est-à-dire le moment au cours duquel les êtres se mesurent sous un rapport faisant équivalence entre eux (Nachi, 2006). Chaque personne doit affronter des situations relevant de mondes distincts et s'y ajuster. Par conséquent, les acteurs vont donner par leurs justifications des arguments de natures différentes. Les acteurs se réfèrent en effet toujours, par leur justification, à des attributs relatifs à des « mondes » divers.

Dans cet extrait, la personne venue alcoolisée, Élodie, serait attribuée l'état de petit, car elle est « sans-gêne », ne respecte pas les règles du savoir-vivre de la maison (rester abstinents, en tout cas pendant les réunions), et présente trop d'instabilité (« *on ne fait pas du social* ») selon le principe supérieur commun de la cité domestique (Boltanski et Thévenot, 1991). Les présidents, l'actuel (Julien) et l'ancien (Gérard), seraient des grands, car ils montrent l'exemple, et se positionnent comme des maîtres (pères) en se servant de leur relation d'autorité (« *c'est comme quand tu mets une fessée à un gosse et deux minutes après tu lui fais un bisou, ça ne va pas* »). Alors que pour Marjorie ils ne se montrent pas assez empathiques. Elle justifie cet ordre à partir de la cité inspirée dans laquelle il faut renoncer à soi pour se donner aux autres, dans un état de grâce : ceux qui renvoient des personnes fragiles ne sont pas « investis d'émotions », d'empathie (la relation type dans la cité inspirée est fondée sur la « passion »). Les petits sont ceux qui sont dans la routine et la critique porte sur tout ce qui s'installe dans la durée. C'est ce que Marjorie reproche aux autres anciens et abstinents heureux :

« *Puis après, c'est un peu le problème du groupe, c'est que le noyau ils sont assez forts, ou alors ils ne disent pas la vérité. Mais je pense qu'ils disent la vérité. Et du coup ça... moi, ça me met en situation d'échec, tu vois, puisqu'ils ne sont pas très tolérants tu vois* » (entretien avec Marjorie).

Dans la cité inspirée il faut aussi être capable de mettre en cause le « maître » comme le fait ici Marjorie, alors que dans la cité domestique il est la référence.

Dans la réunion citée, la discussion s'est arrêtée sans compromis. Il y a donc une fuite de la justification, ce que Boltanski et Thévenot nomment la « relativisation », où les êtres se soustraient à l'épreuve de grandeur en arrêtant simplement le différend pour éviter de mener le conflit jusqu'au bout. Trois mois plus tard, Marjorie continue de venir aux réunions et elle a pu leur parler de la difficulté qu'elle a à évoquer ses problèmes à rester abstinente devant le noyau dur du groupe pour qui l'abstinence semble « *la chose la plus facile au monde* ». À une réunion plus tard, en présence de ce noyau dur uniquement, Julien et Richard abordent ce sujet en prônant de revoir leur copie à propos de la rechute, car il serait trop difficile pour des personnes encore fragiles de parler de celle-ci. Ils prônent ainsi plus d'empathie et de compréhension envers ce phénomène de la rechute, car, même si les personnes ont compris qu'il faut rester abstinent, la vie « *n'est pas facile* » et « *tellement destructrice* » (Julien). Sophie tente aussi de défendre cette posture lorsqu'elle évoque sa fragilité et qu'elle raconte, en privé, à Marjorie qu'elle a eu une rechute, afin de montrer qu'ils ne sont pas tous et toutes des sur-hommes et sur-femmes : « *par contre c'était important pour moi de le dire à Marjorie, qu'elle sache quoi, qu'on est pas du tout des sur-hommes et des sur-femmes* ».

Dans le compromis les personnes renonceraient à « clarifier le principe de leur accord » (Boltanski et Thévenot, 1991), en maintenant seulement des intentions orientées vers le bien commun : « *une chose est certaine, c'est que le bien commun visé doit dépasser les <u>deux formes de grandeurs confrontées en les comprenant toutes deux</u>* » (Nachi, 2006 : 177). Le compromis s'atténue dans la relation initiatique entre maître et disciple. La relation d'autorité est donc assumée par le maître, mais il se doit de rester l'indéfectible soutien (Lézé, 2007), car l'autorité est tirée d'un état de dépendance, dont il a lui-même été le « petit » :

« *Alors si quelqu'un vient deux trois fois, quatre fois, toujours avec un peu d'alcool, au bout d'un moment je dis 'attends, arrêtes'. C'est aussi notre rôle de les bousculer. Ils sont encore bousculés à la maison, ils sont encore bousculés ailleurs, sinon ils ne sont pas bousculés, ce que faisait la médecin*[230] *[la médecin-alcoologue et*

[230] Il est intéressant de noter que dans les deux groupes d'entraide, Vie Libre et Narcotiques Anonymes, les membres font référence à une addictologue qui avait elle-même été malade de l'alcool, mais *a priori* aussi addict à d'autres produits selon nos interlocuteurs. Elle a

alcoolique]. Au bout d'un moment tu arrivais une fois alcoolisé, une deuxième fois, ben, la troisième fois elle te disait 'tu prends la porte et la prochaine fois, tu viens sans alcool'. 'Tu as picolé ? Je le sens donc tu te barres'. Il ne faisait pas le malin, voilà c'est ça » (entretien avec Julien, Vie Libre).

« *Moi, maintenant quand j'ai quelqu'un alcoolisé [au téléphone], je lui dis « tu m'appelles quand tu es à jeun ? ». Je n'ai pas envie de parler à quelqu'un qui n'entend pas de toute façon. Puis après, j'ai cette espèce d'obligation qui m'occupe, tous ces gens qui m'appellent, quand je vais en réunion, à l'hôpital ou là ou n'importe quoi, c'est bien le minimum que je me dois de rendre par rapport à ceux qui m'ont permis de poser le verre* » (entretien avec Pierre-Henri, AA).

Nous pouvons ici faire un parallèle avec les catégories de légitimité et de domination élaborées par Max Weber (1995) : dans les groupes d'entraide la légitimité de l'autorité des pères-pairs serait charismatique (fondée sur le caractère sacré ou héroïque de la personne, le groupe formant une communauté émotionnelle), tandis que chez les professionnels, elle serait rationnelle (repose sur les compétences de ceux qui exercent, il y a une séparation entre la fonction et la personne). La médecin-alcoologue, elle-même ancienne dépendante, est pourvue également de cette autorité charismatique car elle l'avait vécu (« *elle avait cette autorité naturelle* »).

« *Il y avait un médecin-alcoologue, qui était malade-alcoolique, et elle était terrible. D'ailleurs on s'était fâchés parce que je l'avais mal pris avec elle. Elle avait peut-être appuyé là où ça faisait mal. Parce que tu allais voir un médecin, parce que ça n'allait pas bien, et puis ce médecin te disait : "Attends, viens voir ! Tu as picolé ? Je ne veux pas te voir, repars. Tu reviendras quand tu n'as pas bu". C'est génial, génial. Alors que n'importe quel autre médecin n'aurait rien dit, qui dans sa tête aurait fait : "hum, oh là, là, il a encore picolé lui". "Alors ça ne va pas, vous n'avez pas le moral, je vais vous donner un petit peu de médicaments"* » (entretien avec Julien).

De plus, certains membres reproduisent sa méthode de renvoyer avec autorité les gens s'ils sont alcoolisés : « *Tu as picolé ? Je ne veux pas te voir, repars. Tu reviendras quand tu n'as pas bu'. C'est génial, génial* »[231].

Nous avons ici démontré une rhétorique de justification du vécu en tant que facteur à caractère naturel du savoir, ce que Julien exprime par analogie avec un « bar des aviateurs » :

---

obtenu un statut quasi « mythique » pour les personnes qui l'ont connu, réputée pour son efficacité notamment avec des malades-alcooliques. Avec elle, ils ne pouvaient pas tricher, car elle l'avait elle-même vécu, senti sur son propre corps

[231]Julien, *a propos* de cet addictologue elle-même addicte.

> « *Donc c'est pour ça qu'il y a des choses qui sont marquées dans les livrets, mais le meilleur livret c'est le bar des aviateurs, où il se passe des trucs le soir, ils discutent 'moi j'ai fait ça', 'ah oui moi j'ai fait ça'. Vie Libre c'est ça, c'est le bar des aviateurs, c'est-à-dire qu'il n'y a pas de recette miracle, il n'y a pas de pilule, pas de piqûre, pas de molécule, il n'y a rien. Voilà ; C'est un partage d'expériences, un partage des choses, puis voilà* » (entretien avec Julien, Vie Libre).

Néanmoins, le savoir expérientiel va au-delà des connaissances de la maladie et de la gestion de celle-ci : elle prend la forme d'un *devoir* (Jacques-Jouvenot, 1995) non seulement de pérenniser leur abstinence, leur soi, mais aussi les associations d'entraide :

> « Il faut prendre en compte l'Homo memor, l'homme qui se souvient – cet individu qui sait ne pas être né d'une tabula rasa [Elias, 1996], qui sait que, s'il est aujourd'hui à cette place, il le doit à ses ancêtres. Cette connaissance l'endette et l'oblige : cette chaîne d'aïeux au travail ne doit pas s'éteindre avec lui. Alors il doit donner sa dette, la transmettre en formant un repreneur » (Jacques-Jouvenot et Schepens, 2007).

Nous sommes ainsi dans une configuration où chacun a sa place dans la succession des entraidants. C'est par ce processus de transmission des places que les personnes se trouvent affiliées aux associations d'entraide. Cela entre en résonance avec l'idée qu'évoquent plusieurs entraidants : redonner ce que l'on a reçu soi-même dans les groupes. La désignation d'un ou d'une successeur dans une logique de transmission des places engage donc le nouveau père-pair non pas à faire preuve d'une maîtrise des savoirs sur la maladie, mais à accepter ce choix et à se montrer digne de l'assumer (Jacques-Jouvenot, 1997). Dans cette perspective de dons et de dettes, la filiation, en tant que lien de dépendance et de continuité créé entre deux entraidants, participe à la pérennisation des groupes d'entraide.

3.2. Retour sur une expérience incarnée

En quoi ces analyses nous aident à mieux comprendre ce qui habilité certains acteurs plus que d'autres à devenir compétents (Stroobants, 1995) ? Revenons ici sur notre expérience de terrain évoquée en début du chapitre. Est-ce que nous étions là au bon moment au bon endroit quand on nous a invités à venir parler avec des malades à l'hôpital psychiatrique ? Savions-nous « assez déjà » ? Nous pouvons poser l'hypothèse que, plus qu'une proposition à leur venir en aide pour intervenir dans l'hôpital psychiatrique local, il s'agissait d'une invitation à faire partie d'une communauté morale. En effet, nous avons assez rapidement compris qu'il était difficile pour les membres des groupes d'entraide de concevoir que l'on pouvait s'intéresser à ce sujet uniquement pour des raisons scientifiques. Souvent, on nous a demandé les raisons du choix de notre sujet de recherche, et, après avoir exposé des motifs généraux d'intérêt pour la recherche[232], de curiosité liée à l'actualité du sujet, nous avons senti une sorte de mise en doute de ces justifications par certains membres des groupes. Nous en sommes ainsi arrivés à « avouer » que le sujet « touche de près tout le monde », les chercheurs y compris, et qu'« on a tous quelqu'un dans notre entourage qui en souffre »[233]. Voici ce qu'a répondu Pierre-Henri à ce sujet (c'est la première question qu'il m'a posée quand on s'est retrouvés pour l'entretien) :

> « *La seule demande dans ce type de recherche, elle est toujours dirigée par des histoires personnelles, toujours, toujours, toujours. C'est l'exorcisme de la dépendance, on finit par travailler dessus, on a l'esprit ouvert* ».

Le fait que nous sommes arrivés à une sorte de confession sur nos motifs d'étudier ce sujet, révèlerait-il la puissance du paradigme de la souffrance et de l'empathie dominant dans les groupes d'entraide et plus largement dans la société, c'est-à-dire que l'importance accordée aux émotions dans les groupes d'entraide aurait une valeur performative à tel point que l'enquêteur aussi en arrive à être convaincu d'être « guidé par ses affects » ?

Si l'on peut considérer cette proposition comme une invitation à faire partie d'une même communauté morale à travers le « partage de stigmate » (Grard, 2008), celui d'être touché par la maladie, on peut supposer que l'identification à une personne « normale du dedans » (Estroff, 1998) que peut représenter l'enquêteur, est une tentative de renverser le stigmate négatif (être malade) en stigmate positif : être malade, mais guéri des pulsions, être abstinent dans une société de consommation, mais libre dans sa vie. D'abord parce que cela consoliderait notre « commune humanité » (Boltanski et Thévenot, 1991), en ce sens que l'enquêteur n'est pas si différent qu'eux dans la mesure où, même si nous n'avions pas fait l'expérience de l'addiction, nous pourrions la faire plus tard, ou alors, plus probablement, nous l'avons déjà eu avec un ou des proches. Cela peut aussi être lié à la « normalité » que peut représenter un enquêteur au sein du groupe, non seulement par le statut ou la valeur symbolique d'une institution du savoir comme l'université, mais aussi par l'absence de maladie. Cette invitation confirmerait ainsi le partage d'un certain nombre de valeurs morales que le stigmate de la maladie pourrait ébranler : style de vie « sain », insertion sociale et professionnelle, apparence physique non marquée par la maladie (Grard, 2008) :

---

[232] L'intérêt pour la recherche de manière générale, de participer à la construction des connaissances sur un sujet donné, et en particulier l'importance de l'apport des sciences humaines et sociales sur ce sujet des addictions en train de se faire, dominé sinon par les neurosciences.

[233] Il est encore impossible de dire si nous avons « avoué » ces raisons parce que nous y avons été contraintes pour être acceptées dans le groupe, ou plutôt intentionnellement pour assurer notre intégration et notre place. Inversement, on peut aussi se demander pourquoi il serait problématique d'avoir des raisons subjectives qui touchent aux affects ?

> « *Une fois qu'on est dans l'abstinence, on reçoit des signes, disant 'wauw tu as arrêté de boire, comment tu as fait', etc., parce qu'entre guillemets on t'a connu tu étais une épave, aujourd'hui tu n'as plus de cernes, tu t'habilles bien et tu as arrêté de boire* » (entretien avec Gérard, Vie Libre).

Cela se voit également dans le fait qu'ils prenaient parfois soin à ne pas nous inclure d'emblée dans leur passé commun ou dans leurs définitions même si le « peut-être » laisse une ouverture d'inclusion dans le même passé :

> « C'est comme les antidépresseurs, je pense qu'on les a tous connus, sauf peut-être Line, on savait qu'on les prenait pour peu de temps, après c'était fini, mais il y en a plein, plein de gens qui les prennent toute leur vie »

> « Ce qu'on a en commun, sauf peut-être Line, c'est l'envie d'être aimé, non, pas l'envie, mais le besoin d'être aimé, d'avoir une place »[234].

L'affirmation d'être membre d'une même communauté morale leur permet ainsi de s'éloigner de la liminalité (Grard, 2008) que leur inflige le trouble en se situant sur la frontière entre normal et pathologique. La disqualification des comportements de certains membres participe à fermer cette communauté morale en utilisant parfois l'enquêteur comme témoin. Cette disqualification se base sur l'objectif de l'association devenir et rester abstinent et sur l'*ethos* de ses membres : se tenir et maintenir son soi. Ainsi, un membre qui vient régulièrement est exposé comme l'exemple à ne pas suivre lorsqu'il n'est pas là, parce qu'il fait des « fausses promesses » d'arrêter :

Notes d'observation, Vie Libre :

Richard : « J'ai croisé Hervé… à l'ANPAA ! » [Rires].
Julien : « [s'adresse à moi] Hervé c'est quelqu'un qui venait ici et qui continuait à boire, mais qui disait à chaque fois qu'il arrêtait, etc., mais on sait tous qu'il n'arrêtera jamais »
Richard : « Oui il est encore dedans, il m'a parlé d'un projet dans le Sud, il voulait tout plaquer je sais plus quoi »
Johnny : « Ce n'est pas la version que j'ai moi ».
Marjorie : « Oui mais il a toujours 5 000 projets différents ».

Ils affirment un partage des valeurs de normalité, ainsi que de la capacité à tenir promesse. Ils signifient également leur distanciation de certains comportements et attitudes.

---

[234] Notes d'observation, Vie Libre.

Rétrospectivement, nous pouvons dire que notre posture de non-participante a glissé au cours de l'enquête vers une certaine forme de participation, en ce sens que, même si on ne prenait que rarement la parole pendant les réunions, il est certain que la posture devenait de moins en moins neutre au fur et à mesure de l'intégration sur le terrain. Par exemple, pendant les discussions sur le Baclofène, quand la demande de certains nouveaux sur ce médicament devenait pressante, nous nous sommes trouvées à acquiescer leur fervente opposition en ressentant à la fois leur frustration, mais aussi la menace que ce nouveau « outil thérapeutique » représente pour les membres.

Néanmoins, l'intégration progressive sur le terrain peut engager dans une fonction morale difficilement tenable. À travers les entretiens individuels, on avait connaissance des éléments biographiques auxquels tous les membres n'avaient pas accès. Par exemple une rechute ou la reprise d'un verre de temps en temps, la prise de Baclofène pour certains membres réguliers aux réunions (mais qui prenaient soin de ne pas le mentionner quand les débats sur ces médicaments étaient virulents), ou la consommation régulière du cannabis. S'approprier un savoir coupable allait au-delà du mandat d'observatrice s'initiant à la compréhension du trouble.

Quoi qu'il en soit, cette logique de voilement dont font preuve certains - cacher une rechute au groupe, les tentatives de certains de boire un verre « juste pour voir », le déplacement de sa dépendance à l'alcool vers une dépendance au cannabis — repose sur un autocontrôle de ses émotions. Cet autocontrôle permet de limiter les débordements, donc « l'ingouvernable en soi, mais aussi l'ingouvernable en autrui » (Haroche, 1993 : 62). Norbert Elias (1973) montre l'accroissement des techniques visant à gouverner ses « passions » et à parvenir à une maîtrise de soi :

> « Ces techniques s'opèrent d'abord par le contrôle des réactions physiques spontanées ainsi que dans la volonté de « contenir » les émotions. En effet, le gouvernement de soi nécessite la retenue, la contenance, qui consiste à se posséder, être maître de soi, être « gardien des frontières de son corps » et contenir les manifestations spontanées de son intériorité » (Fernandez, Lézé, Marche, 2006, § 7).

Le contrôle de soi est donc une technique qui va de pair avec celle du dévoilement de soi. Les deux techniques, dévoilement et voilement de soi, ont toutes deux pour objectif de maîtriser ce que l'on montre ou pas de soi :

> « À l'examen, on s'aperçoit vite que sont intimement liées les deux techniques, apparemment contraires, visant à instaurer le contrôle de soi et la discipline des affects, à savoir le voilement et le dévoilement. Même celui qui veut cacher ses sentiments par tactique fera bien d'acquérir une connaissance très exacte de lui-même : le contrôle de soi présuppose ainsi la connaissance de soi » (Hahn, 1986 : 66).

Tout se passe comme s'il s'agissait pour les entraidants de maintenir une tension entre le voilement de certains actes coupables pour montrer qu'ils sont des héros en se sortant de l'affaire (« nous ne rechuterons pas ») et le dévoilement de leur fragilité (« nous ne sommes pas des sur-hommes et sur-femmes »). Des héros, certes, mais des héros ordinaires.

Conclusion chapitre III

Se raconter permet de (re) devenir acteur de sa propre vie. Les mises en récit permettent d'affirmer son identité autre que celle de malade et par là sa capacité à agir dans le monde. Cela confère au récit de soi une valeur performative car celui-ci introduit ce que Ricoeur nomme « l'ipséité » (1990), c'est-à-dire que l'on se reconnaît comme *soi*. C'est donc une identité réflexive qui se développe grâce à la continuité du soi. Un degré supplémentaire de performativité se révèle lorsque ces mises en récit viennent à signifier son appartenance à une communauté morale partageant des valeurs d'authenticité et de normalité (Grard, 2008). Il y a donc articulation entre une logique de voilement de « l'ingouvernable en soi », mais aussi de dévoilement de leur maladie devant autrui significatif, les autres malades, et à terme à autrui généralisé : affirmer que l'on est malade, mais fier d'être abstinent. Nous sommes ainsi en présence d'une figure du héros ordinaire : les entraidants sont eux-mêmes la preuve que non seulement l'abstinence est la seule solution, mais aussi que l'on peut vivre une abstinence heureuse.

Un des enjeux pour les groupes d'entraide est de ne pas s'institutionnaliser, de garder son statut marginal dans le domaine du soin des addictions pour demeurer attractifs (Lézé, 2007) en tant que lieu de la « dernière chance » pour les malades-dépendants. Au-delà, l'engagement à tenir promesse permet de pérenniser le nouveau soi dans l'abstinence heureuse, mais aussi de pérenniser le groupe d'entraide, car les membres continuent à se montrer dignes d'assumer le rôle de père-pair. Les groupes d'entraide font donc de la mémoire collective des parcours chaotiques et aliénants avec les produits (Fernandez, 2008) leur principale arme dans les négociations pour la « bonne » définition du trouble. Le professionnel, en incitant les usagers à réciter leur éprouver, tenterait-il palier à l'expérience qui lui échappe ? Le déplacement des frontières de l'expertise en addictologie dépendrait donc d'un ajustement dans la manière de répondre aux problèmes soulevés par les personnes demandant une aide, notamment en défendant le savoir expérientiel contre le savoir théorique et rationnel, ainsi que le « désir de contrôle » des blouses blanches.

C'est également en ce sens que la dimension subjective de la trajectoire nous intéresse : si tous les acteurs (intervenants, soignants, entraidants) disent que le principal expert c'est la personne elle-même (car elle se connaît le mieux ainsi que ses besoins et envies), cela signifie que le savoir biographique est le plus légitime pour prétendre à une expertise en addictologie. Pour qu'une personne accède à ce savoir biographique (la personne elle-même ou un tiers) il faut néanmoins qu'elle soit motivée, incitée ou contrainte à un travail introspectif et qu'elle interprète et mette en récit sa trajectoire. Comment une personne accède ou s'approprie ce savoir biographique ? Et, une fois approprié, la personne s'en sert pour se déprendre de l'addiction ? Dans quelle mesure elle l'inscrit ou pas dans une lutte pour l'expertise en addictologie ? Ce sont ces différents processus de déprise et leur rapport au savoir biographique que nous entendons étudier à l'aide du concept de trajectoire de déprise dans le chapitre suivant.

Chapitre IV

Trajectoires de déprise : bricolages pratiques et discursifs du sens donné à la sortie de l'addiction

La question de la sortie de l'addiction pose problème, tant pour les épidémiologistes, les professionnels de la santé, les responsables des politiques publiques, les sociologues, que pour les principaux concernés, en l'occurrence les addicts. En effet, une appréhension univoque et cohérente de la sortie est rendue complexe par l'articulation des critères objectifs et subjectifs de définition de l'addiction et de la sortie de celle-ci. À cela il faut ajouter, les dimensions morales et politiques qui sous-tendent les jugements et justifications de classification de la part de celles et ceux qui tentent d'étudier, évaluer et cadrer les phénomènes d'addiction. De surcroît, les frontières entre ce qu'est une drogue et ce qu'est un médicament psychotrope, entre ce qu'est un consommateur « normal » de produits psychoactifs et ce qu'est une personne en souffrance, sont de plus en plus floues. On peut se demander si les traitements de substitution et divers médicaments aux effets psychotropes auxquels les addicts ont parfois recours ne viennent pas troubler le « sens » d'une sortie de l'addiction en maintenant les usagers sous l'emprise d'un produit. Ces trajectoires, les épreuves, les doutes et résistances qu'elles engagent sont souvent longs, faites de virages, voire de mirages, en ce sens que les expériences de victoire, de souffrance, de rechutes rendent l'objectif de sortie difficile à atteindre. Notre propos vise ainsi à ne pas réduire les catégories de la sortie à une typologie dichotomique entre abstinence totale et le contrôle des consommations, qui sont les réponses souvent proposées par les entités de traitement vers lesquels on se tourne quand ça ne va plus.

Nous construirons d'abord la carrière idéale-typique de l'abstinence, pour tenter ensuite de la nuancer, voire de la critiquer en distinguant les rapports qu'entretiennent les addicts aux produits, aux médicaments, aux professionnels de la santé et aux groupes de pairs. C'est à travers la construction du déroulement des diverses étapes de ce chemin de la déprise, dont l'abstinence totale est un idéal en arrière-plan, que vont se dessiner les connexions causales (de Coninck et Godard, 1989). Cela nous permettra

ensuite de faire une typologie à partir des manières dont s'articulent les logiques pratiques et morales de soin des CSAPA et des groupes d'entraide avec les trajectoires de déprise individuelles. La typologie peut se réaliser à partir d'une analyse des jugements moraux émis sur soi et sur les autres dépendants ainsi qu'à partir de leurs pratiques de connivence, d'ajustement ou de contournement des logiques de soins.
Le tableau récapitulatif des invariants sociaux des « addicts », peut être utile pour la lecture des analyses présentées dans ce chapitre.

Tableau 12. Récapitulatif des invariants sociaux des addicts au moment de la rencontre

Personne	**Rencontre**	**Âge**	**Profession**	**Diplôme/niveau d'études**	**Statut matrimonial**	**Enfants**
Morgane	CSAPA 1	20	Étudiante	Baccalauréat	Célibataire	Non
Jules	CSAPA 1	31	Chômage	CAP/BEP cuisine	Célibataire	Non
Robin	CSAPA 1	23	Chômage	CAP cuisine	Célibataire	Non
Oswald	CSAPA 1	43	Artiste peintre	Baccalauréat	Divorcé	Non
Jocelyn	CSAPA 1	50	Inactif (invalidité)	Brevet de collège	Célibataire	Non
Jérémy	CSAPA 1	33	Chômage	Bac	Concubinage	1
Sabin	CSAPA 1	39	Barman propriétaire	Artisan bâtiment	Marié	2
Flavien	CSAPA 2	26	Boucher charcutier	CAP BEP Boucher charcutier	Concubinage	Non
Gabriel	CSAPA 2	21	Chômage	Brevet de collège	Célibataire	Non
Fabien	CSAPA 2	45	Travailleur handicapé	Brevet de collège	Célibataire	Non
Rémi	CSAPA 2	29	Chômage	CAP bâtiment	Concubinage	Non
Véronique	CSAPA 1	33	Mère au foyer	Brevet de collège	Séparée	2
Samantha	CSAPA 2	36	Ouvrière non-qualifié	Baccalauréat	Mariée	1
Julien	Vie Libre	48	Ingénieur du son	Diplôme d'ingénieur (bac +5)	Divorcé (deux fois)	3
Sophie	Vie Libre	54	Fonctionnaire cat. B	BTS	Divorcée	3
Marjorie	Vie Libre	48	Techno-commercial	BTS	Divorcée	1
Richard	Vie Libre	53	Assureur courtier	Licence	Remarié	3
Agnès	Vie Libre	55	Chômage	Aide-soignante	Remarié	3
Brigitte	Vie Libre	55	Chômage	Baccalauréat	Remarié	3
Yves	Vie Libre	67	Retraité (ouvrier/employé)	Baccalauréat	Veuf	2

Johnny	Vie Libre	36	Coiffeur	CAP coiffure	Divorcé	1
Jean-Pierre	Vie Libre	64	Retraité (employé)	Baccalauréat	Marié	2
Manu	Vie Libre	33	Techno-commercial	Licence pro	Marié	2
Jeannine	Vie Libre	52	Comptable	DECF	Divorcé	1
Luc	Vie Libre	47	Ouvrier bâtiment	-	Marié	2
Muriel	Vie Libre	54	Chômage	Brevet de collège	Divorcé	3
Élodie	Vie Libre	38	Agent de service	Brevet de collège	Célibataire	Non
Gérard	Vie Libre	72	Retraité (décédé fin 2013)	-	Veuf	2
Fatima	Vie Libre	35	Assureur courtier	Licence	Célibataire	1
Isabelle	Vie Libre	54	Chômage	Architecte intérieure	Marié	1
Hervé	Vie Libre	50	Travailleur handicapé	-	Célibataire	Non
Pierre	Vie Libre	65	Retraité (bûcheron)	BEP bûcheronnage	Divorcé	2
Francis	NA/AA	54	Ingénieur du son	Diplôme d'ingénieur (bac +5)	Divorcé	2
Patrick	NA	35	Paysagiste	CAP/BEP	Célibataire	Non
Aurel	NA	26	Stagiaire formation	Baccalauréat	Célibataire	Non
Yannick	NA/ boule de neige	42	Chômage	DE ambulancier	Célibataire	Non
Pierre-Louis	AA	54	Infirmier en psychiatrie	Diplôme d'Infirmier	Remarié	2
Thomas	NA/ boule de neige	32	Animateur technique	BPJEPS (animation)	Concubinage	1
Vincent	AA/ boule de neige	40	Adm. à l'Université	Docteur ès lettres	Concubinage	Non
François	NA	45	Chômage	CAP/BEP	Concubinage	1
Marie	NA	43	Chômage	CAP secrétariat	Concubinage	1

1. La carrière idéale-typique de l'abstinence : du « déni » au travail sur soi

L'horizon normatif de la sortie de l'addiction se limite souvent au seul fait de renoncer définitivement aux produits, en ce sens que l'abstinence reste la représentation dominante de la « vraie » sortie (Castel, 1998). C'est le cas de l'idéologie des groupes d'entraide, mais aussi pour certains addicts et professionnels dans les centres de soins. Cela peut être dû au fait qu'elle est la forme de sortie la moins ambiguë. Quoi qu'il en soit, l'abstinence comme la forme de déprise la plus valorisée, c'est-à-dire idéalisée symboliquement par la plupart des acteurs rencontrés[235], pose plusieurs questions. D'abord, on peut penser que le « choix » de l'abstinence s'imposera plus facilement pour quelqu'un qui a connu une période longue d'addiction que pour quelqu'un qui a eu une connaissance épisodique avec les produits. Ce dernier pourrait avoir l'impression de maîtriser la situation, alors que pour nombre d'anciens dépendants cela est illusoire et conduira inévitablement « en enfer », car il n'aurait pas encore, selon eux, « touché le fond ».

Nous n'avons pas retenu la durée de la période de la dépendance comme critère pour notre échantillon, mais nous avons supposé que les addicts qui se tournent vers des centres de soins spécialisés ou des groupes d'entraide sont celles et ceux pour qui le rapport au produit était devenu la ligne biographique (trop) dominante, ce que Castel a nommé les « toxicomanes avérés[236] ». Cela implique qu'un gros consommateur de drogues ou d'alcool qui serait capable de mener normalement et de manière équilibrée ses activités sociales ne serait pas un « addict avéré », et, par conséquent, ne pourrait pas se trouver dans notre échantillon. Plusieurs chercheurs (Castel, 1998[237] ; Coppel, 2002), professionnels (Morel, 2007 ; Morel et Couteron, 2011) et militants[238] mettent en évidence le fait que certaines personnes ont une vie équilibrée avec les produits, c'est-à-dire qu'elles vivent avec une consommation régulière, parfois quotidienne, sans pour autant se considérer « toxicos », « alcoolos », « addicts » ou « malades ». Nous en avons rencontré quelques-unes notamment dans les CSAPA qui viennent chercher un confort ou une stabilité dans leurs consommations. Par ailleurs, l'enjeu, pour les personnes qui viennent chercher sinon une aide du moins une forme de confort matériel et sanitaire pour continuer à consommer, n'est pas forcément dans un premier temps de se défaire des

[235] Nous avons entendu dire à Vie Libre, en dénonçant les traitements de substitution, que « nous c'est du BIO ».
[236] Pour étudier les sorties de la toxicomanie de ces « toxicomanes avérés », Castel (1998) a choisi d'étudier la « frange, et cette frange seulement, des consommateurs de drogues ayant eu une consommation intensive qui a profondément perturbé leur existence sociale et personnelle pendant plusieurs années, et qui depuis au moins deux ans ont réorganisé autrement leur mode de vie » (Castel, 1998 : 30).
[237] Castel cite les travaux américains sur des consommateurs d'héroïne qui auto-contrôlent leurs consommations et gèrent normalement leur vie, comme ceux de Norman E. Zinberg, psychanalyste et psychiatre (*Drug, Set and Setting*, 1974), ou Patrick Biernacki, sociologue (*Pathways from Heroin Addiction*, 1986).
[238] Nous avons déjà mentionné Pierre Chappard dans le chapitre I, président du forum psyhoactif, coordinateur du réseau français de la réduction des risques, co-auteur de plusieurs livres avec Jean-Pierre Couteron (avec qui il tient un blog sur le site du journal le Monde : « un monde 100 drogues ? ») et Alain Morel. Aude Lalande, ethnologue de formation est l'auteure de nombreux articles dans la revue Vacarme en ligne : « Les essais : ethnologie des expériences de drogues », Vacarme n°52, 2010 ; « Défoncés ou perchés ? Les drogues, les jeunes et nous », Vacarme n°47, 2009.

produits[239]. Cela peut le devenir si elles sont convaincues par les autres membres des groupes ou par les interactions avec les professionnels spécialisés. Inversement nous avons aussi vu que certains addicts convaincus qu'il fallait tout arrêter se sont vus dissuader par les professionnels.

En quoi l'abstinence choisie et assumée signifie que l'on soit réellement « sorti » ? Une personne peut rechuter ou se réinstaller durablement dans un mode de vie d'addict avéré, ou alors se mettre malgré tout à consommer de manière épisodique après plusieurs années d'abstinence. Doit-on alors considérer que cette personne serait toujours sous l'emprise du produit ? La conception de l'abstinence totale est également discutable dans le sens où les anciens dépendants peuvent tout aussi bien changer de produit, comme certains qui vont se mettre à consommer de manière régulière du cannabis à la place de l'alcool ou comme d'autres qui sont, selon eux, devenus addicts au chocolat ou boulimiques, ou encore, comme ceux qui deviennent « dépendants de l'institution » (Castel, 1998), que cela soit celle du centre de soin ou du groupe d'entraide.

Il s'agit donc de prendre comme objet l'abstinence en tant que sortie idéalisée. En effet, pour beaucoup d'addicts rencontrés, le plaisir (« la lune de miel[240] ») de la consommation se conjugue désormais et malgré tout au passé. Néanmoins, plusieurs écueils doivent être évités : celui de prendre comme allant de soi l'abstinence comme la seule solution réellement efficace pour faire face à la dépendance. Aussi faut-il rendre compte des manières de vivre cette abstinence entre les différents rapports aux produits et aux médicaments selon différentes logiques de hiérarchisation des produits (le tabac est moins grave que l'alcool, l'alcool moins grave que l'héroïne, etc.) et des pratiques de consommation (la fréquence et le contexte de consommation). Enfin, il convient de se rappeler les dimensions idéologique, morale et politique de cet idéal et tenter de les déconstruire.

1.1. De la latence du trouble à la situation problématique

Il convient de s'intéresser au processus menant les personnes ayant identifié un rapport problématique aux substances psychoactives à envisager une rupture totale avec ces dernières. Nous allons d'abord analyser la conception de l'installation dans l'addiction de manière idéale-typique à partir des rapports que les addicts ont entretenus aux produits, c'est-à-dire selon les contextes de consommation, la nature et la quantité des produits consommés. L'idéal-type au sens wéberien du terme est un outil d'analyse construit à partir de la réalité sociale et qui permet

---

[239] Cela peut arriver aussi dans les groupes d'entraide, mais ce sont souvent des personnes qui ne reviennent pas.

[240] Expression courante pour décrire la première période de consommation des drogues, notamment l'héroïne, nommée aussi les « flashs », repris par de nombreux auteurs (Olivenstein, 1976 ; Castel et Coppel, 1991).

simultanément de mieux comprendre cette dernière. En effet, il s'agit de choisir et d'accentuer certaines caractéristiques représentatives d'un fait ou d'un ensemble de faits (Weber, 1992). Ce n'est donc pas la copie d'une réalité, mais un outil qui permet de l'analyser, de la catégoriser et de la comprendre. L'idéal-type constitue plutôt une approche des faits sociaux et des rapports entre eux en les faisant apparaître partiellement et transitoirement.

1.1.1. Le cadre festif : le « glissement »

Cette période est parfois assimilée à la période étudiante ou « jeune » où l'on consomme pour être bien, pour se surpasser et où les produits pour certains aident à la créativité[241] :

> « *Moi je sais que j'avais plus de créativité quand j'étais entre deux vins, mais il fallait que j'aie bu pour être bien mais pas fin raide. Quand j'avais bu 10 apéros c'était bon, je prenais l'instrument et j'avais peur de rien, j'inventais et tout. Par contre 20 apéros je ne voyais plus rien. C'est comme Gainsbourg qui disait si vous voulez que j'écrive des chansons, enfermez-moi avec un piano et une caisse de whisky. Je pense qu'il y a beaucoup d'artistes comme ça qui n'auraient pas créé sans l'alcool ou sans un euphorisant. Après le problème c'est que ça devient trop, ça devient une maladie* » (entretien avec Johnny).

Le contexte des premières consommations est donc souvent festif et rarement en solitaire, même si certains, après avoir découvert les bienfaits d'un ou plusieurs produits, commencent à les consommer seuls :

> « *Mais bon j'avais un terrain, je dirais, qui était, je pense, prédestiné, moi je pense... à 17-18 ans, j'ai des souvenirs que pour faire ma dissert en terminal, de me servir un ou deux pastis, parce que j'aimais bien un peu ce côté... ça me chauffait la tête, puis j'avais l'impression d'avoir des idées, j'avais l'impression d'avoir un peu plus d'inspiration, tu vois* » (entretien avec Richard).

Nous pouvons discerner plusieurs cas de figure en ce qui concerne la nature des produits. D'abord, il y a les addicts qui ont eu des usages licites des produits considérés également licites (médicaments psychotropes, tabac, alcool) et n'ont, *a priori*, jamais expérimenté des drogues illicites. Ici c'est le produit alcool uniquement qui amène les personnes à consulter. Les médicaments psychotropes ont été pris à certains moments de la trajectoire dans une tentative de gestion de leur consommation d'alcool (et certains en prennent encore). Le tabac, lui, est considéré par certains comme un produit

[241] Même si rétrospectivement ces personnes qui ont eu une activité artistique (musique, écriture, poésie, peinture) disent que très vite le produit prenait le dessus et font référence à des artistes qui ne pouvaient plus créer sous l'effet du produit (Gainsbourg, Thiéfaine, entre autres).

addictif au même titre que l'alcool et ils l'ont arrêté, alors que d'autres ne considèrent pas cela comme un problème.

L'engrenage dans la dépendance à l'alcool a cours sur du long terme, en ce sens que les personnes dépendantes à l'alcool ne sont pas devenues addicts à cause de la période lycéenne ou étudiante ou encore l'armée qui sont souvent des terrains précurseurs évoqués dans les récits. C'est plutôt cette expérience qui leur a permis d'apprendre les bienfaits de ce produit pour se désinhiber : plusieurs personnes rapportent combien l'alcool a aidé à « résorber » leur timidité :

> « *J'étais extrêmement timide quand j'étais jeune. Même dans ma première partie de vie d'adulte, j'étais assez timide ; Et voilà, je pense que si j'avais beaucoup plus parlé, je me serais ouvert jusqu'à aller au-devant des gens, je n'aurais jamais eu ce problème-là* » (entretien avec Julien).

L'installation dans une dépendance à l'alcool s'effectue ainsi sur une période assez longue, en ce sens qu'ils ont connu l'alcool « jeune », c'est-à-dire pendant l'enfance ou l'adolescence. Certains interprètent rétrospectivement l'introduction précoce à l'alcool dans un contexte familial, comme ayant semé les graines de leur future dépendance. Ensuite, ils l'ont consommé de manière festive (dîners, pots, apéros) pendant l'âge adulte.

> « *Moi j'ai, comme tous les jeunes, commencé à boire à peu près vers mon service militaire quoi, vers 18 ans, 18-19 ans, mais sans plus, comme ça. Bon, je faisais beaucoup de sport donc je n'étais pas du style à traîner dans des bistrots ou dans les bars, faire des booms des trucs comme ça, je n'étais pas du tout dans ce style-là. Je faisais beaucoup de la haute montagne, et c'est sûr qu'on partait une semaine, en haute montagne, on descendait et ben on buvait une grande bière, parce que c'était [rires]. Mais voilà c'est tout, c'est tout, c'était festif* » (entretien avec Yves).

Enfin, ils prennent contact avec les entités de traitement relativement tard (à partir de 40 ans), même si, pour certains, ils étaient rétrospectivement déjà alcooliques depuis très jeune, voire depuis toujours, « *j'étais alcoolique bien avant de commencer à boire* », et ils ont pu le cacher ou le nier[242] « grâce » à la place culturellement valorisée que détient l'alcool[243], ceci se trouvant confirmé par d'autres travaux en Sciences Humaines[244]. Souvent ils ont eu une vie professionnelle continue, mais c'est

[242] cf. la sous-partie suivante : dans les groupes d'entraide ils parlent de déni, mais plusieurs personnes, sans être passées par les groupes, évoquent l'idée d'avoir menti à l'entourage et à eux-mêmes.

[243] Même si, comme nous le verrons, il y a une différence genrée. Les femmes dépendantes (uniquement) à l'alcool sont emmenées à consommer presque exclusivement de manière « solitaire » relativement aux hommes et ceci depuis le début de leur période de « forte alcoolisation ».

[244] cf. notamment les travaux de Véronique Nahoum-Grappe (1991 ; 2010) qui interroge les

finalement leurs situations sociales, professionnelles ou familiales qui les ont amenés à se faire soigner, par exemple une période de chômage, une déception amoureuse ou des ruptures familiales, situations dont l'addiction n'est pas forcément la cause et qui ont participé à renforcer leur consommation.

Ensuite, il y a les addicts qui, pendant leur jeunesse ou en tant que jeunes adultes (20-30 ans), ont connu plusieurs produits qu'ils soient licites (le plus souvent l'alcool ou les traitements de substitution même si ces derniers sont trafiqués illégalement) ou illicites (cannabis, héroïne et autres opiacés, cocaïne et autres stimulants). Les usages de ces produits divers sont aujourd'hui intégrés dans les récits de leur « glissement » dans la dépendance, c'est-à-dire qu'ils apparaissent rétrospectivement comme ayant participé à la déchéance. Ces produits ont fait l'objet d'expérimentations dans la jeunesse où tout a été testé par curiosité ou pour les effets dopants afin d'optimiser les performances. Certains finissent avec une dépendance à l'héroïne[245] ou autres opiacés, notamment la méthadone de rue :

> « *J'ai goûté aux drogues déjà pour commencer, aux drogues, l'ecstasy, toutes les drogues, LSD, toutes ces drogues pour faire la fête. Et puis après ça m'a amené à, que j'ai voulu un peu tout essayer, puis du coup j'ai essayé l'héroïne, alors les opiacés... Puis l'héroïne le problème c'est que, ce n'est pas comme les autres drogues, c'est... Quand on est en manque c'est un manque physique, ce n'est pas un manque dans la tête, donc on ne peut pas se lever le matin, on ne peut pas aller travailler, on ne peut rien faire parce qu'on ne peut vraiment pas bouger* » (entretien avec Flavien).

En ce qui concerne les opiacés, notamment l'héroïne, la « descente aux enfers » est perçue comme très rapide. Les personnes racontent comment la dépendance s'installe souvent en quelques mois :

> « *Je ne travaillais plus, et en plus les trois sous que j'avais c'était pour craquer dans les sorties et la came quoi. Et lui [son petit ami] il voyait ça, au début je me cachais à la maison, j'allais aux toilettes, parce que pour lui je n'étais pas encore dedans, il n'avait pas encore tout de suite vu à quel point je m'étais mise dedans en si peu de temps en plus, parce que ça a été vite, en l'espace de peut-être deux trois mois je suis sortie vraiment beaucoup presque tous les week-ends avec un groupe de copains de l'époque, puis après à partir de là, ça*

---

représentations communes chez un même individu à partir d'un même produit entre l'alcoolisme (perçu comme grave) et le « boire social » considéré comme normal, et ceux de Ludovic Gaussot (1998), avec Pascale Ancel (1998) déjà mentionnés.

245 Ceci est certainement dû à la particularité de notre terrain : les CSAPA prescrivent et distribuent des traitements de substitution aux opiacés. Néanmoins, ces personnes ont consommé ou consomment toujours d'autres produits, et parfois ont eu ou ont toujours une dépendance à d'autres produits licites ou illicites comme nous allons voir dans la partie suivante.

a vraiment été la dégringolade, donc le père de ma fille, lui, il croyait que ça se passait que le week-end alors que j'avais déjà ramené à la maison, je commençais déjà à beaucoup cacher » (entretien avec Véronique).

Ces personnes ont également consommé d'autres produits avant et pendant leur addiction à l'héroïne, notamment l'alcool et le cannabis, et ont expérimenté d'autres produits dits illicites. Les addicts à l'héroïne en particulier, qui consultent les CSAPA pour cette raison, sont ainsi souvent plus jeunes que celles et ceux qui consultent pour un problème d'alcool uniquement[246]. Ils ont connu ou connaissent pour la plupart également une période de chômage (au moment de l'entretien) et ont souvent travaillé par intermittence ou n'ont pas eu un travail rémunéré (pour les plus jeunes). Ils sont souvent moins scolarisés que dans la catégorie précédente (brevet de collège, bac ou niveau CAP/BEP[247]) et certains ont dû trafiquer ou dealer les produits illicites pour financer leurs consommations, même si cette expérience a été relativement courte pour la plupart.

« *Donc j'ai commencé à faire des conneries, cambriolages, machins, drogues. Quand je dis drogues c'est bédos, héro, tout, la totale. Ça a monté crescendo, jusqu'à quand j'étais apprenti cuistot, je me piquais au boulot, je cambriolais mon restaurant, je te donne ma vision rapide. J'ai cambriolé le restaurant qui me prenait en tant qu'apprenti, je me suis fait attraper par la gendarmerie, logique, pour avoir de l'argent pour la meumeu, pour l'héro hein. Licenciement, parce qu'en fait, je faisais du trafic, et le trafic tu te fais de l'argent, mais au fur et à mesure que tu consommes et ben ton trafic ne marche plus parce que tu investis 10 000 euros et tu arrives, je ne sais pas, tu vends pour te faire 3000, mais au fur et à mesure ton bénéfice diminue parce que tu le tapes en fait* » (entretien avec Thomas).

Enfin, il y a le cas de figure de celles et ceux qui ont connu plusieurs dépendances successives au cours de leur vie, c'est-à-dire qui ont pu identifier et arrêter certains produits, mais ont plus tard reporté sur un ou plusieurs produits : « *j'ai fait le transfert avec l'alcool, c'est tellement classique, donc je suis passé de l'héroïne à l'alcool en fait* »[248]. Ainsi,

[246] Ce constat corrobore les résultats de l'enquête RECAP de l'OFDT mentionnée dans le chapitre II, qui met en évidence l'impact de la variable âge parmi les personnes qui consultent soit pour un problème d'alcool, soit de cannabis, soit d'opiacés et autres drogues, le « groupe cannabis » étant le plus jeune (moyenne de 26 ans) et le groupe alcool le plus « âgé » (moyenne de 43 ans). Le groupe « opiacés » se situe entre les deux (moyenne de 36 ans).

[247] Il ne faut pas oublier qu'ils sont souvent plus jeunes que la moyenne de notre échantillon, et que plusieurs d'entre eux cherchent une formation au moment de l'entretien ou sont déjà en formation (universitaire ou autre).

[248] Entretien avec Oswald, septembre 2011. Le passage à une consommation « abusive » de l'alcool pour des anciens héroïnomanes plus âgés est aussi un constat des enquêtes menées par l'OFDT (cf. notamment le dispositif d'enquête TREND (Tendances récentes et nouvelles

certains ont connu une dépendance aux produits dont les usages sont illicites dans un jeune âge (de 15-30 ans) pour devenir addicts à des produits dont les usages sont licites à un âge plus avancé, comme Francis (54 ans) qui a arrêté depuis maintenant 3 ans toutes ses consommations d'alcool, cannabis, café et tabac. Il parle également d'un engrenage très rapide dans les « drogues dures » quand il avait 20 ans :

> « *Voilà, ça a été un bad trip où j'ai perdu la vue toute une nuit, donc ça a été des trucs assez terribles... tous les produits qui pouvaient passer dans l'aiguille et partagé pour le pire, donc qui m'a amené l'hépatite B... En 5 jours de consommation d'héroïne, cocaïne, morphine, je suis passé en cinq jours à cinq injections par jour. Je n'avais jamais fait des injections, en 5 jours j'étais à 5 shoots par jour* » (entretien avec Francis).

Il semble que ce soit à un certain moment de leur vie qui marque un changement de statut, notamment à l'entrée dans une vie familiale normative (mariage, enfants, accès à la propriété) que l'alcool remplace les autres produits, notamment illicites.

> « *J'ai arrêté quand j'ai attendu mes enfants, il y a eu des moments où je pouvais plus m'en procurer [de l'amphétamine]. Par contre du moment où j'ai arrêté soit provisoirement, soit après complètement, les amphés, je suis passée à d'autres trucs, du genre antidépresseur, ou des choses comme ça, alors c'est pareil, c'est comme si en fait, il me fallait quelque chose, comme si je ne peux pas vivre sans rien. Et puis l'alcool, l'alcool ça a commencé comme ça, j'ai toujours bu pas mal, enfin comme beaucoup de personnes. Par contre, quand j'ai commencé à avoir les enfants, avec mon mari ce n'était pas le top du tout. Il buvait aussi. On s'est connus très jeunes avec mon mari. Je dirais que j'ai grandi après, parce qu'on a eu une vie avec des tromperies de part et d'autre où je buvais parce que je souffrais trop quoi d'être trahie. Et là, oui, je me souviens, je picolais. Donc ça a dû s'installer un peu dans ce moment-là, 32, 34 ans, où j'ai commencé à picoler régulièrement. Et ensuite quand j'ai divorcé, j'ai vécu avec un monsieur qui avait 13 ans de plus que moi. Par contre, il avait des habitudes de boisson, pas excessives, mais il lui fallait à tous les repas. Ma foi, ben, j'ai bu. Ça a duré des années, à la cure j'avais 50 ans* » (entretien avec Sophie).

Quoi qu'il en soit, c'est pendant la période festive que l'on commence à consommer « un peu trop », mais en des quantités qui ne sont pas considérées problématiques ni par soi-même ni par l'entourage dans un premier temps. La consommation est évaluée en référence au contexte de consommation : milieu étudiant, à l'armée ou les milieux festifs comme les raves et/ou free parties où la consommation des divers produits peut être considérée « normale »[249]. Elle l'est également au regard de la nature du

---

drogues) et entre autres le rapport *Drogues et usages des drogues en France* de 2010.

[249] cf. les travaux d'Anne Petiau (2006) pour une analyse des milieux dits « festifs » (raves,

produit : les consommations d'un produit en particulier étaient considérées normales dans les milieux dans lesquels ils évoluaient comme l'alcool pour le milieu étudiant ou les stimulants dans les milieux festifs alternatifs ou l'héroïne dans une « bande des potes ». Enfin, il y a des seuils concernant la quantité consommée et définis selon les normes en vigueur (*« je consommais comme tout le monde* »). Dans cette période il n'est pas encore trop tard pour rester à une consommation festive à condition de prendre ses distances avec le produit pendant un certain temps :

> « *Que ça soit encore dans la période rose ou un petit peu dans la période grise, ce n'est pas trop tard. Vous pouvez faire sérieusement attention et reprendre la consommation plaisir. Je pense que plein de gens ça se fait naturellement, parce que tous les gens qui boivent un peu trop, ils ne se trouvent pas à la fois malade-alcoolique et hyperdépressif, je pense qu'on a tous... même moi avant j'ai eu des périodes où ça n'allait pas et où je consommais un peu trop, après je me suis arrêté et ça allait beaucoup mieux* » (entretien avec Julien).

Nous présentons ici un tableau qui reprend les produits consommés au cours de la trajectoire, ainsi que les produits (en gras) à l'origine de leur demande d'aide au moment de la rencontre. Entre parenthèses sont indiqués les produits toujours consommés au moment de l'entretien sans que cette consommation ne soit forcément jugée problématique par les interviewés. Nous avons également ici exclu le tabac et les traitements de substitution aux opiacés, qui sont des produits aux statuts différents selon les interlocuteurs et dont la consommation est diversement justifiée. Nous reviendrons sur cette question dans notre typologie.

Tableau 13. Produits consommés au moment de l'entretien et à l'origine de l'emprise

Personnes ayant connu la dépendance aux produits licites		
Prénom	*Âge*	*Produit(s) consommés et à l'origine de l'emprise (en gras)*
Julien	48	**Alcool**
Marjorie	48	**Alcool**, psychotropes (psychotropes, alcool)
Agnès	55	**Alcool**, psychotropes
Brigitte	55	**Alcool**
Yves	67	**Alcool**
Jean-Pierre	64	**Alcool**

free parties, sound system, tribus) qui, selon elle, s'enracinent dans le courant de musique électronique, et sont générateurs des sous-cultures juvéniles et parfois participant à des expérimentations des modes de vie « marginaux ». Il ne s'agit en aucun cas ici d'affirmer que ces milieux festifs sont forcément synonymes de consommation des drogues. Selon Petiau c'est avant tout la pratique musicale qui réunit ces « jeunes ».

Manu	33	**Alcool**
Jeannine	52	**Alcool**
Luc	47	**Alcool** (cannabis)
Élodie	38	**Alcool**
Gérard	72	**Alcool**
Fatima	35	**Alcool,** (psychotropes)
Isabelle	54	**Alcool**
Hervé	50	**Alcool**
Pierre	65	**Alcool**
Pierre-Louis	54	**Alcool**
Vincent	40	**Alcool**
Personnes ayant expérimenté plusieurs produits simultanément		
Morgane	20	Diverses drogues, **héroïne** (diverses drogues)
Jules	31	**Héroïne** (cannabis)
Robin	23	**Héroïne** (cannabis, alcool)
Jocelyn	50	**Cocaïne, héroïne**, (cocaïne)
Jérémy	33	**Héroïne** (cannabis, alcool)
Sabin	39	**Cocaïne, cannabis, héroïne** (cocaïne, cannabis)
Flavien	26	**Diverses drogues, héroïne**
Gabriel	21	**Alcool, cannabis, héroïne** (cannabis, alcool)
Rémi	29	**Alcool, cannabis, héroïne** (cannabis)
Véronique	33	**Alcool, cannabis, héroïne**
Samantha	36	**Alcool, héroïne**
Patrick	35	**Diverses drogues, alcool, cannabis**
Thomas	32	**Cannabis, alcool, héroïne** (alcool)
Aurél	26	**Cannabis, alcool, héroïne**
Personnes ayant connu plusieurs dépendances successives		
Oswald	43	**Cocaïne, alcool, héroïne**
Fabien	45	**Alcool, héroïne**
Sophie	54	**Ecstasy, psychotropes, alcool**
Richard	53	**Cannabis, cocaïne, alcool** (cannabis)
Johnny	36	**Cannabis, Alcool** (cannabis)
Muriel	54	**Héroïne, cannabis, alcool**
Francis	54	**Diverses drogues, alcool, cannabis, café**
Yannick	42	**Diverses drogues, alcool, cannabis**
François	45	**Diverses drogues, cannabis, alcool**
Marie	43	**Diverses drogues, alcool**

Ce tableau n'est ni exhaustif ni représentatif du réel. Il récapitule seulement les informations que nos interlocuteurs nous ont données sur leur consommation passée et présente. Néanmoins, il nous montre une diversité de profils et d'expériences avec différents produits psychoactifs qui ont pu être consommés simultanément ou successivement. Souvent un seul produit a eu le statut de produit de choix (dans notre échantillon ce dernier est le plus souvent l'alcool, le cannabis ou l'héroïne).

La temporalité vécue de l'addiction semble ainsi liée à la multiplication et à la nature des produits (les opiacés entraînant un manque physique important selon nos interlocuteurs) et joue un rôle dans les trajectoires de déprise. Le fait d'expérimenter simultanément divers produits licites et illicites détermine le moment où une personne s'engage dans une déprise de l'addiction : l'engrenage ou la chute semble être plus rapide dans le cas des polyconsommateurs : la moyenne d'âge est de 31 ans au moment de la rencontre. *A contrario*, le fait de consommer principalement un produit licite comme l'alcool peut ralentir la temporalité vécue de « l'engrenage » : la moyenne d'âge dans le groupe 1 du tableau est de 51 ans. Cette temporalité vécue du processus d'emprise des produits sur différents aspects de leur biographie (professionnel, social, familial, sanitaire) se conjugue avec le temps « constitué » (Dubar, 2008), c'est-à-dire paramétré et mesurable objectivement. Comme nous le verrons, la période de l'expérience « totale » de la dépendance (Fernandez, 2010) est plus longue objectivement parlant dans le cas de l'alcoolisme. En effet, il s'agit souvent d'une période de 10 à 20 ans de consommation avant que les personnes prennent contact avec des professionnels de la santé ou d'autres entités de traitement.

Nous pouvons supposer que le processus de l'emprise est lié non seulement à la nature des produits, au contexte (festif ou solitaire) et la durée objective des consommations, mais aussi au statut social et juridique des produits. L'alcool est inséré dans de nombreux rites et liens sociaux (Gaussot, 1998 ; Grappe-Nahoum, 1991, 2010) permettant de cacher à autrui et de nier une addiction. Que ce produit soit licite brouille les frontières entre une consommation normale et une consommation pathologique de telle sorte que l'on peut se convaincre ou être convaincu par autrui qu'il n'y a « pas de problème ».

> « *Je vais voir le docteur, puis il me dit 'comment ça va', je dis 'ça va pas du tout, je suis alcoolique'. Puis il me dit 'n'importe quoi', il me dit 'tu ne sais pas ce que c'est un alcoolique'. Je lui ai dit 'je vois bien que ça ne va pas, que j'ai un problème avec l'alcool, je n'ai jamais assez, il faut que je boive, que je boive, que je boive, je peux plus m'arrêter'. Mais tu es folle qu'il me dit, je dis 'je veux partir de mon milieu familial, j'ai besoin de réfléchir, il faut m'isoler. Il faut aller je ne sais pas où, dans un hôpital, dans une cure, un machin, il faut plus que je reste chez moi là, il faut que je sois enfermée quelque part'. Et du coup, euh, alors que j'insistais lourdement, il ne voulait pas m'envoyer parce qu'il avait peur que je voie des gens très mal en point, euh, des vieux alcooliques* » (entretien avec Marjorie).

Le caractère licite de l'alcool et, au-delà, sa consommation régulière par une très grande partie de la population, ainsi que sa place dans la culture française, peuvent interférer sur le jugement d'autrui, même celui des médecins. Au contraire, l'héroïne, notamment quand elle est injectée, est le symbole par excellence du toxicomane déchu stigmatisé et marginalisé (Bourgois, 2001 ; Fernandez, 2010). Cette représentation négative est intégrée, y compris par des héroïnomanes, et se retrouve dans leur jugement des « tox » : « *il ne faut pas oublier que tu n'es qu'un vieux camé de merde* », « *le vrai tox c'est celui qui s'injecte* », « *pour moi être toxico, c'est être la pute de quelqu'un* ». Nous verrons plus loin qu'il y a différentes manières soit de renverser ce stigmate négatif de « tox », mais aussi celui du « poivrot », en identité positive, soit de tenter de le neutraliser.

Le troisième groupe (moyenne d'âge de 47 ans au moment de la rencontre) confirme cette tendance, en ce sens qu'ils ont arrêté la consommation des produits illicites au moment de s'établir dans une situation professionnelle et sociale « classique », mais sont pour la plupart tombés dans une addiction à l'alcool (ou au cannabis) en ne percevant pas, dans un premier temps, cette consommation comme une addiction, d'où une moyenne d'âge relativement élevée au moment de l'entrée en « soins ». Les personnes du deuxième groupe, qui ont consulté un centre de soin ou un groupe d'entraide pour un problème de dépendance aux drogues (souvent l'héroïne), ne considèrent pas l'alcool comme un produit dont ils sont ou pourraient devenir dépendants et ils en consomment donc régulièrement, ou alors l'ont arrêté momentanément et se sont mis plus tard à le consommer de manière occasionnelle.

1.1.2. « J'ai tout planté » : le déni

Après avoir connu une période festive plus ou moins longue avec les produits, la plupart des addicts connaissent une période de consommation plus soutenue, ce que nous avons nommé l'engrenage dans la partie précédente, c'est-à-dire en plus grande quantité et plus fréquente. « *Une descente en enfer* », « *ça va toujours en descendant* », « *c'est comme une spirale* », « *une dégringolade* », « *Je me suis laissé glisser vers ça* », « *c'est venu tout doucement comme ça* », « *ça a été de fil en aiguille* », sont des expressions récurrentes[250]. Souvent la personne commence à consommer seule, en plus ou en dehors des événements « festifs » :

---

[250] Nous n'étudions pas dans ce travail l'engagement dans une carrière d'addict, nous ne ferons pas ici le travail d'objectivation (de rupture) de ces propos sur « l'engrenage » qui serait nécessaire pour éviter une pathologisation de l'addiction qui ressort des discours, c'est-à-dire que l'engrenage, l'escalade ou la spiral de l'enfer serait la suite logique d'une première période « festive ». Becker (1985) dans son étude sur les fumeurs de marijuana, pour rompre avec cette conception évidente et « continuiste » (« j'ai commencé à fumer puis j'ai continué ») introduit dans son analyse les conditions de possibilité de cet engagement progressif dans la carrière et le triptyque de l'apprentissage à la fois des techniques, des

« *Alors du coup quand il se couchait, je trouvais le prétexte de faire le ménage pour reboire parce que je n'avais pas assez bu de mes trois bouteilles. Et quand on allait chez des amis on buvait l'apéro et tout ça, mais je savais que ce n'était pas assez, donc je buvais un petit coup déjà avant d'aller. Après, je buvais pendant le repas, après le crémant, et quand on rentrait, je disais 'je ne vais pas me coucher maintenant, je regarde un petit coup la télé', et mon mari allait se coucher. Et moi je me rebuvais deux trois petits portos, j'avais toujours un assortiment d'alcools parce qu'on avait tout le temps du monde* » (entretien avec Marjorie).

C'est une période que certains nomment le déni où la personne se ment à soi-même, c'est-à-dire qu'elle tend à minorer ou négliger le trouble comme le rapporte Marjorie. La personne ment[251] aussi à l'entourage, les proches, les collègues de travail, aux gens du quotidien, au niveau de la quantité et de la fréquence des consommations :

« *C'était un peu bancal si tu veux, parce que je ne me droguais pas forcément avec l'héroïne, mais c'était, le week... je tenais la semaine de boulot par exemple et le week-end, j'attendais que le week-end pour me défoncer de nouveau, en me disant je suis clean, dans ma tête, je suis clean, je fais comme tout le monde, je bois beaucoup le week-end. Mais bon, c'était quand même un moyen de... de continuer plus ou moins à me droguer mais... Parce que vraiment, si je voulais stopper, il a fallu que je stoppe quoi* » (entretien avec Véronique).

C'est souvent un autrui significatif (les proches ou collègues de travail) qui font des remarques sur la consommation ou la manière de consommer participant à la prise de conscience du trouble, même si la personne ne va pas sortir du déni pour autant.

« *Alors j'ai fait, je ne sais pas, dix séjours hospitaliers en tout, et à chaque fois, dès que j'étais en milieu protégé, fermé, plus de consommation, j'étais fin bien. Je rentrais, allez, on va dire entre 15 et 20 jours après, rechute, et je rattrapais allègrement tout ce que je n'avais pas bu, normal, de toute façon j'étais toujours dans le déni, je n'étais pas concerné, parce que je n'étais pas alcoolique au fond de moi-même. Après ça a explosé au niveau familial, ma femme disant que c'était plus possible et tout, et là, en bon alcoolique, je me suis dit « ce n'est pas vrai, je vais m'en aller ». Donc, j'ai tout planté, euh, j'ai tout laissé, tout, tout, tout laissé, j'ai pris un studio. À 43-44 ans, j'ai tout planté là, au milieu, et dans ma tête c'était « je*

effets et du goût pour les effets (Darmon, 2008).

[251] Il ne faut pas y voir une contradiction entre le mentir (qui serait un processus conscient) et le déni (qui relèverait des mécanismes inconscients) : Le « mentir » est le terme mobilisé rétrospectivement pour expliquer ce qui, pour eux, se passait réellement, alors que le terme déni permet d'expliquer pourquoi ils agissaient ainsi.

vais vous montrer, maintenant que je suis tout seul », sauf que là, ça a été l'enfer. Ça a été l'enfer pendant un an non-stop, où j'ai conservé mon emploi justement parce qu'ils ont besoin de gens comme moi et qu'ils espéraient que... et heureusement, et je ne les remercierai jamais assez, mais voilà j'ai bu non-stop pendant un an, jour et nuit » (entretien avec Pierre-Henri).

La personne identifie, en mettant en récit sa trajectoire, cette période de déni où elle a tout fait pour continuer à maintenir ses consommations malgré parfois les signes d'alerte de l'entourage ou les conséquences que cela a eues sur sa situation sociale, professionnelle et familiale. Par ailleurs la personne peut rester éternellement dans le déni (« *il y en a qui ne comprendront jamais* »), ou, au contraire, parer le problème pendant qu'il est encore temps. Certaines personnes peuvent identifier une consommation problématique et changer de produit en étant convaincu de gérer :

> « *Bon, le week-end c'était poly-toxico hein, après en semaine j'étais concentré sur un produit, j'ai eu des périodes plus concentrées sur un produit. Donc j'ai eu l'héroïne, après j'ai voulu arrêter car je me suis aperçu des trucs, c'était l'enfer, donc substitution au subutex. À côté, je compensais, je prenais du speed, toute la journée, pareil. Donc j'ai eu une période du speed, après ça a été la MD, après le coke. Chaque fois je me disais 'bon ben j'ai fait le tour de la question', je me mettais dans un autre produit en disant « je gère », et qu'en fait c'était une autre consommation qui se mettait en place »* (entretien avec Aurél).

Dans la trajectoire de déprise, on peut être amené, en se mettant en récit, à insérer ses pratiques de consommation passées dans une logique d'emprise des produits qui va crescendo avant de commencer la chute.

1.1.3. Le besoin de se remplir : chuter et toucher le fond

Pour se reconnaître dépendant, on passe par la période noire sachant que la frontière entre période grise et noire n'est pas nette :

> « *Ma femme m'a toujours dit « même quand je t'ai rencontré tu étais déjà alcoolique ». Et moi je dis « bon j'étais un buveur excessif » même si ça nous arrivait entre amis, à 3-4 on avait descendu, je ne sais pas, 7-8 bonnes bouteilles, on se disait « on est des alcoolos ». Mais bon c'était dans un contexte festif. Mais ce que je veux dire, c'est qu'il y avait des choses, et elle a raison, où j'étais, il y a 10-12 ans, je pense à des fins de soirées. On reçoit à la maison, euh, voilà, on sort des bonnes bouteilles, on a tous bien bu. Le côté, bon, on débarrasse, tout le monde est parti... si je pouvais, je terminais la bouteille. Ça, c'était peut-être des signes qui peuvent très vite montrer, voilà, le besoin de finir le verre et le besoin de se remplir, voilà. Bon, ce qui a fait basculer les choses, c'est aussi le côté, la dépression, et aussi l'usage de la cocaïne »* (entretien avec Richard).

Le passage entre l'identification d'un problème et la prise de conscience de la dépendance fait l'objet d'une sorte de tiraillement psychique chez la personne. Le déni qui commence dans la période grise se prolonge en quelque sorte dans la période noire.

> « *Et puis, ben ça faisait déjà deux, trois ans que je lui disais plus ou moins 'bon docteur je consomme un peu, je fais ci, je prends ci, je prends ça', etc. Et elle m'a dit 'écoutez tant que vous gérez ce n'est pas un problème. Vous reviendrez me voir quand vous ne gérerez plus'. Et donc, quand il y a eu la montée en puissance, entre guillemets, au niveau des accords liés à ma consommation avec ma dernière compagne, si tu veux, là j'ai commencé à me rendre compte que je gérais plus ma consommation, que j'étais à 20 pétards par jour, que j'étais à 3 litres d'alcool par jour, et donc là j'ai pris contact avec* » (entretien avec Francis).

C'est quand ce fond est touché que commence le processus de prise de conscience, où l'on ne peut plus fuir son problème et que l'on accepte sa dépendance, c'est-à-dire qu'il y a un dérèglement manifeste entre les représentations d'une consommation normale et la perception de sa propre consommation. C'est aussi à ce moment-là que la personne va entreprendre des démarches pour y remédier : dans un premier temps cela peut signifier arrêter sans chercher une aide extérieure[252]. Souvent, la première étape est de consulter un médecin (son généraliste ou un médecin spécialiste au CSAPA, plus rarement un psychiatre), ce qui peut aboutir à une prise de médicaments (antidépresseurs, anxiolytiques, voire des médicaments spécifiques au sevrage alcoolique ou toxicomaniaque). Ensuite viennent les cures de désintoxication ou postcures[253]. Enfin, la personne peut entreprendre une thérapie relevant du domaine psychologique et fréquenter les groupes d'entraide[254].

Dans cette période noire on peut discerner deux formes de temporalités : l'une, sous forme de rupture, le toucher le fond qui est instantané et correspond à un événement, créant une ligne de partage entre l'avant et l'après :

> « L'évidence habituelle de la compréhension est soudain suspendue : à un moment donné, littéralement, on ne se comprend plus, on ne s'entend plus. Le sens devient incertain » (Bensa et Fassin, 2002, § 11).

L'autre sous forme de continuité, la chute, qui dure plus ou moins longtemps jusqu'à une certaine prise de conscience. Schématiquement nous

---

[252] Il existe des personnes qui « du jour au lendemain » arrêtent toute consommation sans jamais avoir consulté des professionnels de la santé ni fréquenté des collectifs de soin de la dépendance, (Castel, 1998).

[253] Des cures où la personne est déjà sevrée.

[254] Bien évidemment nous avons ici retracé des étapes idéal-typiques. En réalité elles sont très diversifiées et tout le monde ne passe pas par toutes ces étapes.

pouvons dire que toucher le fond est en quelque sorte l'aboutissement d'une chute plus ou moins longue vers ce fond, de telle sorte que ces deux temporalités sont articulées et mises en forme chronologiquement dans une reconstruction narrative. Néanmoins, la réalité semble plus complexe que cela. Il serait certainement plus juste de postuler que la rupture du toucher le fond s'inscrit dans le processus de la chute, l'événement ne pouvant prendre sens qu'en l'inscrivant dans des séries pertinentes d'événements (Bensa et Fassin, 2002).

> « *Et puis octobre 2009 là, je pète les plombs. J'ai fait une vague tentative de suicide, c'est plus de l'appel au secours je crois, parce que même si je voulais me pendre ou bouffer tous les cachets que j'avais, enfin, bon... j'ai été saoul, enfin bref, je me suis trouvé à l'hôpital. J'ai passé toute la fin 2009 en arrêt maladie, euh, heureusement. Je m'en suis toujours bien sorti finalement [petits rires] ; Donc euh, oui, j'avais la sécu, tout ça, j'étais payé à moitié, un petit peu plus. Je suis sorti avant Noël 2009, hospitalisé à [hôpital psychiatrique local]. Et à cette époque-là, je me suis dit « ou tu décides vraiment de partir, tu meurs ! Ou tu continues de vivre. Mais si tu continues de vivre, tu es obligé de revoir ta copie. Tu es obligé de vivre autrement. Tu peux plus continuer à vivre comme ça ». Voilà la réflexion que je me suis faite* » (entretien avec Richard).

L'évidence du sens (que la chute était finalement l'installation dans une dépendance) n'apparaît que rétrospectivement, contrairement à l'évidence de l'événement (toucher le fond). Simultanément, cet événement est également le début de quelque chose de nouveau, le catalyseur d'une nouvelle série d'événements à laquelle correspond une signification plus incertaine. Plus précisément encore, on peut observer non seulement ce qui provoque les bifurcations (Bury, 1982), mais encore ce vers quoi elles ouvrent :

> « La figure temporalo-causale centrale est, pour l'ensemble de ces approches centrées sur le cheminement, celle du processus, et donc d'une causalité dynamique. On n'a plus une cause présente, qui contient le passé et détermine le futur, mais des événements dont le sens et l'efficace évoluent au fil du processus » (de Coninck et Godard, 1989 : 39).

En ce sens plusieurs personnes évoquent comment ils ont triché soit face aux groupes soit devant les professionnels :

> « *Quand je loupais le rendez-vous au CSAPA, j'allais voir un généraliste, voire deux pour avoir deux ordonnances. Je n'étais pas très franc au niveau de ma consommation de subutex, pareil, je ne faisais pas un usage médical, je me défonçais avec, mais après, vis-à-vis de [CSAPA 1], je m'étais toujours gardé une cohérence, je leur disais « non, je reste au subutex », leur donner une image que je faisais dans les règles, que je n'avais pas besoin d'augmenter les dosages* » (entretien avec Aurél).

Cette tricherie autodévoilée peut donc être interprétée rétrospectivement soit comme un déni, soit comme une stratégie plus ou moins consciente pour obtenir ce qu'ils voulaient des professionnels de la santé (ils ont dit « ce qu'il fallait dire », cf. chapitre II).

1.1.4. La prise de conscience et le déclic : un processus de maturation

Dans ce processus idéal-typique de l'abstinence, toucher le fond marque le début d'une prise de conscience de son problème avec les produits, mais qui n'est pas forcément conceptualisé en termes de maladie. Il s'agit d'une période caractérisée par une continuité et articulée avec une rupture reconstruite en termes de « déclic ».

> « *Arrivé à la fin, ce n'est pas que je pétais les plombs, mais j'avais envie de sortir de ça, je me rendais compte de plein de choses, j'ai eu un déclic comme ça, je ne sais pas ce qui s'est passé vraiment, mais quelque chose dans la tête, vraiment envie de dire stop. Je me suis dit un matin, 'arrête, arrête, ça saoule, ça saoule, ça saoule, c'est aberrant, ce produit ne te fait plus rien'. Le produit ne me faisait plus rien, c'était tellement de la merde qui tournait, il fallait le chercher en Hollande, quand tu la prenais, c'était de la merde, ça ne valait pas vingt euros le gramme... c'est surtout que ça ne me faisait plus rien, donc je consommais, je consommais, je consommais... si, ça me faisait quelque chose, mais ça me rendait encore plus mal que j'étais déjà, c'était plus comme avant où ça me mettait bien, alors que là j'avais envie de plus rien foutre. Stop, stop, stop, et là, prise de conscience* » (entretien avec Gabriel).

En effet, le passage entre le début de la prise de conscience et l'abstinence totale fait aussi l'objet d'un cheminement de durée variable, ponctué non seulement par des tentatives de soin, des cures notamment, mais aussi des échecs et des rechutes qui, rétrospectivement font apparaître le parcours comme chaotique :

> « *Dans cette période que j'appelle les 18 mois où je, j'en ai chié, et j'ai fait chier le monde aussi, parce que tu sais... tu te retrouves, ce sont les gardes à vue, c'est le Samu, ce sont des séjours en hôpital psychiatrique, c'est... c'est de la conduite en état d'ivresse, il y a des parents qui se sont fait du sang d'encre, mon amie était violette de temps en temps aussi, elle me cherchait, voilà tu es, mais... c'est terrible, parce qu'à la fois tu es conscient que tu es malade alcoolique, et à la fois tu, euh, tu ne sais pas comment faire sans alcool. Il y a des jours où ça va bien et des jours où tu sors de cure, j'en ai fait trois, donc j'ai fait deux rechutes, deux rechutes énormes, où tu te dis 'ouais, tout est bien, ça y est c'est parti, je vais vers une nouvelle vie', et en fait, euh, puis un jour ben tu croises l'alcool et tu te dis 'ça va bien là, il n'y a pas de raison, si je ne retouche pas à l'alcool ça va bien'. En fait je crois que je n'avais pas compris que l'alcool, c'est fini, à jamais* », (entretien avec Julien).

Ce cheminement à partir de la prise de conscience du trouble, est rétrospectivement décrit comme une sorte d'*intermezzo* (« les 18 mois »), autrement dit une période intermédiaire faite d'allers-retours entre sevrage, cure, abstinence, aide médicale, groupes d'entraide et rechute(s). La rechute est donc ici une reconstruction narrative, car les personnes n'ont pas encore compris qu'ils sont dépendants, et pensent donc pouvoir continuer à vivre avec les produits. Ils restent ou retournent donc dans la « période grise » caractérisée par le déni :

> « *Ce n'est pas de dire « je suis alcoolique », c'est intellectuellement facile à dire, mais le sentir vraiment. Là, c'est autre chose, je veux dire, là un moment donné tu sais qu'il va falloir mettre quelque chose en place, parce que sinon tu vas au verre direct quoi, parce que c'est insupportable, tu prends des années et des années de fonctionnement, parce que, je veux dire, la dépendance n'est pas une histoire de temps, c'est une histoire de qualité. Je crois je n'étais peut-être pas dans le désir d'arrêter de boire, je n'en avais pas envie, j'avais trop de bénéfices encore à boire. Il y avait trop de bénéfices secondaires peut-être, dans l'entourage, dans la façon de rattraper les gens autour de moi, euh, dans un truc d'alcoolique qui est au centre du monde, ben ouais* » (entretien avec Pierre-Henri).

La prise de conscience est donc un cheminement plus ou moins long avant que n'arrive le déclic :

> « *Avant si tu veux, entre le moment où tu décides de te faire soigner et le moment où tu vas réellement te soigner, il se passe un certain temps. Moi, si tu veux ça faisait depuis 2001 que je me disais « il faut que tu fasses quelque chose, il faut que tu fasses quelque chose, demain juré je bois plus » [rires]. Ça, ça a fait son chemin tu vois* » (entretien avec Brigitte).

Par ailleurs, il est aussi possible de se tromper, de penser avoir eu le déclic, mais ce n'était pas forcément le bon : « *je croyais avoir compris, je croyais avoir eu le déclic, je croyais vraiment que cette fois-ci c'était la bonne* ». Le déclic est donc l'aboutissement d'un processus de maturation de la prise de conscience des conditions de la dépendance. Selon Pharo (2010), les tentatives de sorties sont provoquées soit par des problèmes majeurs de santé soit par l'impossibilité d'assurer un minimum de continuité, de stabilité et de bien-être en continuant à consommer. Le déclic est alors souvent attendu comme une sorte de nouvelle origine, un nouveau départ.

1.1.5. Capitulation : en finir avec les rechutes

Le passage à une vie sans addiction revêt une valeur positive : les personnes se rendent compte être passées à côté de plein de choses en étant sous l'effet du produit. Le but de l'abstinence devient de trouver l'équilibre, d'apprendre à surmonter les tensions normales de la vie sans produits psychoactifs. Plusieurs personnes évoquent l'idée d'être vrai, authentique : « *Je veux être authentique, assumer mes erreurs* ». « *C'est important de compter pour les autres mais aussi pour soi. Moi aussi je cherche l'authenticité* ».

Néanmoins, cela ne veut pas dire que les personnes se disent guéries, elles ne sont pas à l'abri :

> « *Je ne dis pas que ça va être facile, tout bien et tout, parce que même encore maintenant, il y a des moments où ça... ce n'est pas que ça me démange, mais il y a des petits moments où j'ai la morale un peu en baisse, où je ne suis pas trop dans mon assiette... ça serait facile d'aller faire un tour en ville là, et de trouver un truc, histoire de me mettre dans le taquet un petit moment, puis... dormir, parce qu'avec le petit qui ne me laisse pas dormir la nuit là, la nuit, je cogite, il y a des moments où je me dis 'purée, allez un rail' et puis tu dors direct [rires]. Mais non, après voilà, je le ferai plus* » (entretien avec Véronique).

Même si la plupart des personnes se disent encore fragiles, elles sont maintenant mieux armées pour affronter les pulsions vers le produit. C'est donc souvent un processus cognitif qui se met en place : quand la pulsion se présente dans les situations qui rappellent les comportements de consommation d'antan ou comme quand il faut surmonter les coups durs de la vie, les personnes disent réfléchir avant d'agir, et ne plus céder à la première envie qui se présente en s'imaginant la trajectoire de la déchéance.

Néanmoins, la rechute reste une possibilité et arrive d'ailleurs assez fréquemment, même après quelques années d'abstinence. Cette continuité dans l'abstinence totale aboutit donc à une acceptation du caractère ressenti comme définitif de cette période, ce que certains nomment une « capitulation » :

> « *De croire comme le routier qui ne boit pas la semaine, mais qui est mort plein pendant le samedi et dimanche, que je pouvais différer, que je n'étais pas, mais un moment donné quand tu as essayé tout, tout, tout, et après il y a évidence. Et cette évidence soit tu fais avec, soit tu capitules. C'est comme le boxeur, c'est comme si je voulais me battre avec un poids lourd qui fait 100 kg qui est champion du monde et que j'espère dans un coin de ma tête que je vais gagner. Donc, si je me mets à genoux par terre en disant je ne gagnerai jamais, j'ai l'esprit ouvert. Tant que je crois pouvoir le battre, mon esprit est complètement fermé* » (entretien avec Pierre-Henri).

La capitulation consiste donc à accepter l'abstinence à vie comme une condition de vie, de ne plus avoir le choix.

> « *Mais pour arriver là il faut vraiment faire un cheminement psychologique, peut-être individuel aussi, c'est-à-dire qu'il faut passer par différentes phases, il faut lire le grand livre de la vie pour comprendre qu'à un moment, bon, tu ne dis pas que tu n'as plus le choix, mais presque* » (entretien avec Julien).

La capitulation consiste à accepter sa condition de dépendant et à s'engager sur le chemin de l'abstinence heureuse qui, pour certains, est assimilée à un parcours initiatique pour donner un sens à sa nouvelle vie :

> « *Depuis l'abstinence j'ai réussi quand même à faire des choses que je n'aurais pas été capable de faire sans consommer à outrance, rien que de passer les 4 traumatismes de ma première année d'abstinence, enterrer ma mère, le deuil de la relation avec Dominique parce que ça faisait quand même trois ans qu'on était ensemble. Vendre la maison, prendre cette décision. Et de reprendre le travail* » (entretien avec Francis).

1.1.6. Travail sur soi et basculement : l'abstinence heureuse

Plusieurs personnes emploient en ce sens souvent le mot chemin ou parcours pour parler de l'abstinence : « *On a un chemin dans l'alcool mais on a un chemin dans l'abstinence aussi* ». Il s'agit de mettre les choses à plat, apprendre à s'aimer et à aimer la vie. La chute est rétrospectivement perçue comme un suicide à petit feu, comme une chute assurée vers la mort à la fois intérieure et physique :

> « *Mais à un moment donné il fallait bien que j'arrête parce que j'étais en train de mourir. Spirituellement déjà, intérieurement. Et après, sur le corps physique. Et, voilà, ce que je voulais vraiment c'était de me sentir bien quoi, essayer de me sentir bien, d'arrêter d'être mal comme ça tout le temps, ça a vraiment été ça le déclic en fait* » (entretien avec Patrick).

Cette représentation de l'abstinence comme un chemin fait écho au terme de rétablissement, employé dans les groupes des Anonymes, ou de buveur guéri en rémission comme le dit un membre de Vie Libre, ou encore de parcours de soins dans les CSAPA.

> « *J'ai pris du poids, c'est vraiment le signe... j'ai pris huit kilos en deux mois, deux mois et demi. Là, je mange le midi, je mange le soir, le petit-déjeuner que je mangeais plus. Là, j'ai le temps donc euh, c'est bien. Quand je retravaillerais, je ne sais pas, mais non, je pense que je vais garder un peu cette habitude. Mais ouais, reprendre du poids, j'avais la peau sur les os. Il n'y a pas longtemps, j'étais transparent, la peau sur les os, maintenant je trouve que ça va, enfin, ma famille dit que ça va, j'ai bonne mine... moi je retrouve aussi, je me remets à faire des activités... sur le plan de la santé non, à part le poids, j'ai toujours fait attention de toute façon... voilà à part, le poids c'est le principal changement, puis la morale quoi. Tout ça s'imbrique, tout va de pair* » (entretien avec Jérémy).

Figure 2. Trajectoire idéal-typique de l'abstinence

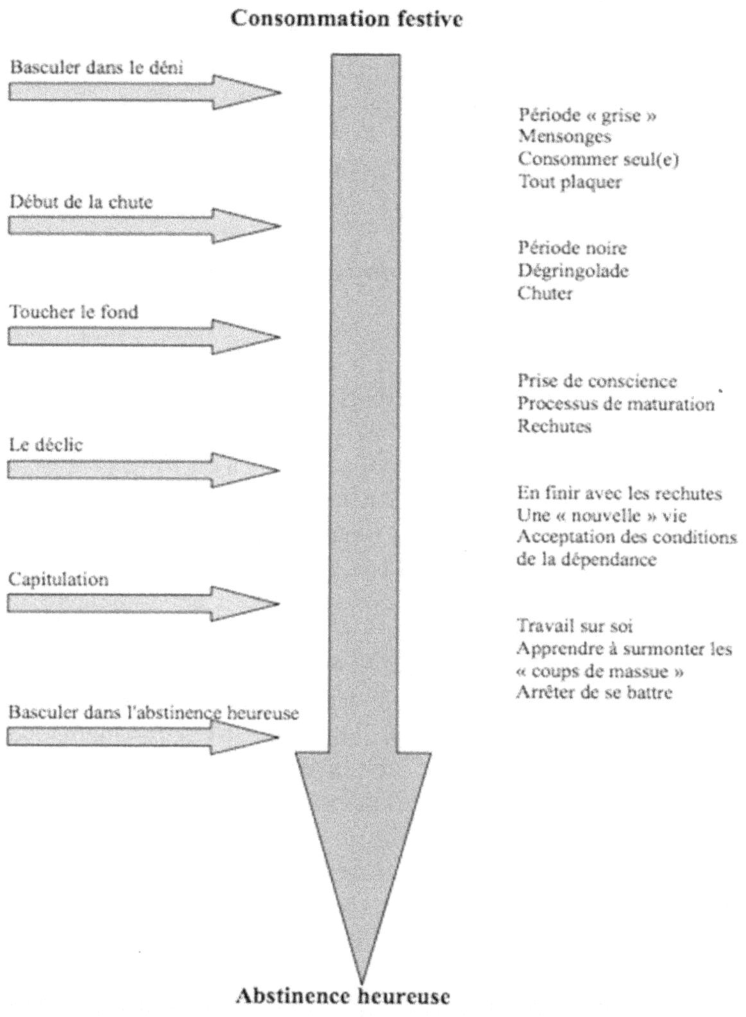

Il s'agit donc d'apprendre à affronter les coups durs et les tensions normales de la vie avec le plus de sérénité possible et en arrêtant de se battre contre les produits.

> « *D'une certaine manière, il faut tout remettre en place, il faut réapprendre des choses réellement, apprendre à vivre, avec les autres, avec son sale caractère si on a un sale caractère, avec ses peurs... voilà, on peut dire que c'est une nouvelle vie, il y a vraiment la sensation que c'est une nouvelle vie. Après on ne va pas devenir superman parce qu'on consomme plus, mais ça sera ce qu'on aura mis comme énergie pour que ça aille mieux, mais c'est vraiment,*

c'est une révolution perso et pacifiste on va dire » (entretien avec Yannick).

L'abstinent doit donc « *remettre le Je au cœur du processus* », apprendre à s'aimer d'abord et « *se reconstruire sur des bases solides* ». À partir de ce moment-là, on peut basculer de l'autre côté, c'est-à-dire qu'une fois que l'on a renoué avec soi, on peut donner aux autres : « *Tu te rends compte qu'à un moment donné on t'a aidé. Tu veux essayer de redonner pareil, je pense que ça fonctionne comme ça* » (Julien, Vie Libre).

1.2. Le choix obligé de l'abstinence : de l'esthétique à l'éthique de l'existence

L'abstinence comme seul remède possible fait d'elle une sorte de choix obligé. Choix, parce que les addicts peuvent choisir de continuer à consommer s'ils n'acceptent pas l'abstinence à vie, mais cela signifie qu'ils restent dans le déni selon le collectif d'entraide ou qu'ils ne sont pas encore prêts à faire des changements selon les professionnels. Une obligation, parce que s'ils ne s'arrêtent pas, ils mourront à cause de ce trouble, ce que certains appellent le suicide à petit feu. Par exemple dans le référentiel des groupes Anonymes, il est écrit que le « triste aboutissement » de la dépendance sera entre trois lieux : « *la prison, l'hôpital ou la morgue* »[255]. Cette grille de lecture s'apparente à la philosophie existentialiste : la prise de conscience de la condition dépendante comme une forme de maladie implique de devenir abstinent, ce qu'il faut accepter et assumer en décidant du *sens* à donner à son existence[256]. Ceux qui n'acceptent pas leur condition sont de « mauvaise foi », ce que les anciens dépendants qualifient de déni.

Il est intéressant à ce titre de noter qu'un des philosophes perçus comme le père de la philosophie de l'existence (Nizet, 1973), Søren Kierkegaard, fait de la problématique du temps un objet d'étude. Sans revenir sur toute sa philosophie et ses œuvres, ses principales idées sur les stades de l'existence et leurs temporalités paraissent néanmoins pertinentes au regard de l'analyse de la métaphysique des groupes d'entraide. En effet, selon Kierkegaard[257], il y a deux dimensions à l'existence : l'une, essentielle, est l'intériorité, c'est-à-dire le rapport à soi, par lequel l'individu se reçoit comme entièrement livré à lui-même. L'autre est la vérité objective, les rapports aux autres, donc une réalité extérieure à l'individu. Ces deux dimensions sont selon lui inconciliables et donnent ce qu'il appelle le paradoxe de l'existence. Ce dernier peut être vécu par les individus de

---

[255] Cf. le texte « *le rétablissement existe vraiment* », flyer trouvé à NA.

[256] À plusieurs reprises les personnes utilisent le vocabulaire de « nouvelle vie » et parlent souvent d'un avant. Nous allons revenir sur cet aspect.

[257] Propos essentiellement développés dans « *Enten-Eller* », publié en danois en 1843, et traduit en français sous le titre « *ou bien...ou bien* » pour la première fois en 1943 aux éditions Gallimard.

diverses manières : « *si, en effet, l'existence est essentiellement un rapport à soi, une prise en charge de soi-même, elle ne peut naître que d'une autodétermination, ce qui suppose une alternative et un choix* », (Nizet, 1973 : 226).

Les manières d'assumer le paradoxe correspondent à des stades de l'existence. Le premier stade est esthétique. « L'esthéticien » vit hors de lui, dans l'extériorité, sans rapport originel à lui-même, trouvant son expression dans le désir et la jouissance.

> « La présence à l'objet de jouissance, parce qu'elle exige l'extériorité est donc corrélative d'une absence à soi : l'esthéticien ne possède la jouissance que s'il se dépossède de soi, s'il se perd dans la jouissance. Mais la perte de soi dans la jouissance est inévitablement aussi une perte de la jouissance » (Nizet, 1973 : 227).

On peut faire un parallèle avec la manière dont plusieurs addicts se représentent leur période de consommation pendant laquelle les produits sont dans un premier temps des objets de plaisir avant la descente aux enfers, la chute jusqu'à toucher le fond. À ce stade, l'expérience est sans durée, la jouissance se vit dans l'instant. Ces instants de plaisir (mais aussi les instants « intermédiaires », c'est-à-dire d'attente d'une nouvelle « défonce ») dont l'individu aurait été dessaisi, sont vides :

> « Et le jour où vous arrêtez, vous êtes en enfer, c'est le vide, c'est… vous avez l'impression de devenir fou, parce qu'il n'y a rien à faire, il faut trouver, il faut se reconstruire, retrouver autre chose à faire, parce que, vu que vous êtes obnubilé par ça, ça vous, vous êtes dans un… vous pensez qu'à ça » (entretien avec Fabien).

Le malheur de l'esthéticien est donc de ne pas pouvoir retrouver l'expérience dans son passé car il est incapable de se souvenir, alors que, pour Kierkegaard, c'est le souvenir de soi-même tel que l'on a vécu les événements du passé qui assure la continuité du sujet. Un deuxième malheur est de ne pas pouvoir se projeter dans l'avenir, ne pas pouvoir espérer un avenir différent de son passé fait des instants vides d'intériorité. « *Le malheur de l'esthéticien est donc de ne pouvoir retrouver son expérience dans le temps. Il la recherche désespérément dans un passé vide qui renvoie à un avenir vide et vice versa* » (Nizet, 1973 : 230).

Le deuxième stade est selon Kierkegaard éthique et consiste à faire un choix, celui de l'intériorité. Le sujet, ici « éthicien », devient présent à soi-même dans son passé et dans son avenir, il n'est plus perdu dans le temps (et dans les mensonges et le déni) comme l'esthéticien dans le premier stade. L'éthicien est au contraire accordé au temps :

> « *Je peux dire que je ne sais pas où je vais, je peux dire que j'ai de l'espoir, j'ai des trucs tout simples aussi qu'on retrouverait dans une grande partie de l'humanité sur ce que je souhaite avancer, sur ce que je souhaite construire de ma vie… soit en ambulance ou un autre domaine, soit je veux apprendre des nouvelles choses, et des*

choses qui soient vraiment bénéfiques et pas dans les mensonges » (entretien avec Yannick).

Ce choix de l'intériorité pourrait correspondre au choix obligé de l'abstinence. S'accorder avec le temps est le fruit d'une lutte, une lutte intérieure contre soi-même : « *je sais que la clé de mon abstinence c'est de ne plus jamais toucher à l'alcool. Et c'est très difficile de ne dire plus jamais. Mais je persévère, je sais que c'est la clé et un jour ça va rentrer dans la tête* » (entretien avec Manu). C'est en apprenant non seulement à se passer de produits, mais aussi à *se* dépasser sans les produits, que l'on peut devenir heureux.

Cette perspective renvoie aussi à la tension entre d'un côté la guérison et de l'autre l'abstinence. La guérison serait une lutte pour un objectif bien défini, sous-tendu par l'idée que les addicts peuvent arriver à vivre normalement. Cela marque une rupture avec l'ancien mode de vie. La guérison, c'est en effet quand on a fait le deuil du produit, quand on arrête de se battre contre. L'abstinence quant à elle serait plutôt un mode de vie ou une thérapie (Fainzang, 1996) qui représente l'éternité, mais qui ne peut jamais être totalement acquise. Même si on est guéri de la dépendance on reste malade. Les Anonymes utilisent plus le terme de rétablissement. Ce dernier pourrait être interprété comme une condamnation éternelle devant les produits, on est toujours en rétablissement, on ne peut jamais guérir. Selon Kierkegaard, l'éternité se vit comme une tâche que l'on choisit de réaliser, comme ici l'abstinence. Le sujet éthique acquiert donc contrairement à l'esthéticien une histoire intime dans le temps, l'histoire d'une lutte intérieure où s'affrontent deux puissances : le temps et l'éternité.

> « *Qui que ce soit s'arrête pendant 15 jours de boire, sait pertinemment que le 16*[e] *jour, il va remettre le nez dedans. Il est capable de le faire parce qu'inconsciemment le 16*[e]*, il va compenser. Mais dire que plus jamais [accentuation forte] tu ne toucheras à l'alcool. Non, ah non. C'est comme euh... tu sais ça me fait penser un peu à ces dimensions que notre cerveau humain n'est pas capable de comprendre, tu sais quand on parle de l'espace... Voilà, l'univers, c'est où ? Il n'y a pas de fin. Notre cerveau n'est pas formaté pour comprendre ça. Je pense qu'avec l'alcool, c'est pareil, c'est-à-dire qu'un moment on ne comprend pas qu'on puisse ne plus jamais y toucher. Mais pour arriver là, il faut vraiment faire un cheminement psychologique, peut-être individuel aussi, c'est-à-dire qu'il faut passer par différentes phases, il faut lire le grand livre de la vie pour comprendre qu'à un moment, bon, tu ne dis pas que tu n'as plus le choix, mais presque* » (entretien avec Julien).

En ce sens, la continuité de l'abstinence permet d'éviter une répétition du passé : la rechute. On peut aussi faire le parallèle avec les « 24 heures à la fois » des Anonymes : la puissance du temps, donc de la possible répétition, rentre en tension avec l'éternel rétablissement.

1.2.1. L'abstinence : une synchronisation des biographies ?

Le choix obligé de l'abstinence a donc partie liée avec la prise en charge de soi-même, perdu dans le rapport instantané aux plaisirs et à la jouissance. En mettant en récit sa propre histoire, les addicts synchronisent leurs biographies fragmentées :

> « Ce qu'on a dit des régimes totalitaires, à savoir qu'ils réécrivent constamment leur histoire, vaut aussi pour l'individu moderne et les contenus de ses aveux. Ce changement dans la définition de soi-même est éprouvé comme faisant partie de l'autonomie de l'individu, qui peut interpréter sa vie (plus exactement : sa vie privée) d'une manière subjective purement et simplement. » (Hahn, 1986 : 68).

La notion de rupture biographique élaborée en sociologie (Bury, 1982) est souvent mobilisée pour étudier et analyser les trajectoires de malades dans le cas des maladies chroniques. Celle-ci va de pair avec celle de travail biographique (Strauss, 1992a ; Corbin et Strauss, 1988) pour décrire le processus par lequel les individus malades chroniques tentent de recoller les morceaux et redevenir entier à nouveau. Il s'agit d'un processus au cours duquel les individus établissent une continuité entre un soi passé et un soi du présent dont la cohésion aurait volé en éclats à l'apparition d'une maladie grave (Corbin et Strauss, 1988)[258].

Cette notion permet d'élucider l'ajustement biographique effectué par les addicts consistant à intégrer la période d'addiction dans un récit sur soi cohérent et faisant sens :

> « Cette action leur permet d'intégrer dans leur vie la maladie et les changements qu'elle apporte. L'action les autorise à donner une forme et un sens à leur biographie en réponse aux phases de la maladie et à toutes les contingences qu'elle apporte » (Strauss, 1992a : 251).

Le travail biographique se fait au niveau individuel, par l'écrit comme certains Anonymes le font ou avec un(e) thérapeute. Au niveau collectif un travail biographique est également déployé, en ce sens qu'un certain nombre de fragments des récits sont partagés lors des réunions de parole. La synchronisation des biographies s'effectue ainsi quand apparaissent des perturbations (Hahn, 1986), autrement dit à un moment critique (Strauss, 1992b) qui, du point de vue de l'individu, est une épreuve associée à un passage (de Coninck et Godard, 1989). Selon Strauss, une façon de s'éprouver soi-même est de se confronter volontairement aux tentations :

> « Avoir été capable de résister à la tentation permet de marquer

[258] Pour une analyse du travail biographique chez les patients atteints du SIDA cf. entre autres les travaux de Jean-Marc Weller (2002) et pour les patients souffrant d'un cancer cf. Marie Ménoret (1999).

une étape ; mais le sentiment de ne même plus être tenté vous rend conscient d'avoir parcouru encore plus de chemin. Les institutions contrôlent plus aisément la résistance avouée de leurs membres que leurs désirs cachés », (Strauss, 1992b : 102).

Il y a un réajustement entre les lignes biographiques. (Ogien, 1999). Celle de l'addiction n'est plus dominante, elle a été délaissée pour celle de l'abstinence. Le « chemin de l'abstinence » peut donc être perçu comme une carrière morale de transformation du soi, éprouvée par les addicts comme le signe d'un nouvel état de conscience, plus autonome, plus vrai, leur permettant de réinterpréter et de se réapproprier leur trajectoire de vie.

S'il existe bien une trajectoire type de l'abstinence, elle peut correspondre à une conception d'un cycle maintes fois renouvelé. Or, ces étapes peuvent s'articuler différemment selon les bifurcations des parcours de vie. Ainsi les entretiens avec les addicts donnent à voir des trajectoires bien plus erratiques et hésitantes. Il convient de rendre compte de ces possibles dans une typologie organisée par l'intégration de l'expérience addictive dans une mise en cohérence biographique. N'ayant pas retenu comme critère significatif la temporalité de l'abstinence ou de la consommation, notre échantillon d'addicts est constitué d'abstinents depuis peu, de personnes dans une période de rechutes sévères et de personnes qui ne se considèrent pas tout à fait abstinents et ne le désirent pas forcément par ailleurs. De plus, il ne faut pas oublier que les déclarations d'abstinence doivent aussi être soumises à caution, car les propos tenus par les addicts, dans les structures de soin, dans les groupes ou devant le chercheur, doivent être rapportés aux attentes plus ou moins implicites chez ces derniers de ce que serait une sortie socialement désirée (Fernandez, 2010). C'est en ce sens que « l'authenticité » est mise en jeu dans le récit sur soi, y compris dans les situations d'entretiens avec un chercheur. Nous allons donc voir comment se construisent la réflexivité des addicts (l'idée qu'ils se font d'eux-mêmes) et son articulation avec les cadres symboliques et pratiques des entités de traitement. Les interactions avec celles-ci engagent aussi les individus dans une présentation d'eux-mêmes dont on peut supposer qu'elle influence leur « moi » moral ou social. Selon Goffman (1973) ce « moi » ne peut exister qu'au regard d'une interprétation de la situation et de ses conventions partagées grâce aux cadres. Le moi, c'est-à-dire l'instance par laquelle l'individu s'interprète, se plie ainsi la plupart du temps à des codes moraux.

2. (Se) composer avec, sans ou en dehors des produits

Toutes les personnes rencontrées veulent s'affranchir de l'addiction[259], mais pas forcément de toute consommation des produits psychoactifs licites

[259] Nous étudions ces trajectoires au prisme des entités de traitement, il ne sera donc pas question ici de ceux et celles qui choisissent de vivre avec une consommation régulière des

ou illicites. Nous pouvons dans un premier temps faire une typologie assez évidente, « trichotomique » en fonction de leur définition de la sortie telle qu'ils la conçoivent entre 1) abstinence totale et définitive, 2) modération ou contrôle des consommations et enfin 3) la recherche d'un confort sanitaire, social et parfois psychique, tout en gardant globalement le même niveau d'intensité de consommation qu'avant. Dans un deuxième temps nous allons prendre appui sur ces options pour décrire les expériences de la déprise. Nous verrons qu'à l'intérieur des catégories de l'abstinence et de la modération des consommations, plusieurs nuances doivent être faites selon la manière d'intégrer l'expérience de l'addiction dans un récit sur soi (rupture ou continuité). Ces modalités ont un impact sur le mode de vie adopté, et déterminent les bricolages pratiques des trajectoires de déprise.

Ces rapports que les addicts entretiennent aujourd'hui aux produits auxquels ils ont été dépendants, et le sont parfois toujours, semblent s'articuler à la manière de définir le trouble et donc à la manière de s'en sortir, manières qui, à leur tour, s'articulent aux logiques de soin mises en œuvre dans les différents dispositifs. L'analyse des trajectoires se complexifie d'abord du fait de la pluralité de produits qui peuvent être considérés comme psychoactifs (le tabac, les médicaments psychotropes, le chocolat), ainsi que les comportements addictifs que le paradigme de l'addictologie inclut dans la définition de l'addiction. Ensuite, elle se complexifie du fait de l'existence des traitements conçus spécifiquement dans une optique de soin de l'addiction. C'est le cas des traitements de substitution, un des principaux outils dans les CSAPA et dont bénéficient la plupart d'usagers rencontrés dans ce cadre. Comme expliqué précédemment, ces traitements existent aussi pour les personnes dépendantes à l'alcool (le Baclofène), bien qu'ils soient plus récents et n'aient pas (encore) connu la même révolution thérapeutique que la méthadone pour les personnes dépendantes aux opiacés.

Quoi qu'il en soit, c'est la rechute qui met en tension les deux catégories de sortie : pour les adeptes de l'abstinence totale et définitive les rechutes doivent être évitées même si elles peuvent être normales au début. Celles et ceux qui optent pour une modération de leur consommation ou qui s'installent dans une consommation régulière d'un autre produit psychoactif ne considèrent pas cette reprise comme une rechute, mais comme un choix individuel. Les produits psychoactifs restent donc une source de plaisir[260], plaisir dont certaines personnes ne veulent pas

produits psychotropes et qui y arrivent.

[260] Le plaisir est une notion difficilement saisissable en termes sociologiques sans prendre en compte les propriétés hédoniques des produits psycho-actifs. Nous pouvons ici dire que le « plaisir » dont parlent plusieurs « addicts » représente *a priori* une interaction entre des dispositions neurologiques de « survie » (dans l'évolution de l'espèce le plaisir et la motivation à l'obtenir sont considérés ainsi) et des conditions environnementales fondées sur des dispositifs sociaux. Ces interactions peuvent expliquer l'importance qu'a prise la question du plaisir et de la performance (Ehrenberg, 1991) dans nos sociétés, importance qui

s'affranchir. Sont-elles alors dans le déni d'une addiction ? Selon certains des membres des groupes d'entraide la réponse est affirmative, opinion que partagent d'autres addicts rencontrés dans les CSAPA. L'objectif n'est pas de répondre scientifiquement à cette question du vrai et du faux d'une éventuelle nouvelle addiction, mais de prendre appui sur ce couple d'expressions complémentaires de la rechute et du déni, qui constitue le cœur des bricolages discursifs chez les abstinents pour expliquer et comprendre leurs trajectoires d'emprise et de déprise de l'addiction. Il convient donc de commencer par décrire les manières concrètes de composer son existence avec, sans ou en dehors des produits, ainsi que les discours qui accompagnent ces pratiques.

Nous verrons d'abord les différentes options : changer de vie en se normalisant, changer sa vie pour vivre mieux (Soulet, 2009), ou maintenir son expérience avec les « prods ». Ce ne sont pas des modalités qui correspondent à des personnes de manière figée et immuable. Ce sont plutôt des manières de (se) composer avec, sans ou en dehors des produits. Elles se caractérisent par des « bricolages », pratiques et discursifs, entre des envies parfois persistantes de consommer, des introspections réflexives ou morales et des changements de comportements pour consommer autrement (mieux, moins ou plus du tout). Ces pratiques et les discours qui leur donnent sens sont autant de façons de se soustraire à l'emprise trop aliénante des produits psychoactifs afin de trouver une sortie à celle-ci.

2.1. En dehors des produits

D'abord nous pouvons distinguer les personnes qui vivent ou veulent vivre une abstinence totale et définitive du produit à l'origine de leur addiction, ici le plus souvent l'alcool, le cannabis et les opiacés. C'est le cas d'un certain nombre de personnes rencontrées dans des groupes d'entraide, Vie Libre et Narcotiques Anonymes, assistant régulièrement aux réunions, mais c'est aussi parfois le cas des personnes rencontrées dans les centres de soins spécialisés. Ils visent un arrêt de tout autre produit (cigarette, cannabis, alcool, autres stimulants) :

> « *Heureusement que je suis devenu abstinent et que j'ai arrêté les 4 produits, donc, les clopes, le café, que je buvais à raison d'un litre et demi minimum le matin, euh les 20 pétards que je fumais dans la journée, et les trois litres d'alcool que j'avais fini par boire à la fin pour anesthésier toutes ces choses-là* » (entretien avec Francis).

Certains comportements sont également pointés, quand ils sont considérés comme compulsifs, et donc associés à un comportement de dépendant. Plusieurs personnes font état de leur report de la dépendance sur le chocolat, l'excès de vitesse, les relations affectives ou la nourriture.

---

est aussi fortement liée à la multiplication des objets de consommation largement accessibles (Pharo, 2010).

> « *Et puis après au lieu de l'alcool, je suis devenue boulimique. Donc toute l'année qui a suivi je me suis mise à manger, jusqu'en décembre où je me suis mise à reboire, avec mon colis de Noël. Rebelote. Je me dis, allez, je me reprends, je vais à weight watchers, je fais attention, je fais un régime, et puis d'un seul coup, ben, je suis fatiguée, puis j'en ai marre, puis je bouffe plein de chocolat, plein de gâteaux, plein d'alcool, et je ne suis pas bien, et je reprends du poids, et je suis pire, tu vois* » (entretien avec Marjorie).

Un produit désormais inclus dans le paradigme addictologique, le tabac - une grande majorité de personnes rencontrées fument ou ont fumé -, semble être une question épineuse, en ce sens que l'arrêt de celui-ci est l'objectif, mais le moins prioritaire. Certains l'ont arrêté, pour d'autres l'arrêt est en cours. Pour d'autres encore, il s'agit d'un objectif pour un avenir proche ou bien d'un idéal quasi impossible à atteindre :

> « *J'ai réussi, ça fait huit ans que je n'ai pas touché une goutte d'alcool, ça fait six mois que je n'ai pas touché la drogue et ça ne me manque pas, si je n'ai rien autour, c'est parce que dans ma tête j'ai décidé 'stop'. Par contre dans ma vie, je n'ai jamais réussi à arrêter de fumer* » (entretien avec Fabien).

Même s'il est clair pour ces personnes rencontrées qu'il s'agit bien des mêmes mécanismes de dépendance que ceux liés à leur produit de choix, le tabac « *n'est pas dans la même catégorie* ». Néanmoins, son arrêt est toujours envisagé, mais de manière moins urgente et « par paliers » (« *il faut aller étape par étape* »), notamment parce que son arrêt trop précipité pourrait entraîner une rechute : il est déconseillé d'enlever tous les produits de plaisir d'un coup. Il semble donc que pour rester cohérents avec leur discours sur l'addiction, ils s'obligent à envisager l'arrêt du tabac :

> « *Je fume toujours, je sais que ce n'est pas bon, mais bon... ma foi, je n'ai pas encore eu le déclic [rires]. Il n'y a pas de substitut pour l'alcoolique, pas de traitement, comme ceux qui passent au chewing-gum ou cigarette électronique c'est un leurre. C'est zéro alcool* » (entretien avec Jean-Pierre).

Les médicaments, notamment les traitements de substitution, ont le même statut que le tabac, c'est-à-dire que, même si un traitement peut être nécessaire dans un premier temps afin de gérer un manque physique, il est à éradiquer sur le court terme.

> « *Et ça me restait, j'ai mis un an et demi après à arrêter de prendre le subutex parce que c'était tellement simple d'accès et tout, que ça a mis trop longtemps. Et c'est pour ça là, je ne veux pas refaire le même truc que ça dure que ça s'éternise que je prenne le pli d'avoir tous les jours ma métha et que dans dix ans on sera toujours au même stade quoi. C'est pour ça, je pousse un petit peu au cul de temps en temps Docteur R., je lui dis 'on descend de cinq, on descend de cinq, hop, hop', et oui en plus maintenant le petit [son*

fils] il est coupé de tout ça, il n'y a plus que moi là, donc j'aimerais bien qu'on tourne une bonne fois la page, et puis qu'on fasse notre petite famille en dehors de tout ça quoi, qu'on passe à autre chose. Ça a été une période, une parenthèse, on ferme la parenthèse et puis, on enchaîne quoi » (entretien avec Véronique).

Dans ce cas de figure, les personnes changent quasiment de vie : ne plus s'approcher ni être en possession des drogues ou de l'alcool et tenter d'arrêter tout produit qui puisse alterner l'esprit ou le comportement.

2.2. Sans addictions, avec produits

Ensuite, il y a des personnes qui tentent de revenir à une consommation modérée ou contrôlée de leur consommation. Souvent les personnes arrêtent presque totalement leur produit de choix, ou le consomment seulement de manière festive : « *de temps en temps je prends encore de la drogue* », « *à nous de savoir si l'on veut prendre un peu ou pas* », « *ce n'est pas impossible mais si vous voulez ça ne me tente pas pour le moment* ». En parallèle elles peuvent avoir une consommation régulière d'autres produits psychoactifs licites ou illicites sans que l'arrêt immédiat soit envisagé.

Il semble que pour ces addicts l'arrêt ou la diminution de leur produit de choix, à l'origine de leur dépendance, soit l'objectif prioritaire, alors qu'ils reportent leur consommation sur d'autres produits sans que cela constitue un problème :

> « *Depuis là, j'ai arrêté, j'ai arrêté complètement depuis cinq six ans, plus d'alcool, plus de shit, plus de héro, pas de médicaments, pas de subutex, pas de méthadone, rien du tout, et ça fait deux ans que je rebois un peu d'alcool* » (entretien avec Thomas).

Il est évidemment difficile de dire s'il est question dans cet exemple d'une nouvelle addiction, ce qui pose avec force toute la question de la sortie entre abstinence définitive et modération de ses consommations (Castel, 1998). C'est par ailleurs la question que se posent certaines personnes qui sont totalement abstinentes et convaincues que cette solution est la seule qui fonctionne pour eux :

> « *Bon, j'ai encore la clope, le café [rires] ; après voilà, c'est ça qu'on dit à NA, bon, abstinence zéro, après il faut voir où en sont les dépendants. C'est sûr que les excès peuvent être gênants, mais bon... je suis peut-être dans le déni encore* [rires] » (entretien avec Aurél).

Néanmoins, la hiérarchisation des produits allant des plus nocifs aux moins nocifs amène à reconsidérer la question de l'abstinence totale. Ce serait le fait de faire une démarche active vers le produit qui distinguerait une consommation contrôlée et la réinstallation dans une addiction malsaine et envahissante.

« *Ça m'est arrivé deux trois fois, trois fois je crois. Mais bon vraiment en petites quantités [l'héroïne] et puis euh, voilà quoi. Une fois tout au début, et deux fois comme ça quoi. Mais bon, depuis je n'ai pas racheté, voilà par contre je n'ai jamais racheté, c'est arrivé comme ça deux fois, je ne sais même pas, si deux fois, depuis, parce que des personnes sont venues chez moi et puis voilà quoi. C'était vraiment occasionnel et dans un contexte où j'ai eu du mal à dire non* » (entretien avec Jules).

Il s'agit donc de contrôler ses consommations en changeant notamment ses habitudes de consommation (le contexte et la quantité) et de rester vigilant dans les situations où l'on pourrait être tenté :

« *Je donne un exemple tu vois que c'est beuverie, moi j'aime bien boire un verre, j'aime bien. Mais quand je vais dans une soirée et que je vois que c'est beuverie, boire pour boire, je ne bois pas une goutte d'alcool de la soirée* » (entretien avec Thomas).

Le traitement de substitution dont certains bénéficient est ici gênant, car il représente la crainte d'une nouvelle dépendance, et ils peuvent avoir honte d'être à nouveau tributaire d'un produit dont ils deviendraient dépendants.

« *Et donc c'est vrai que mon prochain but c'est de stopper la métha quoi. De me faire un peu violence même, s'il faut, d'arrêter progressivement jusqu'à stopper le truc quoi. Parce que vrai que ça t'empêche de faire beaucoup de choses quand même, ça empêche de faire beaucoup de choses la méthadone. Tu vois, j'ai beaucoup besoin de tout ce qui est voyage, de partir, de pas avoir des chaînes entre guillemets, qui te retiennent, là, te dire, tac je pars trois mois, alors qu'avec la métha c'est impossible, c'est vraiment très dur, parce que je ne peux pas partir au Kenya et vivre dans une cage pendant quatre mois, et c'est ça qui m'emmerde vraiment* » (entretien avec Gabriel).

Néanmoins, il y a aussi celles et ceux qui se trouvent entre les catégories de l'abstinence et de la modération, c'est-à-dire qui, en devenant abstinents d'un produit de choix, se créent une autre addiction, comme nous l'avons vu avec Marjorie qui dit être devenue boulimique pour ne pas boire de l'alcool. Le problème n'est donc pas réglé, il a été reporté sur un autre comportement, comme c'est également le cas de Sabin, qui, lui, prend de la méthadone pour son addiction à l'héroïne (avec laquelle il n'a plus de problème selon lui), et a commencé à prendre de la cocaïne (la « c »). Quand il n'a pas de la « c », il fume « joint sur joint » :

« *Là je te parle aujourd'hui je n'ai pas pris de C, je n'ai pas pris aujourd'hui, je n'ai pas pris hier, je n'ai pas pris avant-hier. C'est le troisième jour, là tout va bien. Je fume des joints, ça fait six mois que je fume un joint tous les jours. J'ai quarante ans l'année prochaine, je n'ai jamais été fumeur des joints. Quand j'ai commencé les prods durs, j'ai fumé des joints de temps en temps. Là ça fait depuis juillet cette année je crois que je fume un joint tous les jours, tous les jours, tous les jours* » (entretien avec Sabin).

Il aurait donc arrêté son produit de choix, celui qui lui posait problème, mais semble être gêné par cette nouvelle addiction que constitue la cocaïne, compensée par les joints (la cocaïne lui coûte trop cher). Il est néanmoins important pour lui de noter, comme pour d'autres personnes citées ici, qu'il a une vie « normale », qu'il ne consomme pas comme les « vrais tox » (« *Moi je vais prendre la C, je vais brancher la télé et je vais être assis à côté de ma femme, avec les gosses, on va regarder la télé... quand tu vois des gens qui prennent des prods, ce n'est pas ça* »), et qu'il gère sa vie familiale et professionnelle.

Nous pouvons ainsi voir plusieurs personnes qui sont tiraillées entre l'objectif de l'abstinence, conclusion à laquelle elles sont arrivées après des nombreuses tentatives d'arrêt et de rechutes, et « l'esthétique de l'existence » que permet, selon elles, les produits psychoactifs. Nous entendons ici l'esthétique de l'existence dans le sens de Foucault (1994b), c'est-à-dire que l'on ne doit pas forcément suivre des codes moraux prescriptifs, qui impliqueraient aussi de montrer comment il faut faire, mais que l'on peut aussi soumettre sa vie à des règles esthétiques facultatives : faire de sa vie une œuvre d'art. Pourtant, ces petits plaisirs pour « s'éclater la tête » sont cachés à la fois à l'entourage et aux soignants, nous faisant supposer qu'au tiraillement présent dans les discours entre une visée d'abstinence et des pratiques contraires à cette visée, correspond une discordance entre la visée éthique de la vie « bonne » pour soi et l'imputation morale de se tenir face aux autres.

2.3. Dans des produits : la consommation de produits comme mode de vie

Dans les centres de soins, nous avons pu rencontrer, en participant entre autres aux consultations médicales, des personnes qui n'étaient pas dans une démarche de soin. Elles venaient contraints par une obligation judiciaire, par une situation sociale très dégradée ou par la présence de comorbidités psychiatriques assez sévères (troubles psychotiques, dépressives ou autres) les empêchant de gérer de manière autonome leurs consommations (souvent en alternant les drogues illicites et les traitements de substitution). Ces contraintes font du centre de soin une solution attractive de consommation temporaire et contrôlée. Ce qui est significatif, c'est que le milieu des drogues englobe presque tous les aspects de la vie : professionnel et économique (vivre dans et par le marché de drogues illicites) et social (tous les contacts sont dans le milieu).

Le troisième cas de figure concerne ainsi les personnes qui maintiennent le même mode de vie (ou presque) qu'avant, si possible avec un peu plus de confort encore grâce à la pharmacologie légale que le produit de choix soit légal ou illégal. La différence avec la catégorie précédente, c'est qu'elles défendent leur choix et donc, qu'elles assument leur consommation. L'intervention thérapeutique serait donc palliative dans les centres de soins, ce qui dans les groupes d'entraide est indéfendable.

Selon certains de ces interlocuteurs, les politiques qui encadrent les usages de produits psychoactifs participent largement à la marginalisation des toxicomanes, certains se désignant ainsi dans un discours revendicatif. Il y a une réfutation du discours médical par une dénonciation des enjeux économiques et politiques sous-jacents à l'institution de soins, ils rejettent la déviance sur les entrepreneurs de morale (Fernandez, 2010), et notamment les intérêts économiques de l'industrie pharmaceutique. Certains expriment également des revendications au niveau politique pour les usagers de drogues. La drogue ne symbolise pas le mal, c'est l'injustice faite aux usagers qui cause le mal. Cette injustice est dénoncée en référence à un principe d'égale humanité : « *il y en a qui se défoncent par le sport, d'autres par les drogues* ».

La conduite addictive n'est ni un événement, ni une période, mais un mode de vie particulier. Ce ne sont pas les produits qui dégradent la santé, les drogues en elles-mêmes sont pures, « innocentes », tant qu'on sait les gérer.

> « *La drogue elle-même quand elle est faite dans les règles de l'art, la drogue pharmaceutique en elle-même n'est pas mauvaise, c'est l'abus qui est mauvais. Mais il n'y a pas de réel, comment dire, de réels effets secondaires quoi. Effets nocifs* » (entretien avec Samantha).

Seule une maladie grave peut intervenir et changer le mode de vie : « *Ce n'est pas parce que je me détruisais la santé que je n'ai jamais pris soin de ma santé* [rires]. *Ben oui, il fallait bien entretenir la machine* [rires][261] ». On parle donc d'entretien d'une santé pour pouvoir continuer un mode de vie marginalisé. Le sport par exemple n'est pas évoqué comme un facteur de bien-être et la prise de risques n'est pas décrite comme telle, mais justifiée par une mise en équivalence avec d'autres conduites risquées, comme « les gens qui se défoncent par le sport ». La prise de drogues est un risque privé, en ce sens que c'est un choix pour le bonheur individuel, et qui ne met pas autrui en danger. Il y a rapprochement avec la figure de toxicomane et une justification d'un mode de vie choisi et assumé :

> « *Si je me droguais pour le plaisir, puis que j'aurais honte de le faire, je ne l'aurais jamais fait quoi. Donc je n'ai jamais hésité à revendiquer que j'étais toxicomane. C'est, je n'ai jamais, comment dire, avoué être toxicomane en demandant pardon, ça, c'est, c'est hors de question.* [...] *Je ne sais pas, on a le droit d'être toxicomane, je vois les choses comme ça, je n'ai jamais fait du mal à d'autres qu'à moi* [rires] » (entretien avec Jocelyn).

---

[261] Entretien avec Jocelyn.

Il y a donc ici peu de discontinuité entre la carrière de toxicomane et le parcours de soins. Si les personnes de cette catégorie prennent un traitement c'est par facilité (plus facile à obtenir et gratuit). La méthadone est en quelque sorte une drogue légale, « *pour avoir un, comment dire, un cadre légal quoi. Qu'on ne m'emmerde pas quoi* ». Elle est intégrée dans une logique préexistante : elle entretient l'anticipation du manque et s'insère dans la continuité de l'expérience d'opiacés.

On se constituerait ici dans et par les produits dans la continuité. Il y a ainsi une cohérence entre les pratiques de défonce et les discours qui visent à assumer ses conduites. La « vie bonne » n'implique donc pas un choix de l'intériorité, de recoller les morceaux d'une biographie éclatée par les souffrances psychiques, mais de jouir de la vie. Il n'y a pas de discordance avec le sujet moral qui est ici celui de la liberté individuelle : si on ne fait pas de mal à d'autres qu'à soi-même, il n'y a pas de raison pour que l'on ne puisse pas choisir de consommer. Le registre moral serait ici libertarien (Pharo, 2007a), c'est-à-dire que consommer, même si cela peut nuire au sujet, n'est pas une erreur morale. Tant qu'il ne nuit pas autrui, le sujet est libre de faire tout ce qui lui plaît.

3. Typologie des addicts : adhérer, s'adapter ou résister aux logiques morales des entités de traitement

La typologie des manières de vivre la déprise dans ses rapports aux divers produits est caractérisée par la porosité des frontières. En effet, dans les discours et dans les pratiques nous pouvons discerner des tiraillements, des ambivalences, des écarts entre un idéal de maîtrise de soi et des pratiques de consommations qu'il s'agit de gérer. On peut déceler des situations où il y a discordance entre une subjectivité éthique de la liberté individuelle de suivre ses envies et le respect des codes moraux de tenir promesse et avoir une conduite exemplaire auxquels les individus se conforment (ou pas). Il convient ainsi d'examiner le « creux » qui se trouve entre les catégories de la sortie, produit par l'écart et la mise en tension qu'elles créent afin de saisir des formes de résistances aux catégorisations institutionnelles, politiques et profanes. Ces résistances peuvent être difficiles à saisir, car la « normalisation subie » et le « détournement tactique » (Fassin, 2000) dans les stratégies d'adaptation, de négociation ou de contournement qu'adoptent les individus, sont difficiles à distinguer. La notion de résistance renvoie ici à une conception foucauldienne[262], c'est-à-dire aux marges de manœuvre qu'ont les sujets pour résister à l'assujettissement produit par les mécanismes disciplinaires dans la constitution du soi (Foucault, 1975).

[262] Développée notamment dans *Surveiller et punir* (1975).

Pourtant, est-ce que les contraintes extérieures, les cadres ou plus largement toute forme de désignation d'une identité ne peuvent pas participer à une certaine émancipation du sujet ? En effet, les possibilités de résister sont comprises dans les mécanismes disciplinaires eux-mêmes. Ne peut-on alors pas s'appuyer sur les dispositifs contraignants pour se construire, produire sa subjectivité, c'est-à-dire un autre rapport à soi qui n'est pas forcément celui imposé par les institutions ? Il s'agit ici de distinguer les identités sociales qui peuvent être produites par les entités de traitement par un processus d'objectivation dans des statuts et des rôles de patient, usager ou malade, et l'identité narrative, l'idée que l'on se fait de soi, construit par la subjectivation. Le processus de subjectivation au sens de Foucault (1975) concerne la manière de donner forme à son existence. Cependant, la configuration des rapports du pouvoir et du savoir qui diffèrent selon les périodes historiques, induit la constitution d'un type en particulier de sujet. Ce sujet serait ici celui de l'authenticité, d'un être autonome et responsable dans ses désirs, ses connaissances, ses droits, ce dont tente de rendre compte la notion d'*empowerment* dans les politiques publiques et sociales. Au lieu de prétendre étudier la sortie (ou plutôt les formes de sortie) de l'addiction de manière exhaustive et représentative, il s'agit de contribuer à la nuancer à partir de ce questionnement en particulier. Il s'agit donc de s'intéresser aux transformations de soi à la fois objectives et subjectives dans les efforts déployés pour maintenir l'engagement dans un processus de déprise.

Nous arrivons là à un questionnement qui semble central : celui du lien entre choix rationnel, volonté et action. La théorie de l'*akrasia* pour expliquer les conduites addictives repose sur le postulat que l'addict « *agit à l'encontre de son jugement et de son meilleur intérêt et ne respecte pas sa décision* [de ne pas consommer] » (Pharo, 2007a). L'*akrasia*, terme grec, traduit l'idée d'une faiblesse de la volonté et désigne une action « *consistant pour un agent à faire y plutôt que x, alors qu'il juge que x est meilleur qu'y* » (Pharo, 2010 : 15). Le problème que pose le thème de l'*akrasia* dans l'histoire de la pensée occidentale est qu'il paraît incohérent de faire le contraire de ce que l'on juge meilleur en partant du principe que les humains cherchent toujours à obtenir ce qui est le meilleur pour eux[263].

Pour tenter de nuancer cette théorie de l'*akrasia* afin d'expliquer toute forme de consommation des produits psychoactifs, Patrick Pharo (2007a) distingue la « cohérence cognitive » et la « cohérence conative ». La

---

[263] Selon cette perspective le problème de l'*akrasia* relève plus de la théorie de l'action que de la philosophie morale, c'est-à-dire que si une personne décide de consommer le produit malgré sa connaissance des conséquences néfastes que cela entraînerait, c'est parce qu'il se représente très bien la récompense immédiate et beaucoup moins bien les conséquences qui suivraient. Ainsi, la valeur d'une option augmente proportionnellement avec le rapprochement du temps de la récompense. Si les personnes agissent contre leur meilleur jugement, c'est parce qu'elles n'ont pas pris en compte tous les aspects de la réalité. Le temps joue donc un rôle considérable.

cohérence cognitive, c'est quand le choix effectif s'ajuste au meilleur jugement, par exemple juger préférable de s'abstenir et s'abstenir effectivement ; la cohérence conative, c'est quand le choix effectif s'ajuste à la volonté dominante, « je veux consommer et je consomme ». De cette manière, on peut distinguer différents cas de figure selon que le meilleur jugement soit l'abstinence ou la consommation, signant chacun un rapport à soi différent. Le cas de figure qui nous intéresse est celui de la faiblesse de la volonté. Ce rapport à soi existe quand il y a incohérence à la fois cognitive et conative (« je juge meilleur de ne pas consommer, je ne veux pas consommer, mais je consomme »). Même si cela semble un peu schématique, il a au moins le mérite de nuancer le champ d'expériences de l'addiction et de souligner le fait que la théorie de l'*akrasia* ne peut pas s'appliquer à la consommation des drogues à tous les moments de la carrière de l'addict[264], mais seulement quand il y a une incohérence à la fois cognitive et conative.

Néanmoins, cette approche sous-entend une certaine rationalité logique (je juge d'abord ce qui est mieux pour moi, je voudrais faire ceci (ou le contraire), et je le fais ou pas), alors qu'il est difficile de distinguer, dans les actions humaines, ce qui relèverait du choix rationnel, de la volonté ou de l'action compulsive. Toute action humaine ne passe pas par un schème interprétatif symbolique qui médiatise le sens et à travers lequel on décide de la réponse comportementale que l'on veut donner à un « stimulus de l'environnement » (Weinberg, 2002). La question du meilleur jugement, qu'il concerne l'abstinence ou la consommation, est malgré tout intéressante pour notre typologie, car elle renvoie à une éthique de la tempérance (ici l'abstinence voulue et assumée) et au contrôle de soi (ici l'usage contrôlé des produits) qui sont en quelque sorte les deux pôles entre lesquels se situent nos addicts.

3.1. Rapports au stigmate et à une figure de l'addict : entre rupture et continuité.

Le concept de carrière morale de Goffman (1968) trouve ici toute sa pertinence, car il permet de décrire le phénomène de l'expérience d'une altération de l'identité sociale quand la personne est placée dans une situation de dégradation de statut, celui de déviant ou d'addict. C'est ainsi que, pour élaborer notre typologie, nous allons d'abord distinguer deux axes : le premier fait apparaître différentes manières de se rapprocher ou de se distinguer d'une figure de l'addict, selon que celle-ci soit perçue comme une identité négative ou une identité positive. Le deuxième axe prendra en compte les rapports au stigmate de l'addiction (Goffman, 1975) selon que

[264] Par exemple les débuts de la consommation sont souvent considérés comme une période de « lune de miel » et les consommations se font « de bon cœur ». De la même manière, bien qu'ayant conscience de dégâts occasionnés par leur consommation, il y a des usagers qui font le choix de vivre avec.

l'on tente de les renverser ou de les neutraliser. Nous entendons par stigmate un « attribut qui discrédite profondément » une personne et par stigmatisation le processus par lequel une personne est réduite, par étiquetage, à un « laissé pour compte » (Goffman, 1975 : 3). Autrement dit, le processus par lequel un certain aspect de la vie d'une personne, une marque physique, un comportement, une habitude ou une pratique devient un attribut de l'identité de cette personne.

> « Les représentations sociales du « drogué » le ramenant invariablement à un consommateur impulsif, un « toxicomane avéré » qui ne participe plus aux liens sociaux, qui vit par et pour sa came dans un monde de violences extrêmes, tendent à occulter les différents modes et degrés d'engagement dans les consommations de drogues en conduisant à la désignation de boucs émissaires [...] » (Fernandez, 2010 : 33).

Cette notion de stigmate est inséparable de la notion de domination ou de pouvoir : ce sont des valeurs et croyances dominantes dans une société ou un groupe social donné qui relient des personnes étiquetées à des caractéristiques indésirables, les plaçant dans des catégories distinctes servant à séparer le « nous » d'« eux ». Cette stigmatisation peut donc conduire les personnes étiquetées à une perte de statut, voire à une désapprobation totale.

3.1.1. La figure marginalisée de l'addict : une identité négative

Les rapports au stigmate ne sont pas homogènes. D'abord, il y a les personnes pour qui l'addiction renvoie à une identité négative dont elles tentent de se distinguer. Comme nous l'avons démontré précédemment, un certain nombre d'anciens usagers des drogues se représentent le monde des « toxicos » comme le pire des mondes. C'est un monde où « *les rapports ne sont pas humains* », la seule chose qui unit les « tox », c'est le produit.

> « *Le monde des toxicos, c'est le pire des mondes, si quelqu'un va vous dire 'non je n'en ai pas' alors qu'il a trente grammes, que vous soyez mal et vous n'avez pas d'argent, il s'en bat les couilles. S'il a tout ce qu'il veut lui, il peut vous laisser crever devant lui, il s'en bat les couilles, il a plus la compassion, il a plus, il n'y a plus que la drogue qui existe, c'est le fil conducteur, votre vie c'est la drogue, c'est tout* » (entretien avec Fabien).

La figure du « poivrot » ou du « vieil alcoolo » peut être qualifiée négativement aussi, bien qu'il ne soit pas question d'un monde aussi fermé sur soi comme le monde des tox (Ehrenberg, 1995). C'est plutôt la figure d'une personne qui « dort sous le pont », solitaire, et qui boit « du matin au soir ». La peur d'être assimilé à cette figure est ce qui amène certaines personnes à arrêter l'alcool :

« Il dit « tu sais maman, je vais te dire quelque chose. Tu deviens une petite poivrote ». Punaise... alors là ça m'a fait mal, très, très mal, je me suis *dit mes enfants mon mari se sont rendus compte... Là, il faut que je fasse quelque chose* » (Agnès, Vie Libre).

Il y a donc un sentiment de honte qui joue un rôle dans la trajectoire de la déprise de ces personnes, en ce sens qu'elles adhèrent à l'attitude consistant à promouvoir la vertu de la tempérance, au sens de vouloir et de faire ce que l'on juge le meilleur[265], et le contrôle de soi, faire ce que l'on juge meilleur même si on est tenté par autre chose, au travers, soit de l'abstinence, soit de l'usage raisonné de la consommation. Toutes les autres solutions sont jugées et vécues comme un échec de la volonté ou de la liberté (Pharo, 2007a).

Ce rapport honteux au stigmate est ce qui permet de définir l'autre axe par les techniques soit de renversement soit de neutralisation du stigmate selon que l'addiction s'inscrit dans un registre de rupture ou de continuité. En effet, nous pouvons distinguer les addicts pour qui leur dépendance constitue une rupture, une parenthèse de leur vie normale et qui possèdent toutes les clefs en main pour décréter qu'ils n'ont jamais vraiment été addicts, mais seulement touchés par la maladie de laquelle ils sont en train de guérir. Cette maladie est ici plus physique que psychique, en ce sens qu'ils mobilisent plus souvent des théories neurobiologiques pour expliquer l'addiction. C'est le produit qui a pris le dessus et ils considèrent ainsi leur période d'addict comme un moment de faiblesse de la volonté (Pharo, 2007b). Cette catégorie nous la nommons les *accidentés* (nous décrirons plus en détail ces catégories plus loin).

Ensuite, il y a les addicts qui, tout en se représentant la figure marginalisée d'addict de manière négative comme les *accidentés*, sont dans une continuité au niveau des pratiques de plaisir avec divers produits qu'ils soient licites ou illicites. Il y a donc une neutralisation du stigmate en référence à un mode de vie épicurien qui répond à une morale du bien-être (Pharo, 2007b), même si le plaisir de consommer n'est pas toujours une fin en soi, mais aussi un moyen d'éliminer des souffrances. Nous entendons par neutralisation le fait de minimiser et de justifier ses actes et d'éluder ainsi la stigmatisation. Nous les nommons les *épicuriens* pour leur référence à la jouissance de la vie, en ce sens que la mesure et la maîtrise de soi semblent être des vertus qui à la fois guident et justifient leurs conduites. Les *épicuriens* le neutralisent également dans leurs pratiques en rentrant dans une vie d'adulte « classique » et leurs activités comportent ainsi un rapport avec des normes et des valeurs en partie communes avec celles de la société en général. La perte de contrôle des consommations est donc perçue comme une faiblesse de la liberté.

[265] Cette théorie morale fait l'objet de critique au nom des théories foucauldiennes et ses dérivés libertariens (chacun fait ce qui lui plaît tant qu'il ne nuit pas autrui) des interdits moraux qu'elle implique (notamment l'oppression du désir chez les individus)

Pour ces deux catégories, les accidentés et les épicuriens, le produit est représenté comme un objet de fort contrôle sur les individus. Pour les premiers, les accidentés, il s'agit de prendre de la distance même s'il faut se faire violence. Ils sont victimes des produits qui les ont rendus malades, mais coupables de leurs éventuelles rechutes. Pour les seconds, il s'agit de trouver un mode de vie capable d'absorber le sentiment de honte et d'inclure en même temps une consommation de plaisir, justifiée par leur caractère épicurien. Ils sont donc aussi victimes des produits addictifs, mais coupables de la continuité de leurs consommations.

Figure 3. L'identité négative d'addict

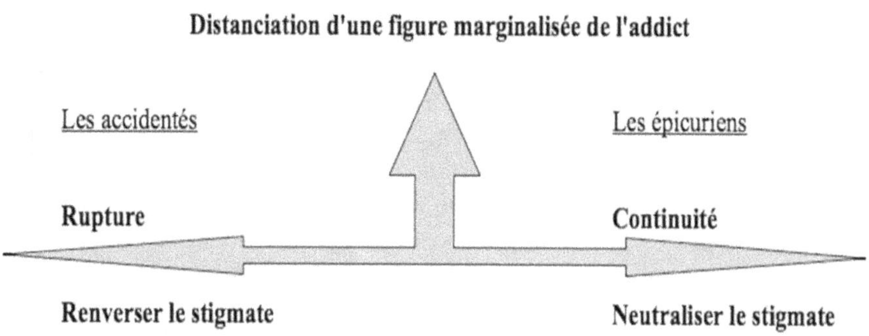

3.1.2. La figure héroïque de l'addict : une identité non négative

De l'autre côté, il y a ceux et celles pour qui la figure de l'addict n'est pas forcément une identité négative. Au contraire, l'addict constitue une figure héroïque dans une société addictogène qui doit résister aux tentations multiples soit par l'abstinence soit par une consommation intégrée. Il n'y a pas de distanciation avec cette figure, mais une identification en utilisant « nous » et « on » pour y faire référence. Cette identité est non-négative dans le sens où les personnes n'ont pas honte de leur trajectoire, bien qu'elles aient été victimes (au sens de non-responsables de leur état) de souffrances psychiques dans une société abondant de produits pour atténuer ces souffrances. Elles ont également souffert de la stigmatisation sociale et se défendent contre les idées reçues selon lesquelles l'addiction serait un vice ou une tare :

> « *C'est pour ça que l'alcool je pense encore maintenant est considéré comme une tare, etc., parce que le ravage s'étend au-delà. Il y a plein d'autres maladies qui sont moins visibles. L'alcool est*

visible parce que ça se voit, ça se sent, ça pue, c'est violent, c'est... il y a plein d'autres trucs aussi dans lesquels où, tu vois ce que je veux dire ? Alors que malheureusement celui-là fait peur quoi » (entretien avec Pierre-Henri).

Le caractère illicite de certains produits fait des usagers de drogues des délinquants d'un point de vue juridique[266], alors que certains usagers dans cette catégorie, comme nous le verrons, font valoir le caractère pathologique de l'addiction :

> « *La dépendance, comme la dépendance aux jeux, c'est une maladie quoi, il faut la traiter comme telle, pas mettre les gens en prison. Voilà ce que je pense. Je pense que la plupart, ils n'aiment pas aller en prison, enfin essayer de s'en sortir c'est très difficile quoi. Donc voilà, je n'ose pas imaginer avant quand il n'y avait pas de traitement de substitution, je ne sais pas comment ils faisaient* » (entretien avec Jérémy).

Il y a donc un sentiment d'appartenance à une « communauté morale » (Grard, 2008) de souffrants ou de malades, même si les discours de causalité diffèrent. En effet, comme nous l'avons vu dans les groupes d'entraide, les souffrances individuelles constituent une cause par excellence d'une maladie, mais c'est un discours que nous avons aussi rencontré chez certains usagers des CSAPA sans que ces derniers ne soient passés par un groupe d'entraide. Nous nommerons cette catégorie les *malades-souffrants*. L'abstinence est ici la meilleure conduite pour soi, et aussi pour les autres malades-souffrants, en référence à une éthique de la tempérance (Pharo, 2007a). On juge meilleur pour soi de s'abstenir, jugement qui est conjugué à une volonté de ne plus consommer et à un régime d'actions excluant cette consommation (sauf en cas de rechutes). Il est donc bien question de renverser le stigmate négatif de l'addict en faisant valoir qu'il s'agit d'une maladie liée à des souffrances et en valorisant une identité positive d'abstinent : en être fier et se montrer comme exemple, comme nous aurons l'occasion de le voir plus loin. L'abstinence constitue une rupture biographique même si les personnes continuent à s'identifier à une catégorie de « malades-dépendants » et réclament des politiques de solidarité à la place des politiques répressives et une approche empathique, plutôt qu'un système de soins qui, selon eux, entretient l'addiction, notamment par les traitements de substitution.

Pour la dernière catégorie, que nous nommons les *ex-addicts*, il y a une continuité identitaire, en ce sens qu'ils peuvent continuer à consommer

---

[266] Même si plusieurs auteurs (Ehrenberg, 1995 ; Coppel, 2002) mettent l'accent sur le double-statut qu'inflige la loi du 31 décembre 1970 toujours en vigueur encadrant l'usage et le trafic de drogues aux usagers : délinquant (l'usage de stupéfiant est un délit passible d'un an de prison et de 3000 euros d'amende) et malade (injonction aux soins, exemption de poursuite pénale si l'usager accepte de faire une cure désintoxication, gratuité et anonymat des soins, etc.).

certains produits en référence à un idéal de maîtrise de soi. Le registre de causalité diffère de celui des malades-souffrants par l'interprétation de l'addiction comme un type de comportement addictif lié à leur curiosité pour les produits de plaisir. Ils mettent davantage l'accent sur la non-consommation en tant que choix et certains laissent donc sous-entendre qu'ils pourraient consommer s'ils veulent (la plupart d'entre eux ont arrêté leur produit de choix). L'identité de consommateur autocontrôlé revêt donc un caractère positif. Plutôt que de renverser le stigmate en rompant totalement avec leur mode de vie, ils tentent de le neutraliser en rejetant la honte infligée par le regard d'autrui et en utilisant le référentiel addictologique : tout type de comportements répétitifs qui procurent du plaisir peut être considéré comme une conduite addictive et il n'y a pas de hiérarchisation entre eux. Il y a donc une forme de neutralisation de l'addiction, puisque la société est addictogène. S'ils gardent une image positive d'eux-mêmes, c'est grâce à la conscience qu'ils ont de la nature de cette société. Dans celle-ci il faut être héroïque pour ne pas succomber à toutes les tentations. C'est la maîtrise de soi pour éviter de rechuter dans un comportement trop aliénant et la modération en cas de consommation qui sont les maîtres-mots. Nous pouvons ainsi compléter notre figure :

Figure 4. Axes des catégories d'addicts. Rapports au stigmate et à la figure d'addict.

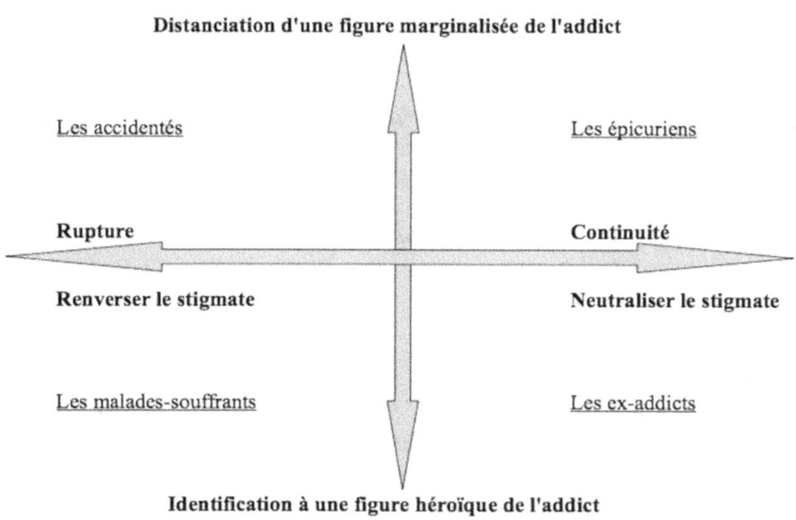

Dans les deux dernières catégories citées, il y a l'idée que leur trouble peut s'appliquer à de nombreux accrocs de la vie que l'on appelle maladie ou addiction. Ils se considèrent plutôt victimes d'une société de consommation, mais responsables eux-mêmes d'une éventuelle rechute ou consommation.

3.2. Typologie des trajectoires de la déprise : entre tempérance et contrôle de soi ?

Dans cette partie nous allons décomposer les trajectoires de déprise en des éléments qui sont significatifs dans les manières de s'y prendre pour tenter d'en sortir en nous focalisant sur les rapports que les addicts entretiennent aux produits, aux médicaments thérapeutiques, aux professionnels de la santé et aux groupes d'entraide. Cette catégorisation nous permet de faire ressortir une typologie des addicts selon leur manière d'intégrer leur expérience de l'addiction dans un récit sur soi. Les addicts inscrivent leur expérience de l'emprise et la trajectoire de déprise dans un rapport au temps raconté en termes de rupture et de continuité entre des manières de vivre, de se définir, de donner forme et sens à son existence. Nous présentons une étude de l'entrelacement des dimensions subjectives et objectives en analysant comment les logiques d'action des individus pour se déprendre d'une addiction et les logiques d'aide instituées s'articulent ou s'opposent dans ces bricolages discursifs et pratiques de la déprise.

3.2.1 Les accidentés : « moi j'ai une vraie vie »

Les accidentés sont souvent des anciens héroïnomanes ou des personnes dépendantes à l'alcool uniquement. Nous avons rencontré la plupart d'entre eux dans les CSAPA, mais aussi à Vie Libre. Ils conçoivent leur période d'addiction comme une rupture, un accident de parcours et même si l'addiction peut parfois être qualifiée de maladie, c'est le produit qui symbolise le mal. Il s'agit souvent de personnes qui disent avoir voulu se « démerder seul » :

> « *Je me suis toujours démerdé tout seul, je n'ai jamais eu besoin de personne... les mecs qui sont dans les prods, les mecs qui sont dans l'alcool, j'ai toujours trouvé ça un peu minable quoi* » (entretien avec Sabin).

Ils ont un rapport d'extériorité entre eux et la maladie où « *le "je" est parfaitement sain, bon, innocent et irresponsable de ce qui lui arrive* » (Laplantine, 1986 : 88). Ce sont des facteurs environnementaux défavorables à un certain moment de leur vie (divorce, licenciement, déception amoureuse) qui ont favorisé l'addiction :

> « *Alors je dis ça, c'est dans le souvenir, si, il y a eu des moments de rechute, mais ça n'a pas été très, très compliqué, ça n'a pas été une histoire qui m'a suivi toute ma vie, même si je suis là aujourd'hui. Voilà, il y a eu la facilité d'avoir les produits, parce que mon père il avait de l'argent, mes parents se sont séparés quand*

j'avais 14 ans, 15 ans, donc... Sur le moment, bien sûr, je n'ai rien vu, mais après-coup je suis obligé de me poser la question quelle influence a eu le divorce de mes parents sur la prise de stupéfiants ou pas, donc ce travail-là, je l'ai fait, donc c'est à peu près au clair aujourd'hui » (entretien avec Oswald).

Ils cherchent donc à créer une continuité avec leur Soi d'avant l'accident, quand ils avaient une vie normale : « *Ben tu sais, moi dans ma tête je ne suis pas vraiment toxicomane* [rires] ». Ils se distancient en ce sens d'une figure de « tox » ou de « poivrot » qui est une figure marginalisée, voire dépourvue d'humanité car corrompue par le produit. Les accidentés se réfèrent à un principe de déviance par rapport à leurs propres normes et valeur (« *ce n'est pas l'amitié qui unit les tox, c'est la came* [l'héroïne] »), mais également en éprouvant une honte ou une culpabilité[267]. La dépendance aux produits, « *en général on le cache* » à son entourage, parce que « *ça leur ferait mal au cœur de savoir que je consomme les drogues »* ou parce que l'on ne veut pas les mêler à ses problèmes :

> « *Même mon mari qui me dit « je te comprends, je suis là pour t'aider, pour t'épauler », peut-être, mais non. Non. Moi, je n'ai pas envie par honte aussi, c'est surtout plus... ouais, plus pour la honte que pour le reste en fait* » (entretien avec Agnès).

En effet, dans cette catégorie les usagers des centres de soin sous traitement de substitution expriment une gêne, voire une honte, d'être tributaire d'un traitement de substitution : « *Ça me gêne d'être tributaire d'un truc, d'un produit. J'ai quand même l'impression de pas être dans mon état normal en étant sous métha, ça me limite sur pas mal de choses quand même ».* En ce sens, il est intéressant de noter les catégories mobilisées pour définir l'addiction qui se présente comme un glissement presque imperceptible :

> « *Donc j'avais une vie quand même assez, comment dire, cadrée, par le fait du travail, de s'occuper des enfants. En plus j'avais des chiens de traîneau donc il a fallu s'en occuper. Il fallait les faire travailler, donc ma vie était vraiment remplie complètement. Donc, ça ne laissait pas le temps de faire la fête, de faire ci de faire ça. Une vie normale, bien, ben oui, je buvais comme tout le monde, sans plus, rarement à table. Puis après les années ont passé, mes enfants ont grandi, j'ai passé pas mal d'années en célibataire, bon, je me suis remarié. Et euh... Une vie donc un peu plus difficile au niveau du travail, et là, j'ai commencé à boire un peu plus, à table* » (entretien avec Jean-Pierre).

[267] On pourrait penser que le terme « honte » renvoie à un rapport de soi à soi et la culpabilité à une « faute » en rapport à un ordre moral, mais les personnes enquêtées semblent les employer indistinctement.

Le fait de reprendre des produits va être qualifié de *rechute*, on « *replonge* » ou « *retombe* » dedans. La reprise de drogues ou d'alcool est justifiée par la même notion d'accident : « *J'ai repris une fois du coke, pour ne pas mentir. [...] c'est arrivé un peu par accident, j'ai croisé un mec, il l'avait là tout de suite* ». Tout se passe donc comme s'ils n'avaient jamais vraiment été touchés gravement par ce problème, comme s'ils n'avaient pas touché le fond :

> « *Oui, on peut dire que j'étais alcoolique mais pas grave, c'est-à-dire je n'étais pas... Et je buvais de l'alcool tout le temps malgré tout, mais ce n'est pas ça qui pouvait m'empêcher de prendre la voiture et me faire contrôler et tout, tu vois, je n'étais jamais alcoolisé à souffler dans le ballon si tu veux, mais bon, c'est sûr j'aimais bien boire* » (entretien avec Yves).

Pour se différencier du monde des toxicos ou des poivrots, caractérisé par la marginalisation, ils font référence à trois repères communs : les valeurs et les normes d'une vie normale, la durée de leur période de consommation et la manière de consommer.

Tout d'abord, « *j'ai eu une vie normale* » ou « *moi j'ai une vraie vie* » sont des phrases récurrentes quand on leur demande de raconter leur parcours.

> « *Du coup, moi j'ai une vraie vie quoi, j'ai des enfants bien équilibrés, tout va bien, de mon enfance j'ai que des bons souvenirs, vraiment que des bons. Je n'ai pas eu des parents alcoolos, ou qui touchaient des gamins ou des gamines, rien du tout, mes parents sont bien équilibrés, super bien. Et jeune j'ai travaillé avec mon père, je travaillais avec lui tous les jours, on allait à la chasse ensemble le week-end, ou à la pêche, moi j'aimais bien ça. C'était avant les prods* » (entretien avec Sabin).

Les principes d'équivalence auxquels ils se réfèrent pour se rapprocher des « gens normaux » (et par conséquent pour émettre des jugements de valeurs sur les autres addicts) s'inscrivent dans différents registres. Le milieu social d'origine est souvent évoqué comme un facteur de normalité : « *Culturellement il y avait le milieu pour, voilà, pour rester, pour avoir un semblant de dignité* », « *Disons que moi j'ai pas du tout le profil, déjà de ça, mes parents sont bien équilibrés* ». Par ailleurs, la présence de la famille et des amis (« *moi ça va, j'ai des amis qui ne sont pas là-dedans* »), avant et actuellement, constitue pour ces personnes un élément d'explication à la fois de la relative gravité de leur chute et de l'absence de rechute :

> « *Moi, le fait d'avoir une famille aussi ça compte. Donc euh, c'est une aide aussi énorme. C'est sûr que celui qui est tout seul, qui n'a pas de famille, abandonné. Qu'est-ce que tu veux, pour lui c'est beaucoup plus dur. Moi j'ai de la chance de ce côté-là, on en voit d'autres, qui n'ont aucune raison de... même à Vie Libre, ils n'ont aucune raison de rechuter, parce qu'ils ont un environnement qui s'y prête à ne plonger, à ne pas replonger* » (entretien avec Yves).

Le parcours scolaire et le travail (ils ont souvent gardé un travail pendant leur expérience de l'addiction) sont également des valeurs auxquelles ils font référence, tout comme le fait d'avoir ou d'avoir eu des activités louables comparées au monde des tox :

> « *Moi je ne suis pas bar, je suis artisan, chasseur, je vais aux champignons, tu vois le truc ? Et puis, je suis dans les prods et je me trouve dans un bar au centre-ville, c'est bizarre quand même. [...] ce n'est pas facile à vivre tous les jours. Les prods c'est le seul problème que j'ai moi* » (entretien avec Sabin).

Ensuite, il y a la référence au temps, en ce sens que la durée, définie subjectivement, de leur carrière de toxicomane est jugée insignifiante et ainsi, rétrospectivement, la preuve est faite que le sujet n'a jamais vraiment été addict. L'utilisation fréquente des négations restrictives le montre bien :

– « Ça fait qu'un an et demi, dix-huit mois. Avant je consommais pas du tout hein. Il y a deux ans je n'avais jamais pris de l'héroïne » (Jules).
– « Ça ne faisait pas très longtemps, ça faisait trois-quatre ans, quatre ans… mais, si tu veux, au début, je prenais un petit peu sans me rendre compte, parce que je n'en prenais pas tous les jours, mais presque, une fois tous les deux ou trois », (Gabriel).
– « Ah, ben moi pas longtemps. On va dire maximum trois ans. Ça n'a pas été long moi. Je me suis arrêtée » (Agnès).
– « Donc si tu veux mon alcoolisme n'a pas été très long, mon alcoolisme grave n'a pas été très long. » (Yves).

Enfin, il y a une distinction concernant la manière de consommer : le « vrai » toxicomane est celui qui se pique : « *je ne pique pas moi, j'ai toujours que sniffé. Ça change aussi, enfin, moi dans ma tête ça change* ». Le contexte de consommation permet donc de distinguer le « vrai » du « faux » toxicomane : consommer seul(e) chez soi, dans un endroit fixe, est plus louable que dans « *un appart pourri* ». Pour l'alcool, le vrai alcoolo est celui qui boit à longueur de journée, au point de ne plus faire la différence entre jour et nuit et qui doit boire sa dose le matin sinon « *il ne peut pas boire son café* » (sous-entendu que ses tremblements des mains dus au manque lui feraient renverser le café).

Comme nous avons déjà eu l'occasion de le mentionner, les accidentés attribuent un pouvoir fort aux produits sur les individus. Plusieurs d'entre eux décrivent l'addiction comme du « *psychique qui devient physique* », c'est-à-dire que c'est le manque physique qui est pathologique :

> « *C'est une maladie, si, ben, tu vois un toxicomane en manque ? Ce n'est pas une maladie ? Le mec qui ne peut rien faire pendant trois jours, une semaine... ça, c'est une maladie quoi... Ce n'est pas une maladie tant que tu as quelque chose, tant que tu as le médicament, ce n'est pas une maladie. Du fait que tu as besoin d'un médicament ou d'une drogue pour être bien* » (entretien avec Jules).

Il y a donc l'idée qu'arrêter les drogues pour « tomber dans une autre addiction », celle de la méthadone, est paradoxal, mais nécessaire momentanément pour vivre normalement. Cette nécessité se justifie par une mise en équivalence avec d'autres maladies, en particulier la figure du dépressif qui revient dans plusieurs discours (« *Un dépressif c'est pareil quoi, je veux dire, s'il n'a pas son médicament il ne sera pas bien quoi* »), mais aussi en faisant un rapport avec les autres catégories d'addiction. Il est intéressant de noter la manière dont ces usagers racontent l'addiction et les effets de la méthadone. Ces discours mobilisent des explications provenant des sciences neurologiques, sur « ce qui se passe dans le cerveau ».

> « *C'est suite à, à cause des endorphines qu'on produit automatiquement une personne, par exemple on va dire une dose d'endorphines à 100 % d'une personne normale qui ne prend rien. Quand tu prends l'héroïne ta dose d'endorphines se réduit, elle s'échange en fait avec l'héroïne, tu vois ce que je veux dire. Ça veut dire que ta dose d'endorphines elle descend et elle est remplacée par la dose d'héroïne. Donc tu as plus d'endorphines mais tu as l'héroïne. Et le jour où tu as plus d'héroïne, tu redescends, pallier, l'endorphine qui est très basse, donc du coup ce qui produit des douleurs musculaires, des douleurs, enfin un peu… tu n'es pas bien quoi* » (entretien avec Gabriel).

Par ailleurs, quand on demande à quoi sert un traitement de substitution, ce sont les effets sur le cerveau qui sont mis en avant : « *C'est quand on prend l'héroïne longtemps le cerveau n'est plus habitué à sécréter cette substance, il se dit « tranquille cool j'ai plus à le faire », voilà* ». On peut aussi noter une acceptation complète chez certains de ce qui a été expliqué par les professionnels de la santé dans les CSAPA : « *Pour moi de toute façon j'en pense ce qu'ils m'ont dit eux, ça ne résout pas le problème, mais ça empêche de ressentir les symptômes physiques quand on est en manque d'héroïne* ». Dans le même ordre d'idée, la mise à jour des vaccins repose entièrement sur le médecin, c'est-à-dire qu'ils ne savent pas exactement où ils en sont (s'ils sont vaccinés contre l'hépatite B par exemple) et que c'est une démarche qui est faite en étroite collaboration avec le médecin.

> « *Parce que je pourrais dire « tiens regardez mon carnet de santé, je dois faire la vaccination », alors que c'est lui que va tout me dire. « Robin, le tant il faut vacciner » Un peu comme le papa* » (entretien avec Robin).

Le cadre qu'imposent les centres de soins, mais aussi les groupes d'entraide, est donc un facteur positif pour ces addicts. Ce cadre leur sert à viser un idéal d'exemplarité et leur permet de « se tenir ». En s'appropriant une terminologie addictologique, qui fait de l'addiction une relation individuelle entre le sujet et le produit, et en faisant preuve d'une volonté de s'en sortir, ces addicts légitiment leur déviance en cherchant une aide compétente : « *il sera ainsi reconnu non responsable de son incapacité et donc de sa déviance et sera au terme de ce processus exempté de ses responsabilités selon la gravité de son état* » (Carricaburu et Menoret, 2004 : 49). Nous émettons l'hypothèse qu'en se représentant son état comme une déviance certes, mais relevant d'un registre pathologique, ces patients cherchent à se déculpabiliser et trouvent une légitimation à leur état non-désirable et non-approprié à l'égard de leurs repères communs. Cette catégorie s'approprie ainsi le statut de patient en acceptant les soins de la part de professionnels compétents pour soigner leur maladie qui n'est en aucun cas chronique.

Pour s'en sortir il suffit donc d'avoir de la volonté. Ces accidentés ont rarement fait des cures (ou seulement une) et ne font pas un travail thérapeutique par la parole que cela soit avec un psychologue des CSAPA ou ailleurs. Le centre de soins ou le groupe d'entraide peut constituer un coup de pouce vers l'abstinence, et les médicaments, y compris les traitements de substitution, doivent être pris de manière très temporaire, mais la trajectoire est purement individuelle :

> « *Je crois que c'est entièrement personnel ça. Je crois que, bon, la sensation... c'est un maillon qui nous sert, c'est une chaîne et c'est un des maillons, on peut dire même le dernier maillon, mais c'est quand même personnel. Je pense que c'est personnel. Bon, c'est bien de faire partie d'une association et de raconter, de dire, voilà, j'ai fait comme si, j'ai fait comme ça, ça pourra aider les autres, hein, pour dire « moi j'ai fait comme ça », mais bon, chacun fait comme il veut. Donc si tu veux ce dialogue ça permet peut-être d'aider, de trouver des moyens d'éviter la rechute, d'éviter de... mais malgré tout ça reste quand même principalement dans la tête, dans sa propre tête* » (entretien avec Yves).

L'addiction est ici considérée comme une faiblesse de la volonté, l'*akrasia*, c'est-à-dire quand on juge meilleur de ne pas consommer, que l'on ne veut pas consommer, mais que l'on consomme malgré tout. Il y a donc distorsion entre un jugement, l'exercice d'une volonté de s'abstenir et l'acte effectif de consommer.

> « *Ça m'est arrivé deux, trois fois, trois fois je crois. Mais bon vraiment en petites quantités et puis voilà quoi. Par contre je n'ai jamais racheté, c'est arrivé comme ça deux fois, depuis, parce que des personnes sont venues chez moi et puis voilà quoi. C'était vraiment occasionnel et dans un contexte, j'ai eu du mal à dire non* » (entretien avec Jules).

Une rechute est ici quasiment qualifiée d'un retour au péché comme dans la terminologie religieuse. Être exemplaire en se sortant d'affaire seul grâce à sa propre détermination, que ce soit dans les centres de soin face aux professionnels ou dans les groupes d'entraide, rend leur cas héroïque : « *je suis un bon élément pour eux, car quand je dis que je fais quelque chose, que j'arrête, je le fais à fond* ». Ils n'ont donc pas droit à l'erreur.

« *Elle [l'association d'entraide] aide beaucoup puis je pense aussi d'aller aider les gens, nous aide plus. Ah ouais, je pense que... ouais. Parce que tu n'as pas le droit à l'erreur, il y a des gens qui comptent sur toi quand même. Ne faut pas leur faire des fausses idées quand même. Et... moi je pensais, honnêtement, je pensais quand même que ça allait être... pas plus facile, il y a des moments où c'est dur quand même, mais moi je pensais qu'étant donné que moi j'y suis arrivée facilement on va dire entre parenthèses, facilement car sans rien, je pensais que tout le monde, que les autres allaient être comme moi en fait, mais pas du tout. Surtout quand il y a des échecs, parfois je me dis « punaise », mais je me dis que... Ou alors les gens ils n'ont pas assez de volonté* » (entretien avec Agnès).

Les usagers des centres de soins distinguent le bon et le mauvais usager en se distanciant de ceux qui trichent, qui ne viennent pas au centre pour les bonnes raisons. Autrement dit, les usagers qui viendraient au centre « *juste pour pouvoir continuer à taper* », qui « *disent ce qu'il faut* » pour avoir un traitement sont les mauvais usagers qui nuisent à l'image de celles et ceux qui veulent « *faire les choses bien, dans l'ordre* ». Le jugement moral de la faiblesse de la volonté est ainsi appliqué aux autres qui n'y arrivent pas, comme eux, à s'en sortir. Jules, rencontré dans un CSAPA, critique le système suisse qui, selon lui, entretient l'addiction, voire assiste les usagers dans leur consommation (les salles de « shoot ») :

« *Si tu veux arrêter tu arrêtes, c'est à toi de te démerder [en Suisse], tandis que là [au CSAPA] on est quand même dans une démarche où petit à petit on va t'emmener à diminuer tes doses. Après, comme je disais tout à l'heure, du fait d'être accompagné psychiquement, tu es accompagné à pouvoir en parler avec les gens d'ici et tout ça, ça aussi ça t'aide quelque part à t'arrêter et te convaincre du bienfait de t'arrêter quoi. C'est ça quoi, toute la démarche de soins elle est là quoi. Dans l'accompagnement des infirmières et des médecins, et dans la diminution progressive de la dose de stupéfiants quoi* ».

On voit ici comment il reprend à son compte l'idée d'une trajectoire par étapes et combien il est convaincu du bien-fondé de l'arrêt des produits par la projection dans l'avenir. On peut faire le rapprochement avec les patients idéaux qu'Erving Goffman (1968) appelle les « *héros de l'adaptation* » : ceux qui s'approprient l'idéal porté par le groupe d'entraide et les centres de soins d'être responsables et autonomes. Ces petits « actes d'adaptation » (Goffman, 1968) sont aussi ce qui leur confère plus d'autonomie dans leur trajectoire de déprise. Cela se voit en étudiant les stratégies adoptées par ces usagers pour continuer à avoir une conduite exemplaire face aux professionnels, soit en ajustant secrètement leurs doses de méthadone, soit en cachant des éventuelles consommations :

« *C'est un secret ce que je vais te dire, mais ce que je fais c'est que je prends quarante [milligrammes de méthadone] la journée, en général je me satisfais de quarante toute la journée. Quarante ça me suffit pour être bien. Et donc du coup je préfère toujours prendre 50 au centre, parce que tu sais des fois si je vais boire, sachant que l'alcool ça élimine la méthadone plus vite, parfois dans la nuit ou le matin quand je vais me lever je vais prendre les 10 par exemple, tu vois* ? » (Entretien avec Gabriel).

Ils sont donc dans un rapport réflexif à eux-mêmes qui idéalise la tempérance, c'est-à-dire la cohérence entre leur jugement, leur volonté et leur choix effectif de s'abstenir (Pharo, 2007a). Néanmoins, le sens moral du fait de consommer, s'ils en ont l'occasion, peut faire des fissures dans l'unité de leur soi, en ce sens qu'ils présentent une éventuelle incohérence entre leur jugement et leur choix effectif comme une faiblesse de la volonté. Ici, le paradigme addictologique sert à la fois d'explication et de justification des rapports aux produits, tant par son pouvoir explicatif neurologique que par la relation individualisée entre une personne et un produit.

3.2.2. Les épicuriens : « qu'est-ce qui va te rester pour t'éclater la tête ? »

Les épicuriens sont ou ont été polyconsommateurs et sont le plus souvent passés par un groupe d'entraide, tant à Vie Libre qu'aux Narcotiques Anonymes. Ces derniers ont quelques ressemblances avec les accidentés, notamment au niveau de la distanciation avec une figure marginale de l'addict et du pouvoir attribué aux propriétés pharmacologiques des produits. Néanmoins, ils s'identifient à un passé d'addict avec lequel ils cherchent à rompre (symboliquement et matériellement), mais qui a duré suffisamment longtemps pour avoir une influence considérable sur qui ils sont aujourd'hui :

> « *Il ne faut surtout pas oublier que tu étais un vieux camé de merde, un vieux toxico. Enfin, de merde, tu vois ce que je veux dire, il ne faut surtout pas oublier, comme ça, ça te permet de pas reproduire, parce que si tu t'endors sur tes lauriers que tu oublies, là tu vas être beaucoup plus fragile pour rechuter. Tu vois ça va être « ah, c'est loin tout ça, je m'en fous ». Il faut passer à autre chose effectivement moi, je veux passer à autre chose, mais... dans un coin, c'est encore là, voilà, il ne faut pas le laisser rentrer, il ne faut pas t'empêcher d'avancer à cause de ça, mais, il ne faut pas non plus oublier que tu es passé par là. C'est important pour une vie de tous les jours. Celui qui dit « ah, mais c'est bon, c'est loin tout ça », ouh, mon ami(e) tu as du souci à te faire, tu vois, parce que peut-être effectivement, c'est loin, mais un an, deux ans, trois ans, quatre ans, un jour ou l'autre tu pourras bouffer du caillou et tu en boufferas* » (entretien avec Thomas)

Il y a donc rupture biographique avec un passé d'addict avéré (Castel, 1998) qu'ils ne regrettent pas forcément, mais une continuité dans l'esthétique de l'existence, car l'attrait pour les produits et pour ses effets n'a pas disparu même s'ils ne se considèrent plus dépendants. Il y a l'idée que les consommations sont, ou ont été, gérables et ne le sont plus forcément. Pour ces épicuriens, s'ils ont glissé vers une dépendance dont les conditions ne leur convenaient plus (courir après la drogue, dégradation de l'état de santé, l'impossibilité de travailler), c'est que les produits sont devenus un plaisir indépassable : « *il y a 35 ans j'ai commencé à boire, j'aimais la fête. Et puis, peut-être qu'au fil des années je suis devenu un buveur peut-être un peu plus excessif que les autres* ». Ce sont donc les conséquences de cette jouissance de la vie qui amènent ces personnes à contacter les entités de traitement :

> « *Le côté rock and roll, si je peux fumer 20 joints dans la journée de travail, je fume 20 joints dans la journée de travail, si je peux me prendre un petit peu de coke ou de voilà, et ouais, sauf qu'une des choses qui m'a amené à ne plus consommer, c'est aussi de me rendre compte de comment j'ai pu être inconscient, inconscient, inconscient, et maintenant ma vie elle est... en fait je suis en transition quoi* » (entretien avec Yannick).

L'attrait pour les usages de plaisir des produits psychoactifs est ainsi intégré dans un récit de soi au point de devenir un attribut de la personne : « *vivre sans drogues pour quelqu'un qui a été pris, ce n'est pas naturel* ». Comme nous l'avons mentionné plus haut, les épicuriens tentent de neutraliser le stigmate négatif de l'addict en ce sens qu'ils acceptent le statut d'addict, mais en référence à une morale de bien-être épicurienne, c'est-à-dire à travers un usage raisonné des plaisirs : « *je suis un petit peu épicurien, j'aime bien les bonnes choses* ». Tout plaisir n'est donc pas forcément à rechercher, ainsi que toute douleur n'est pas à éviter. Cet usage raisonné suit une logique d'échelle, en ce sens que l'ancien héroïnomane va considérer comme raisonné de prendre de la « coca » (la cocaïne) quelques fois par an et un addict aux multiples produits de NA devenu abstinent peut considérer que la cigarette et le café, même si consommés en grande quantité, sont un usage raisonnable.

Néanmoins, la décision de s'abstenir pour ne plus subir les conséquences, donc dans un souci éthique d'autoconservation, peut parfois rentrer en conflit avec l'exercice de la liberté ou de la « volonté exécutive » (Pharo, 2007a) de consommer de temps en temps certains produits.

> « *Malheureusement je tombe vite dans l'addiction. C'est-à-dire que si j'en ai, ben... c'est pour ça que j'évite d'acheter par exemple par grosses quantités de shit ou de l'herbe, parce que je sais que si j'en ai je vais fumer, et je vais fumer tous les jours. Alors, je sais, je gère bien sûr ma journée, c'est-à-dire si je travaille je ne fume pas, surtout si c'est un peu trop fort, tu as les yeux claqués, non, le soir j'aime bien me faire un petit truc, bon. Mais... bon. Même*

aujourd'hui, je dirais, je, bon, ça m'arrive de ne rien avoir et de rien fumer, mais quand j'en ai, je fume. Et malheureusement, je dirais, je sais que c'est un peu une addiction, et je m'aperçois que ça ne m'apporte pas grand-chose. En ce moment je suis dans une réflexion où je me dis, pff, je n'en ai même pas besoin, pourquoi tu devrais, voilà. Puis, il y a une petite voix au fond de moi qui dit « mais qu'est-ce qui va te rester ? Qu'est-ce que tu vas avoir [rires continus] pour t'éclater la tête ? Il ne te reste plus rien maintenant ». Et encore, voilà, et même, bon aujourd'hui à 53 ans bientôt, il serait temps que... parce que je suis en recherche d'authenticité comme je te disais, en recherche de... sagesse » (entretien avec Richard).

Comme l'explique Richard, il y a un conflit entre l'attirance pour les produits et l'exigence morale de se tenir, afin de maintenir une certaine cohérence du soi représentée par l'authenticité. Dans ce cas, l'évaluation de ce qui est bon pour soi est l'abstinence, mais le sujet veut quand même consommer de temps en temps (volonté exécutive). S'il se tient, il est dans un rapport à soi de contrôle. S'il consomme, il est dans un rapport réflexif à soi de « faiblesse de la liberté », c'est-à-dire qu'il y a une compulsion plus forte que le jugement s'exerçant sur le désir. En effet, comme cela ressort de la citation, on peut estimer mieux pour soi de ne pas consommer, mais le fait de céder à la petite voix dans la tête qui veut consommer signe un échec de la liberté, c'est-à-dire que l'on ne peut plus faire ce que l'on juge mieux pour soi. La même personne peut donc expérimenter différents « états d'esprit », mais aussi être successivement en accord ou en désaccord avec son choix de consommer ou de s'abstenir.

> « *Forcément, j'ai croisé des copains. Euh, j'ai passé la soirée avec eux, au début je me suis dit « allez, je prends un demi-gramme de MD », et puis, euh, une fois que j'étais défoncé, je me suis dit « je vais prendre un autre demi », je m'en prends un autre demi, enfin, une fois fini, le lendemain matin à 10 heures, je rentrais chez moi, j'avais acheté deux grammes de MD et un gramme de coke. Bon, la descente a été dure. Là, c'était la prise de conscience, « non, je ne suis pas capable encore ». Enfin, le produit, euh, la dépendance, elle est encore là et il ne faut pas que j'y retourne quoi* » (entretien avec Aurél).

La différence entre un acte compulsif et un acte de contrôle de soi dépend du pouvoir du jugement sur la volonté lorsqu'elle est contraire à ce jugement. Si le jugement est favorable à la consommation et qu'il est justifié, les personnes sont dans un usage raisonnable des plaisirs : « *moi j'aime boire un verre mais pas dans des soirées de beuverie* » ; « *Sauf de temps en temps quand j'ai envie d'un peu de coke, je pars à la recherche, il n'y a pas de problème* ». Si le jugement est mal fondé, c'est-à-dire que la personne rechute dans l'addiction, il y a là une faiblesse du jugement (Pharo, 2007a).

« *Puis, c'est devenu presque une évidence, même si ce n'est pas toujours, parce que je te dis, je me livre sincèrement, il m'est arrivé de retoucher à l'alcool. Parfois, je dirais, un verre. Mais même, ce n'est pas si vieux, peut-être, je sais plus, il y a un mois, un mois et demi, un verre de vin, j'entends les gens dire « ah c'est bon, qu'est-ce qu'il est bon », ah, je vais goûter. Mais bon, ça s'arrête là, et finalement je ne regrette rien* » (entretien avec Luc).

L'expérience totale de la consommation des produits est ici mise à distance, c'est-à-dire que les épicuriens prennent des produits à des moments assez précis de la journée, souvent le soir ou lors de moments festifs. La consommation demeure ainsi une prise récréative et parfois anesthésique, car elle constitue une « pause » dans les activités journalières, mais elle reste ici autocontrôlée (Fernandez, 2010).

Néanmoins, il convient de signaler que le contrôle de ses consommations est rarement le fait exclusif d'un autocontrôle. Les addicts ici, même si ce terme apparaît de plus en plus impropre, sont aussi confrontés à des contrôles sociétaux (Castel et Coppel, 1991) comme Richard qui reçoit des remarques de sa femme. C'est également le cas de Luc qui veut garder une bonne image auprès de ses collègues dans le travail du bâtiment, alors qu'ils l'ont connu bien « pris » par les produits lors des journées de travail.

Ils sont aussi confrontés aux hétéro-contrôles (Castel et Coppel, 1991), que sont la justice et la médecine au sens large, mais aussi les groupes d'entraide. Ainsi, quand Aurél regrette l'abstinence totale, l'arrêt de tout produit, il ajoute ironiquement qu'il est peut-être dans une phase de déni. On peut donc dire que, plutôt qu'une adhésion complète aux entités de traitement, les épicuriens se servent des contraintes qui leur sont imposées (montrer l'exemple, suivre les étapes) pour sortir d'une « expérience totale » de l'addiction.

« *À NA, j'avais du mal au début hein, avec les lectures, les textes, puis bon, voilà je suis un peu, euh, tendance anarchiste alors quand tu entends parler de Dieu, c'est « merde j'ai atterri où ». Mais bon, on ne peut pas tout avoir hein [rires]. Puis les textes au bout d'un certain temps, tu vois du sens. Après, bon, je préfère entendre le mot Puissance Supérieure que Dieu, parce que Dieu ça implique un culte, et moi je ne veux pas faire le culte d'un Dieu, Puissance Supérieure, c'est beaucoup plus vague, ça peut être le groupe, ça peut être un autre dans le groupe. Et ouais, quand tu sors de cure, une structure ça ne fait pas de mal, parce qu'après pas mal d'années dans la conso déstructurée, c'est la norme* » (Aurél).

La dimension morale du jugement de la meilleure conduite pour soi doit aussi satisfaire des exigences morales d'autrui et renvoie ici aux vertus de la tempérance et du contrôle de soi. La plupart des épicuriens ont fait une ou plusieurs cures, certains ont pris ou prennent encore un traitement médicamenteux (méthadone, subutex, valium, antidépresseurs). Plusieurs d'entre eux disent avoir eu besoin d'un cadre que cela soit le cadre des CSAPA, des groupes d'entraide ou même d'une cure :

> « *J'avais besoin d'un cadre, éducateur, thérapeute, psy... mais ça, c'était des gens extérieurs à ma vie, tu sais des gens avec un regard nouveau, je ne sais pas comment dire, pas familial, il fallait que ça soit moi et moi, euh, qui aille chercher ce dont j'avais besoin, les outils, c'est ça. Puis écouter après les professionnels là-dedans, et ce qui est bien c'est que les thérapeutes là-bas ce sont des anciens toxicos aussi. Ce sont des gens qui ont 15 ans, 20 ans d'abstinence qui sont devenus thérapeutes* » (entretien avec Thomas).

Par contre, ils ont rarement fait un travail thérapeutique « par la parole » ou seulement pendant les cures, mais jamais dans les CSAPA : « *après, c'est selon ses moyens, parce que tout le monde ne peut pas faire des putains de thérapies non plus* ». Quelques personnes ont vu un(e) psychiatre pour la prescription des médicaments comme le Baclofène, le valium ou les antidépresseurs. Les médicaments, y compris les traitements de substitution, peuvent être considérés nécessaires, mais il faut être vigilant à ne pas en abuser pour ne pas tomber dans une autre addiction. La chronicisation de la prise des médicaments est vécue comme un échec et les personnes veulent souvent baisser leurs doses rapidement.

Les épicuriens qui fréquentent les groupes d'entraide adhèrent à l'éthique de la tempérance prônée dans ces groupes et le cadre qui leur est imposé par la régularité des réunions qui représentent des piqûres de rappel : « *Ça permet de me recentrer un petit peu sur moi-même* ». Pourtant, certains mettent en cause le principe du tout abstinent, en ce sens que le fait de consommer certains produits qui peuvent être considérés comme psychoactifs (café, cigarettes, traitements médicamenteux) ne doit pas forcément être interprété comme un excès ou une faiblesse de la volonté :

> « *J'ai encore la clope, le café [rires] ; après voilà, c'est ça qu'on dit à NA, bon, abstinence zéro, après il faut voir où en sont les dépendants. Est-ce qu'on doit culpabiliser parce qu'on boit 15 cafés par jour, fin, bon, voilà ce n'est pas... Je me suis fait prendre un peu de recul par rapport à certains membres ou propos qui peuvent être tenus. C'est sûr que les excès peuvent être gênants, mais bon... je suis peut-être dans le déni encore* [rires] » (entretien avec Aurél).

Il y a donc une critique du fait de faire « *passer le groupe avant les individualités* » et la possibilité d'une conception plus individualisée de l'addiction dont la perspective libertarienne représente une forme extrême (chacun fait ce qu'il veut librement, même s'il veut s'autodétruire). Ces addicts consomment ainsi souvent seuls, ou en tout cas loin du regard des entités de traitement, ce qui leur laisse des marges d'autonomie et la liberté de consommer de temps en temps, mais permet aussi de résister aux mondes des produits (Fernandez, 2010). On pourrait interpréter cette critique comme une forme de résistance aux imputations morales de l'abstinence ou de l'arrêt des consommations à tout prix, même si cette résistance ne va pas jusqu'à revendiquer la libre consommation. Dans les discours on peut détecter des doutes ou des ambivalences par rapport à leur consommation : « *je suis encore dans le déni* » ; « *il serait temps* [d'arrêter], *je recherche de la sagesse* ». Le contrôle de soi revendiqué peut donc devenir une intempérance dans le jugement moral que les individus s'infligent.

> « *Ça m'est arrivé de boire trois quatre whiskys un soir, parce que... Je ne sais pas. Et puis, je suis mal pendant 24 heures. Il y a le mal physique parce qu'aujourd'hui si je bois trois, quatre whiskys, je suis mal parce que je supporte plus. Puis, en plus, il y a le mal moral que tu te fais, tu culpabilises, tu te dis « putain qu'est-ce que j'ai fait » et puis qu'est-ce qui va se passer ? Non je n'ai pas eu ce souci-là, parce que ça me met tellement mal. Si je veux être mal aujourd'hui c'est simple, si je veux être mal je bois. Mais après il faut être con. Tiens je veux être mal, je bois un coup. Donc euh, non je n'ai pas envie d'être mal aujourd'hui* » (entretien avec Richard).

Leur sagesse épicurienne (Pharo, 2007a) rejette donc les consommations dommageables et prône plutôt de se suffire à soi-même. Ces addicts parlent ainsi plus de culpabilité face au jugement d'autrui s'ils trichaient sur la promesse qu'ils se sont faite, que de honte d'être ce qu'ils sont ou de faire ce qu'ils font (même si les deux peuvent aller de pair).

> « *Pareil, une fois que c'est mis sur Facebook, quand je mets « putain j'ai trop envie de me prendre une bâche ou trop envie d'une bouteille ». Je sais que si je craque, c'est que je suis vraiment con parce que tout le monde est au courant et ça me freine, puis voilà, c'est une façon de retirer les flashs* » (entretien avec Aurél).

D'une part, les personnes de cette catégorie reconnaissent avoir besoin d'un cadre. D'autre part, ils revendiquent le cheminement effectué seul et pour eux-mêmes : « *Ce n'est pas Vie Libre qui m'a permis d'être abstinent, c'est moi qui me suis permis d'être abstinent* » ; « *il faut que j'arrête, il faut que je fasse quelque chose, pour de vrai, pas pour les autres, pour moi* ». Entre les consommations ponctuelles, justifiées par une morale épicurienne, et la recherche d'authenticité, il y a donc un tiraillement : un choix esthétique de jouir de la vie et un choix éthique de se choisir soi-même. Le statut de patient ou de malade est ici plus subit qu'approprié du fait de ce tiraillement.

3.2.3. Les malades-souffrants : « il faut se pardonner soi-même »

Les malades-souffrants sont souvent des anciens alcooliques, rencontrés dans les groupes d'entraide, notamment à Vie Libre, ou des anciens héroïnomanes rencontrés dans les CSAPA et ayant eu un parcours relativement long, c'est-à-dire un minimum de 6 ans de consommation (avec plusieurs tentatives d'arrêt et de rechutes). Dans cette catégorie, l'addiction est définie comme une maladie dont l'origine se situe dans la souffrance. La causalité est donc clairement définie. La souffrance trouve souvent ses racines dans le passé, remonte parfois jusqu'à l'enfance, et est mise en lien avec une absence physique ou affective des proches (les parents le plus souvent). Nous avons déjà vu dans le chapitre précédent que c'est un discours de causalité généralisant très présent dans les groupes d'entraide, mais tous les membres ne l'évoquent pas forcément dans les entretiens individuels. C'est aussi un discours que nous avons entendu chez les addicts rencontrés dans les CSAPA :

> « *Tu vois dans le monde de la teuf que je fréquentais beaucoup, le monde techno avec qui je faisais beaucoup la bringue le week-end tout ça, euh, la plupart des gens que je connaissais, ce sont des jeunes qui sont plus souvent tristes à la base, euh, qui ont déjà des parcours de vie assez, ils n'ont pas été gâtés non plus, avec des parents qui ont des soucis, je ne sais pas, ou ont perdu un parent. J'ai deux trois copains là, qui ont grandi seuls avec leur mère, leur père est mort très tôt et tout, ça leur a vachement marqué, et ils ont eu du mal après ça à être forts dans la vie quoi, au quotidien, puis après il y a toutes les étapes qui font que ça t'affaiblit plus ou alors tu t'endurcis un peu plus quoi. Tous les gens que je connais la plupart du temps, ils sont vachement sensibles* » (entretien avec Véronique).

C'est donc essentiellement un discours de causalité psychologisant que nous avons recueilli dans cette catégorie, même si les personnes peuvent aussi évoquer des facteurs environnementaux et familiaux ayant favorisé leur attrait pour les produits psychoactifs. En effet, plusieurs personnes interprètent leur rapport au produit, eu égard à la normalité avec laquelle il était consommé dans leur environnement familial que cela soit l'alcool, le cannabis ou les médicaments psychotropes.

> « *Euh moi je suis un dépendant de base, sans option, premier prix, tu vois, avec un rapport aux produits qui... qui est ancien moi je pense, 14-15 ans, aujourd'hui j'ai 54 ans, à une époque, où dans les bars on fumait, on buvait, il n'y avait pas, j'avais un père qui était flic quoi, il m'emmenait des cartouches de cigarettes de l'armée, c'était gratuit. Pour planter le contexte, en définitive, voilà je pouvais être repris sur mon comportement si je fumais un pétard, ce qui est arrivé, mais boire de l'alcool à la limite, ça n'a jamais occasionné le moindre, le moindre reproche dans un cadre familial. Et j'ai consommé de façon très festive, très jeune, à tel point que maintenant, j'ai neuf ans d'abstinence, je me rends compte que je n'ai jamais vécu sans le produit, que le produit a toujours été présent* » (entretien avec Pierre-Henri).

Les produits ont été un anesthésiant, un médicament pour supporter les souffrances, et anéantir toute forme d'émotion. Il y a l'idée d'une certaine fragilité chez les malades-souffrants, et qu'il est important de devenir soi, authentique, de commencer à compter pour soi-même et d'arrêter de se voiler la face. Il y a un travail sur soi qui est engagé, soit individuellement, soit avec un parrain, soit à l'aide du groupe, soit à l'aide d'un professionnel de la santé mentale, et qui est considéré nécessaire.

Les malades-souffrants changent de vie (Soulet, 2005), ce qui coïncide avec la catégorie de celles et ceux qui vivent en dehors des produits comme évoqué dans la partie précédente. Par exemple les traitements de substitution changent radicalement leur vie même s'ils envisagent un arrêt progressif, mais rapide, du traitement. Au niveau de leur expérience sociale, c'est la coupure complète avec le milieu de la drogue ou l'évitement de toute occasion représentant un risque de consommation (en tout cas au début de l'abstinence) qui est ici significative. Ils s'éloignent ainsi des anciens « copains de conso », au point même de déménager dans une autre ville pour ne plus les croiser. Pour gérer cette abstinence, on peut ainsi distinguer :

- Une dimension morale : tenir promesse face à soi, à l'entourage, au groupe et/ou aux professionnels qui les ont accompagnés vers l'abstinence.
- Une dimension existentielle : travail sur soi, trouver un sens à sa vie.
- Une dimension pratique : ne plus fréquenter des copains de consommation, ne plus (trop) aller dans les bars, ne plus cuisiner avec alcool, faire des activités physiques, s'investir comme bénévole et/ou militant.

La honte et la culpabilité sont des sentiments qu'ils ont éprouvés pendant leur trajectoire d'emprise, mais ils ont maintenant compris que ces sentiments n'ont pas lieu d'être : « on n'a pas à s'excuser d'être malade ». Par contre, ils doivent être responsables de leur propre abstinence. Il ne s'agit donc pas forcément de rejeter tout plaisir en adoptant un mode de vie ascétique, mais en maîtrisant ses pulsions et appétits. Cela implique d'éviter toute forme de conduite addictive, même si on peut continuer à avoir des plaisirs raisonnables, à condition qu'ils soient assouvis dans des passions non-nocives (boire son eau dans un verre à vin, avoir une passion culinaire sans excès, etc.). La fierté d'être tempérant dans une société de consommation est donc l'inverse de la honte qu'ils ont pu ressentir et c'est en ce sens que l'on peut parler d'un renversement du stigmate. En devenant abstinents malgré leur maladie, ils peuvent devenir exemplaires, pour certains des héros ordinaires, alors que le stigmate négatif de l'addict semblait s'y opposer.

Comme nous l'avons déjà vu dans le chapitre III, on retrouve souvent l'attitude de l'exemplarité dans les groupes d'entraide et notamment chez les pères-pairs. Marie Jauffret-Roustide (2010) fait la même observation :

> « L'engagement associatif a des effets positifs sur l'identité individuelle des usagers qui participent au groupe puisqu'ils

retrouvent un sentiment d'utilité sociale et de valorisation personnelle » (Jauffret-Roustide, 2010 : 100).

Les malades-souffrants rejettent donc toute forme de honte et de culpabilité en faisant preuve de tempérance dans leur rapport à soi et de maturité face aux responsabilités de la vie adulte allant parfois jusqu'à parler d'un rachat auprès des proches pour se faire pardonner :

> « *Donc là maintenant qu'il y a Nils [son fils] qui arrive, c'est un peu... On me tend une perche, j'ai un peu l'occasion de me rattraper si tu veux. De réussir avec Nils ce que je n'ai pas réussi à faire avec ma fille, c'est-à-dire à être carrée, à me lever le matin pour l'emmener à l'école, tous des trucs que je n'arrivais pas à faire avec la came, parce que quand tu te défonces du matin au soir, te lever le matin à 6 heures ou à 7 heures pour ramener la petite à l'école, c'était... il y a des fois c'était trop dur* » (entretien avec Véronique).

Les malades-souffrants qui consultent les CSAPA sont aussi dans un rapport d'exemplarité avec les professionnels. Ils veulent être irréprochables, faire les choses sérieusement et dans l'ordre. Les entités de traitement, CSAPA et groupes d'entraide, ont donc joué un rôle déterminant dans leurs trajectoires de déprise. L'appropriation d'un rôle de récipiendaire (avoir reçu de l'aide) les place dans une position leur permettant de rendre ce qu'ils ont reçu :

> « *J'ai envie d'être surveillé quoi, c'est bête à dire, mais j'ai envie de... voilà, de garder toute la chance pour moi de venir ici, ça fait partie... je discute avec les gens, ils sont cool, les infirmières sont sympas, moi j'aime bien. Et puis j'ai le temps donc, après quand je retravaillerai, je n'aurai peut-être pas le temps de venir, mais là pour l'instant je viens. Enfin ce que j'espère c'est que je ne prends pas la place de quelqu'un. J'ai demandé au docteur il m'a dit "non ne te fais pas de soucis pour ça". Parce que ça a tellement changé ma vie que, s'il y a des gens qui attendent ça m'embêterait de prendre leur place quoi. J'ai même proposé d'aller chercher mon propre traitement à la pharmacie et leur donner qu'ils le mettent dans leur armoire et que je vienne qu'ils me donnent mon traitement. Je suis arrangeant hein* ? [Rires] » (entretien avec Jérémy).

Le renversement du stigmate, voire de la désapprobation sociale qu'ils ont pu vivre, consiste donc à s'inscrire dans un cycle de don : donner ce qu'ils ont reçu. Le stigmate négatif, celui d'un « étranger de la société » (Fernandez, 2010) est ainsi renversé en stigmate positif : ils sont effectivement des êtres humains différents du fait de leur maladie, mais ils peuvent devenir des héros ordinaires à condition de se prendre en main et être responsables de leur devenir.

Néanmoins, cette communauté morale symbolique peut dans une certaine mesure desservir les personnes, comme Marjorie qui inscrit son trouble dans un récit de dépressive. Les autres enquêtés qui évoquent la question de la dépression parlent plutôt d'un état dépressif qui a nécessité d'arrêter les produits pour travailler ce qu'il y avait « en dessous ». Marjorie est encore « dedans » alors qu'elle voudrait en finir avec l'alcool (elle est dans une période de rechute sévère au moment de l'entretien en juillet 2012). Elle commence à boire de manière très soutenue en 2000 et depuis elle a fait trois cures, la première en 2002. Elle prend des antidépresseurs depuis 10 ans. Marjorie a aussi fait quelques séjours à l'hôpital psychiatrique. Elle a toujours travaillé en tant que technico-commerciale, mais après un arrêt de travail qui a duré un an et demi pendant lequel elle a fait une cure et tenté de soigner sa dépression, elle est maintenant mal vue par ses collègues et surtout par sa hiérarchie. Elle souffre beaucoup du harcèlement moral dont elle dit être victime. Après sa dernière cure qui a eu lieu pendant l'arrêt maladie, elle a « tenu » (ce sont ses mots) six mois sans alcool, six mois au cours desquels elle est devenue boulimique avant de rechuter à Noël 2011 avec les trois bouteilles de vin offert par son employeur. Cela fait environ sept mois qu'elle erre entre des « cuites sévères », une conduite boulimique et une prise d'antidépresseurs. Elle se fait également prescrire du Baclofène depuis quelques mois, traitement qui lui convient :

> « *Quand je suis toute seule, ou je vais manger comme une boulimique pour pas boire, ou alors je vais boire, tu vois ? Et le Baclofène il a ça qu'il... il empêche l'emballement, tu vois ? Mais ça marche aussi sur la boulimie tu vois ? Parce que, je suis comme... un peu, détendue tu vois ?* » (Entretien avec Marjorie).

Elle est assidue aux réunions de Vie Libre depuis 3 ans. Dernièrement les autres « anciens », au courant de ses rechutes, l'appellent et viennent la chercher pour qu'elle y assiste. Néanmoins, elle émet une critique assez violente envers certains membres dont elle connaît la consommation quotidienne de « pétards » que les consommateurs se gardent de dévoiler au groupe.

> « *Ce n'est pas des gens qui vont me dire 'il ne faut pas prendre le Baclofène' et eux, ils s'enfilent des pétards toute la journée. Peut-être si je fumais j'irais mieux aussi, je ne boirais pas mais je serais dans un autre état aussi tu vois ? Eux, ben voilà, lui [un autre membre du groupe] il est fier de dire voilà, maintenant je suis dans ma deuxième, troisième année d'abstinence, je sais plus, voilà... mais s'il n'a pas ses joints, il est mal hein ? Donc ce n'est pas... et en cure j'ai vu beaucoup, beaucoup de gens qui, quand on avait des pauses ils se roulaient des pétards... c'est sûr, ça aide aussi. Mais, tout ça, ils ne vont pas le dire en réunion, ces gens qui sont parfaits* ».

Elle exprime un sentiment de trahison de la part de ceux qui se positionnent comme des héros, alors qu'elle-même dit mentir par omission sur le Baclofène dont le groupe ne reconnaît pas la valeur thérapeutique. Elle dit aussi avoir honte de sa rechute, notamment parce qu'elle fait partie du noyau dur du groupe et l'abstinence des autres la renvoie à sa situation d'échec. Elle met donc en accusation les personnes qui ne tiennent pas promesse, qui mettent en branle l'*ethos* des héros ordinaires consistant à tenir face aux produits. Le fait de se présenter abstinent alors que l'on cache des consommations régulières d'autres produits psychoactifs leur ferait « perdre la face » devant les personnes qui se sentent fragiles. Ceux qui agissent de la sorte perdraient donc l'autorité naturelle d'un père-pair. La convention de la sincérité, de l'authenticité, est, pour les initiés, rompue si l'on cache ses consommations et que les autres le découvrent. C'est donc aussi une sorte de technique de renversement (Fernandez, 2010) consistant à rejeter le caractère déviant sur autrui ou une institution, c'est-à-dire ceux et celles qui tiennent eux-mêmes un discours de moralisation.

Pour les malades-souffrants, qui ont pour la plupart tenté de consulter plusieurs professionnels (généralistes, psychologues cliniques, psychiatres en libéral), centres de soin (CSAPA ou centres de cure), hôpitaux (psychiatriques ou autre) et associations d'entraide, la technique de renversement consiste surtout à désigner une société de consommation leur permettant de se positionner comme victimes. Néanmoins, ces techniques rencontrent des limites quand ils doivent expliquer la perte de contrôle sur leurs consommations et ils sont alors amenés à chercher des raisons endogènes. L'adversaire devient donc la maladie, une sorte d'ennemi intérieur (Fernandez, 2010).

> « *J'accompagnais les garçons pour ce week-end, on était plusieurs accompagnants, et, avant de partir j'avais réalisé que j'allais passer ce week-end et que je ne pouvais pas boire, et ça m'a... ça m'est apparu comme ça, et je me suis dit « mais je ne peux pas quoi, je ne peux pas, je ne peux pas passer ce week-end sans boire, ce n'est pas possible ». Et alors, j'ai pris des petites bouteilles d'eau, des bouteilles vides bien sûr, et je les ai rempli de vin, et je les ai bourrées dans mon sac, on dormait à l'hôtel, pour avoir de l'alcool... là j'ai pris une claque quand même, je me suis dit « tu te rends compte de ce que tu fais là ». Je me suis dit « ça va plus » quoi...* » (entretien avec Sophie).

Il y a donc l'idée d'un soi véritable, différent de la part sombre que représente la maladie ou la dépendance. Ce travail biographique par lequel ils évaluent et jugent leurs comportements et actions passées leur permet de dissocier l'image qu'ils ont d'eux et l'image qu'ils ont donnée à voir à autrui, mais aussi de dissocier un comportement acceptable pour la société et certains actes, passés ou présents qu'ils ont du mal à expliquer. Les multiples accompagnements « psy » dont ils ont pu bénéficier (thérapeutes, groupe, cure, hôpital psychiatrique, etc.) laissent leurs empreintes sur la mise en récit de leur expérience.

> « *Tu te sens responsable d'un truc qui n'est pas ta faute, peut-être qui est ta faute mais que tu ne peux pas changer non plus, qu'il faut accepter, il faut se pardonner soi-même tu vois, faire tout ce travail de longue haleine* » (entretien avec Jeannine).

Le groupe d'entraide reste important dans la trajectoire, sinon pour arriver à l'abstinence, du moins pour le lien social et la compréhension empathique que l'on y trouve malgré tout. On retrouve la même idée d'empathie et de lien social à propos des CSAPA :

> « *Ils sont quand même vachement à l'écoute et puis après il y a quand même Docteur R. qui s'occupe de ce qu'il y a à côté quoi, les petits problèmes quotidiens comme un généraliste normal quoi. Puis il y a la psychologue madame M. que j'ai vu une ou deux fois, bon après je n'ai pas spécialement besoin, disons que je préfère parler avec une copine, vider un bon coup mon sac. Mais je te dis que je conçois ça comme un petit passage, pour vraiment mettre le pied à l'étrier, changer ton mode de vie, eux, ils te donnent un peu les petites clés pour essayer de changer ton quotidien quoi, tes habitudes. Et, après c'est quand même à toi de te prendre en main quoi, ce n'est pas eux qui vont venir chez toi faire ta journée, tu vois ? Donc eux, ils te donnent des conseils, ils te donnent certains trucs, puis après c'est à toi de te prendre en main puis... donc c'est ce que j'essaye de faire quoi, je me dis que ça ne va pas être éternel, je ne vais pas venir toute ma vie ici, j'espère y passer faire coucou de temps en temps après, c'est tout. Boire un café voilà, mais j'aimerais bien stopper bientôt quoi* » (entretien avec Véronique).

Le principe de grandeur du monde domestique semble ainsi être approprié et transmis par les « malades-souffrants », en ce sens qu'ils reconnaissent l'état de dépendance les liant à une figure d'autorité qui leur montre le chemin. Ils s'affirment responsables et autonomes ; ils veulent être « *pris au sérieux* » et se montrer « *matures* ». Pour cela ils renoncent à l'égoïsme en faisant preuve d'une grandeur morale en adoptant l'obligation du contre-don contenue dans le cycle du don. Dans cette catégorie on est plus usager, au sens d'acteur de son parcours de soins, que patient. Le statut de malade, responsable de son rétablissement, est ainsi relayé et transmis.

3.2.4. Les ex-addicts : « il y a plus de morts par le sport que par les drogues ! »

La dernière catégorie, celle des ex-addicts, peut être définie par rapport aux autres catégories. Les personnes qui la forment sont plus souvent polyconsommateurs et nous avons rencontré une grande partie d'entre eux dans les deux CSAPA ou chez les Narcotiques Anonymes. La grille de lecture de la maladie pour décrire et expliquer le trouble n'est pas adoptée par ces personnes. Nous sommes plutôt dans une conception individualisée du problème : les ex-addicts s'abstiennent de toute théorie généralisée sur la sortie de l'addiction, ce qui les rapproche des épicuriens.

> « *Puis, j'ai adoré ça, je suis tombé amoureux fou du cannabis la première fois que j'ai fumé, c'était un truc de fou quoi. Toutes les premières drogues que j'ai consommées, ça procure des effets*

hallucinants, le problème c'est que je deviens dépendant, je ne peux pas consommer ça dans un cadre festif, le truc c'est qu'après je vais consommer ça tous les jours, puis un moment donné ça me fait plus rire, ça me fait plutôt pleurer en fait, c'est vraiment le truc où il y a plus d'effets euphoriques, c'est plutôt la tristesse, la déprime ; c'est ça mon problème. Le problème ce n'est pas la drogue, c'est moi qui ne sais pas la gérer. Donc voilà je préfère ne pas essayer de la gérer [rires] » (entretien avec Patrick).

Ces personnes disent souvent avoir été toxicomanes ou alcooliques, voire dépendantes, c'est-à-dire qu'elles disent avoir mené un mode de vie d'addict et font référence au monde des addicts en s'y incluant ; elles utilisent « nous » ou « on » pour parler des addicts. Une autre similitude avec les épicuriens réside dans le goût pour les bonnes choses. Ce goût pour les produits est davantage présenté comme un trait de caractère, que comme une fragilité psychologique ou une souffrance psychique :

> « *Il y en a qui aime bien manger, il y en a qui aime bien faire du sport. C'est simplement... une préférence sociale c'est tout [rires]. Une préférence c'est tout. C'est surtout pour le plaisir, j'ai toujours été un, comment, un jouisseur de la vie... C'est du plaisir, j'ai toujours vu ça comme ça. C'est vrai qu'il y a quand même un risque, mais qu'est-ce qui n'a pas de risque. Les gens qui aiment le sport ils savent qu'il y a des risques aussi, dans tout quoi. Il y a plus de morts par le sport que par les drogues [rires]. C'est vrai. J'ai fait très fort, mais je ne me suis jamais senti, comment dire... incapable de gérer* » (entretien avec Jocelyn).

Quand on est addict, on est dans un monde à part, « *on perd les repères du temps et de l'espace* », mais ils éprouvent néanmoins une certaine appartenance avec le milieu, les anciens « copains de conso », le milieu festif dans lequel ils ont évolué et gardent le contact, même si une coupure a été nécessaire pour reprendre le dessus :

> « *Et la méthadone, ça m'a permis de, ouais, de reprendre le dessus quoi, de reprendre un peu le contrôle quoi, même si de temps en temps je prends encore de la drogue quoi. Après, petit à petit, on a essayé de réduire la méthadone pour plus en prendre, mais après il y a toujours la peur de reperdre cette stabilité qu'on a réussi à acquérir quoi* », (entretien avec Morgane).

Les ex-addicts ont commencé à consommer diverses substances, ce qui rétrospectivement est considéré comme un choix assumé : « *c'est un choix que j'ai fait, d'accord je n'ai pas fait le bon, mais... je ne vois pas pourquoi je regretterais, au contraire* ». L'expérimentation de divers produits est intégrée dans le discours comme une expérience valorisée, voire déterminante dans leur trajectoire de vie : *« Enfin beaucoup de choses, ça m'a apporté une expérience de vie d'ouf en fait, j'ai 20 ans et, ben, j'ai déjà vécu plein de choses que je n'aurais pas vécues sinon ».*

Le processus de déprise constitue dès lors un changement de mode de vie en référence à des repères stables auxquels ils attribuent des valeurs de normalité, toujours liées à l'idée de stabilisation :

– D'un point de vue social : « *j'ai réussi à trouver des passe-temps, des amis stables, fixes, qui ne me tirent pas vers le bas* ».
– D'un point de vue familial : se recréer une vie de famille en ayant des enfants ou renouer un contact avec des proches, perdus pendant la période de consommation.
– En termes d'habitat : « *déjà le fait que j'ai un appartement, rien que ça, un endroit fixe où je fais le ménage et tout* »
– Au niveau économique : des revenus permettant une relative autonomie financière.

Tous ces éléments de « stabilité » sont opposés à une vie d'addict jugée malsaine. Ils se retrouvent dans un ensemble d'injonctions : ne plus vivre dans les squats, ne plus courir et s'organiser continuellement pour avoir des quantités suffisantes du produit, s'occuper de son corps et manger sain, faire le ménage régulièrement, etc.

> « *Je passe déjà moins ma vie à courir. Surtout à pied, je suis à pied alors. Ah oui, quand je consommais je me tapais trente, quarante kilomètres par jour, hein, minimum. Pour aller à droite à gauche, déjà le premier copain qui avait quoi que ce soit, il était déjà à 10 kilomètres, donc quand le stop, ça marche, ça va, mais quand ça ne marche pas, tu vas à pied, pas le choix. Après pour aller à la pharmacie, c'était à 5 kilomètres, il fallait bien que je trouve des seringues, donc automatiquement, je suis parti, aller-retour, compagnie* » (entretien avec François).

Pour ces ex-addicts, l'entrée dans un processus de déprise signifie dans un premier temps de reprendre le contrôle sur les consommations. Les médicaments, et notamment le traitement de substitution, interviennent donc comme une béquille, qui aide à garder le moral et ne sont pas prioritairement pris pour gérer le manque physique. Les « ex-addicts » ne se projettent pas dans un arrêt immédiat. Le traitement peut également servir à éviter une éventuelle dépression[268] :

> « *Ils [les médecins] hésitent beaucoup hein [à baisser la dose de méthadone], ouais, ils pensent que ça peut déclencher des trucs trop, oui, des dépressions des choses comme ça, ils ne sont pas... sont pas trop bienvenus quoi. C'est plus facile de continuer la métha, que de risquer des choses comme ça. Ouais, parce que ça craint quand même la dépression, ça, c'est un truc que j'ai toujours été sujet à...*

[268]Il est intéressant à noter que plusieurs d'entre eux font état d'une dépression ou d'un état dépressif plus ou moins chronique et certaines personnes nous racontent également leurs tentatives de suicide.

même avant, même quand j'étais gosse déjà. J'ai toujours été sujet à la dépression » (entretien avec Jocelyn).

L'objectif est d'arrêter progressivement toutes les consommations. S'il y a parfois reprise de drogues ou d'alcool, cela n'est pas qualifié de « rechute », mais plutôt intégré comme une « étape » dans l'arrêt progressif de tout produit ou alors cela vient appuyer l'idée selon laquelle le retour à une consommation modérée du produit de prédilection est possible : « *ça serait possible mais ça ne me tente pas pour le moment* ». Ils font donc aussi référence à une éthique de maîtrise de soi, c'est-à-dire qu'il leur est possible de ne pas consommer s'ils jugent que c'est mieux pour eux, même si la tentation existe.

Une introspection paraît ici aussi essentielle, mais elle se fait sans recourir à un professionnel de la parole. Parfois les ex-addicts recourent aux différentes entités de traitement pour les services proposés (les traitements de substitution, les consultations gratuites avec les professionnels de la santé) ou la plus-value qu'ils apportent (notamment le lien social dans les groupes d'entraide, lien qui peut aussi parfois avoir été créé avec les professionnels des centres). Le processus d'autonomisation semble ici important. Les personnes ont un discours autour de leur propre responsabilité tant au niveau de leur consommation, ce qui les rapproche des malades-souffrants, qu'au niveau de la forme de sortie valorisée : changer sa vie. Sur ce dernier point, ils sont proches des épicuriens et tournent le dos à leurs habitudes de consommation et au mode de vie qui était le leur. Ils peuvent en sortir grâce à leurs propres ressources, ce qui rejoint l'idée de l'*empowerment* également mis en avant dans les centres de soin. L'horizon est dessiné par l'idéal de devenir authentique qui passe par une acceptation de son passé d'addict et de ses comportements tournés vers le plaisir et la défonce. L'introspection consiste à ne pas renier son passé, mais à composer avec. Il s'agit de se construire en quelque sorte avec le produit (Soulet, 2009).

Pour s'en sortir il faut s'éloigner du milieu et ce même si les ex-addicts revendiquent une plus grande part d'autocontrôle en parlant de *choix* au lieu d'*accident de parcours* et d'une « reprise en mains ». Ce sont souvent des personnes qui ont été éloignées du monde du travail pendant leur période de consommation, voire qui ont mené un mode de vie marginal : vivre dans la rue pendant plusieurs années ou dans des squats insalubres, consommer dans des conditions sanitaires douteuses, etc. Leur parcours de consommateur a laissé des traces sur leur vie actuelle en termes de travail par exemple parce qu'elles n'ont pas de qualification ou de permis de conduire par exemple et souvent les ex-addicts ont peur des tests urinaires effectués dans certaines grandes entreprises qui détecteraient leur traitement de substitution. D'autres dimensions sont également touchées, notamment les domaines économique et familial, certains ont été rejetés par leurs proches à cause de leur mode de vie.

« *Donc voilà aujourd'hui, ben oui j'ai 35 ans, j'ai un petit appartement que je loue, j'ai un dossier de surendettement, j'ai ma vie d'ancien consommateur, donc je ne peux pas tout réparer comme ça. Donc voilà pendant dix ans de ma vie, ma vie s'est arrêtée, où j'ai vécu que pour consommer* [rires], *donc du coup... je n'ai pas pu grandir déjà sur le point de vue matériel, bon même si ça n'a pas d'importance, mais c'est quand même un petit peu important... voilà je me suis arrêté... parce que tout partait dans la consommation, je ne payais pas mon loyer, je ne payais rien du tout, toute ma tune elle partait pour consommer. Donc oui, après ben je commençais à vendre pour pouvoir m'en payer, et après ça devient n'importe quoi, parce que du coup, ben, j'achetais en fait pour revendre, mais en fait non je consommais presque tout ce que j'avais acheté, je n'arrivais pas à vendre, donc après tu as des problèmes avec le dealer, c'est un cercle vicieux hallucinant* [rires] » (entretien avec Patrick).

Ce n'est donc pas l'identité d'addict qui est négative, mais plutôt les conséquences sociales, sanitaires, professionnelles, d'une période relativement longue avec les produits qui le sont. C'est la perte de maîtrise des produits mais aussi de soi-même qui peut mener à un arrêt de la consommation : « *un moment donné il fallait bien que j'arrête parce que j'étais en train de mourir* » ; « *Jusqu'au jour où tu te rends compte qu'il faut que tu t'arrêtes sinon tu vas y passer quoi* ». On est ici dans un registre plutôt comportemental de causalité lié à l'attrait pour les produits de défonce, même si c'est parfois l'accumulation de soucis qui annonce le départ « en cacahuètes ».

« *Je suis dépendant, donc aujourd'hui je travaille sur mes comportements principalement. Mon rétablissement c'est ça, maintenant la consommation ce coup-là je me sens vraiment bien sans, maintenant ce qui compte c'est de bosser sur mes comportements. C'est comment vivre, sans consommer, mais comment vivre bien en fait dans la vie quoi, accepter la vie comme elle est, sans péter les plombs, voilà, en étant à peu près bien, prendre des bonnes décisions, être bien avec les autres, être bien avec moi* » (entretien avec Samantha).

Ces personnes, contrairement aux accidentés, acceptent la figure de l'addict même marginalisée, mais rejettent la stigmatisation qui les déshumanise, ce qui n'est ni juste ni justifié. Les toxicomanes ne sont pas des êtres irrationnels ou des délinquants. La stigmatisation sociale et la répression juridique sont les causes d'un mode de vie marginal. Ils éprouvent plutôt une certaine appartenance au monde des addicts stigmatisés et marginalisés, marquée par l'utilisation du « *nous* » et revendiquent une politique plus solidaire avec les consommateurs des drogues illicites :

« *De toute façon le problème, il existe. Il existe, il y a je ne sais pas combien de consommateurs en France, donc si on peut trouver des solutions pour accompagner ces consommateurs plutôt que de dire qu'ils n'ont rien à foutre de la société quoi, parce que c'est un peu ça, on veut exclure en fait les gens en fait. Le problème, il est là, il faut faire avec »* (entretien avec Patrick).

Pour ces raisons les groupes d'entraide, et notamment les Narcotiques Anonymes, constituent, pour cette catégorie, un atout important, en ce sens qu'ils ont pu s'identifier aux autres :

> « *On a un truc en commun c'est qu'on est dépendant quoi, on a perdu la maîtrise de notre vie avec la consommation. On est tous incapables aujourd'hui de consommer la moindre drogue qui modifie le comportement, pour moi c'est le point en commun qu'on a. Après je pense qu'on est tous différent* » (entretien avec Marie).

Même si les Narcotiques Anonymes considèrent la dépendance comme une maladie, c'est la perte de la maîtrise qui semble être un élément significatif pour ces personnes, qui les lie et qui constitue un élément déterminant dans leur trajectoire de déprise comme en témoigne la première étape des Anonymes : « *nous admettons que nous avons perdu la maîtrise de notre vie* [269] ». Comme pour les malades-souffrants l'honnêteté est une vertu importante et la honte un sentiment à éradiquer. S'il y a eu consommation on se doit de le dire, non pas dans une posture de confession, mais plutôt pour honorer la relation de confiance qui a pu s'instaurer entre membres du groupe et aussi avec les professionnels :

> « *Il y a eu de la confiance hein, il n'y a jamais eu de… même les tests urinaires j'en fais plus, je n'ai jamais eu un contrôle positif de, ouais, de quoi que ce soit. Non mais, j'ai aucune raison de me cacher de ce que je fais quoi. Le médecin me demande si je prends quelque chose, et je lui dis « oui la coca », c'est bon, il le sait. Pourquoi le cacher, j'ai aucune honte* [rires] » (entretien avec Jocelyn).

On n'est donc pas dans un registre moral de l'exemplarité, mais plutôt de la sincérité, c'est-à-dire que ces ex-addicts déploient des efforts pour garder une unité du moi cohérent en mettant à l'épreuve identité de consommateur dans l'interaction avec l'enquêteur, mais aussi, selon eux, dans les interactions avec les soignants qu'ils soient professionnels ou bénévoles.

Sans dire pour autant qu'ils sont fiers de leur choix de consommer, ils veulent garder une unité cohérente de leur soi en construisant une continuité entre leur passé et leur présent. Ils tentent donc de neutraliser le stigmate en référence à une acceptation de leur passé, choisi et assumé et revendiquent ainsi une grande part de liberté dans leurs choix et leurs actions. Il y a en revanche une critique forte des entrepreneurs de morale, de ceux qui stigmatisent les usagers des drogues. Si l'on arrive à contrôler ses consommations, il n'y a pas d'erreur morale. Le statut de malade et celui

[269]Première étape des Anonymes.

de patient sont ici plus contournés que relayé en préférant celui d'usager à la fois des drogues et du système de soin.

3.2.5. Récapitulatif de la typologie des addicts

Nous pouvons synthétiser les caractéristiques de quatre catégories construites à partir de leur conception de l'addiction et de la déprise, leurs rapports aux produits psychoactifs, au stigmate et à une identité d'addict. Cette analyse permet en outre de définir comment les addicts se positionnent dans les processus d'objectivation par les entités de traitement dans des statuts de patient ou de malade.

L'objectivation dont les addicts font l'objet, c'est-à-dire tels qu'ils sont perçus et agis dans les entités de traitement en tant que « patient », « usager » ou « malade » peut donc être vécu de différentes manières. Le statut de patient souffrant d'un trouble temporaire peut ainsi être approprié pour chercher à se déresponsabiliser de son mal et permettre de rentrer dans la normalité en s'adaptant au rôle du bon patient comme c'est le cas des accidentés. Ce statut peut aussi être subi, quand on résiste aux imputations morales de la tempérance tout en restant dans un rapport ambivalent à ses consommations continues comme pour les épicuriens, c'est-à-dire quand il y a un tiraillement entre un choix esthétique de jouir de la vie et un choix éthique de se choisir soi-même. Le statut de malade plutôt que celui de patient est préféré par certains pour accepter que leur trouble soit chronique, mais aussi pour accentuer leur responsabilité dans la mise à distance de sa récidive, car c'est une maladie sur laquelle on peut agir. C'est un statut qui est même relayé et, dans les groupes d'entraide, transmise aux autres malades-souffrants. Enfin, le statut de malade, mais aussi celui de patient, peut être contourné en évoquant une plus grande part d'autonomie et un rapport individualisé aux produits. Ainsi, le statut d'usager, en tant qu'acteur de son propre parcours de soins, est ici préféré par les ex-addicts qui sont dans ce rapport de contournement aux processus d'objectivation.

En effet, deux catégories sur quatre semblent plus clairement liées à des formes d'accompagnement spécifiques, les malades-souffrants et les ex-addicts. Les malades-souffrants sont majoritairement issus des groupes d'entraide et les ex-addicts ont été rencontrés en très grande partie dans les CSAPA. Les premiers prônent l'abstinence heureuse, en accord avec l'idéologie des groupes d'entraide, les seconds revendiquent un contrôle sur leurs consommations éventuelles, tel que le défend également le paradigme de la réduction des risques. Les deux catégories sont placées sur l'axe « malades-responsables », et correspondent ainsi à l'idéal contemporain des usagers responsables et autonomes. Dans les deux cas ils disent vouloir assumer leur choix en référence aux valeurs de la sincérité et de l'authenticité. Pour les deux, les médicaments sont considérés comme des béquilles pour aider à sortir de l'emprise et il y a une solidarité avec les autres addicts : la société est en grande partie responsable des addictions et les politiques publiques ne sont pas suffisantes ni pertinentes pour aider les addicts aujourd'hui. Néanmoins, ils se distinguent sur plusieurs points, notamment sur l'idée que les produits peuvent encore être source de plaisir (ex-addicts) ou sont à éviter absolument (malades-souffrants), positionnements qui s'accordent avec la solution à appliquer : pour les malades-souffrants la solution c'est l'abstinence quand on chute et touche le fond. Ceux qui n'arrivent pas n'ont pas encore la volonté de ne pas consommer, autrement dit n'ont pas encore fait le choix éthique de devenir soi. Pour les ex-addicts, on peut s'accorder un plaisir de temps en temps, et s'ils retombent dans un usage nocif, c'est qu'ils ont perdu la liberté de choisir.

Les deux autres catégories sont moins clairement liées à une forme d'accompagnement. Parmi les accidentés, qui visent le retour à une vie normale par l'abstinence totale, il y a une petite majorité d'usagers des CSAPA et dans la catégorie épicurienne, dont l'idéal est de pouvoir continuer à consommer de temps en temps, une légère surreprésentation des membres des groupes d'entraide. Ces deux catégories sont situées sur l'axe « victimes-coupables » et se caractérisent par un conflit entre l'attirance pour les produits et l'exigence morale de se tenir. Ils considèrent avoir besoin d'un cadre pour en sortir, bien qu'ils manifestent des formes de résistance à celui-ci en cachant leurs consommations aux professionnels ou au groupe, ou encore en ajustant secrètement leurs doses de traitement de substitution. Comme pour les catégories précédentes, le statut du produit ne fait pas consensus. Pour les accidentés les produits sont représentés comme le « mal » absolu, alors que pour les épicuriens ils sont un objet de désir. Aussi, les accidentés comme les malades-souffrants estiment que c'est une question de volonté, et les épicuriens, comme les ex-addicts, pensent que leur liberté leur permet de s'accorder un petit plaisir de temps en temps.

Tableau 14. Typologie des addicts. Caractéristiques des trajectoires de déprise.

	L'addiction	**Rapports aux produits**	**La déprise**	**Stigmate**	**Rapports aux autres addicts**	**Objectivation**
Les accidentés	Accident de parcours	Rupture (Quelques accidents)	Normalisation	Renverser par héroïsation de leur « cas »	Identité négative de « tox », identité positive du « normal »	Appropriée
Les épicuriens	Événement déclencheur	Continuité contrôlée (Plaisirs coupables)	Éloignement	Neutraliser par une hiérarchisation des conduites et produits	Identité négative d'addict, identité positive d'épicurien	Subie
Malades-souffrants	Souffrance intérieure (maladie)	Rupture (tempérance)	Abstinence	Renverser par une carrière morale du contre-don	Identité négative d'immaturité identité positive d'abstinent	Transmise
Les ex-addicts	Perte relative de maîtrise.	Continuité contrôlée (maîtrise de soi)	Autocontrôle	Neutraliser en apprenant à s'autocontrôler	Identité négative d'entrepreneur de morale, identité positive de consommateur	Contournée

Ces constats permettent d'affiner la figure des addicts présentée plus haut :

Figure 5. Rapports à l'objectivation des entités de traitement.

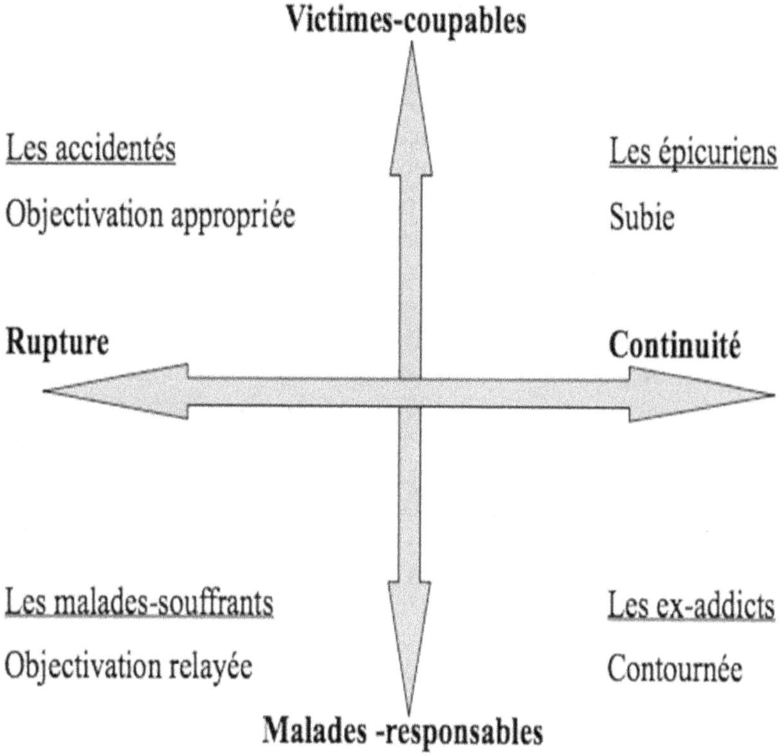

Conclusion chapitre IV

Les conditions de possibilité de l'engagement progressif dans une carrière de déprise tiennent à la fois au rapport entre l'âge de la personne et les produits consommés, mais aussi aux ressources symboliques disponibles permettant au sujet de se mettre en récit afin de devenir responsable et authentique. Bien que la teneur des ressources matérielles et symboliques joue un rôle dans le parcours de déprise, il nous semble difficile d'établir des frontières nettes des rapports à la déprise selon la position dans l'espace social (Bourdieu, 2001). Néanmoins, cette difficulté ne doit pas occulter le fait qu'un grand nombre de celles et ceux qui vivent une emprise totale des produits sur leurs vies, c'est-à-dire depuis des nombreuses années en errance urbaine en alternant séjours en prison et en hôpital psychiatrique, sont plus souvent des personnes qui vivent dans des conditions très dégradées et qui sont les plus éloignées d'une sortie quelconque.

L'analyse des trajectoires de déprise permet d'entrevoir des manières différentes de juger la conduite meilleure pour soi (éthique) et face à autrui (morale), selon les idéaux d'abstinence ou de contrôle des consommations que l'on retrouve dans les entités de traitement. Cacher certaines consommations ou rechutes au groupe ou aux professionnels, refuser de suivre les recommandations médicales, contester l'idéal d'abstinence ou dénoncer la fausse sincérité, sont des actes, des gestes et des paroles qui peuvent être perçus comme des formes de résistance aux désignations dominantes de leur trouble par autrui. En agissant de la sorte, ils se ménagent une marge de manœuvre par rapport aux contraintes extérieures portées par les entités de traitement. Il est possible de caractériser différents positionnements en réponse aux injonctions morales de bonnes conduites entre appropriation, soumission, transmission et contournement, positions qui mêlent des valeurs parfois opposées (entre authenticité, sincérité, exemplarité et esthétique de l'existence) et des sentiments contradictoires (entre honte, fierté, colère et bonheur) qui peuvent entrer en tension.

Une carrière de déprise passant par des dispositifs de traitement participe sans doute à la construction d'un sujet moral. Néanmoins, comme le rappelle Grard (2008), à force de se focaliser sur l'aspect assujettissant on occulte l'aspect *subjectivant* de se mettre en récit et qui constitue parfois un besoin chez les sujets : donner un sens, par le récit de soi, à leur expérience. La déprise de l'addiction est donc doublée d'une déprise de soi en se dépossédant de sa biographie devant les soignants, professionnels ou bénévoles, mais, parfois, nécessaire pour une *reprise de soi*. Il convient donc de comprendre l'assujettissement comme une modalité de la construction d'un soi du sujet social s'inscrivant dans des entités de traitement. Il s'agit de continuer à devenir soi en continuant à user des techniques de soi (Foucault, 1994a), c'est-à-dire se reconnaître sujet en se retravaillant. Le récit de soi peut être vu comme une pratique libératrice tant que cela ne fige pas le sujet dans une identité sociale déterminée et déterminante.

Conclusion générale

> « Dès qu'il [Darwin] parvenait à une conclusion, il trouvait toujours une raison d'en douter, parce qu'il n'avait pas toutes les données souhaitables et sa préoccupation n'était pas de trouver des réponses, mais davantage des questions » Howard Becker[270].

Nous avons tout au long de cet ouvrage exposé la description et l'analyse du scénario des trajectoires de déprise à travers différents dispositifs de traitement. Dans une approche de la théorie ancrée, nous avons cherché à articuler le travail empirique et les concepts théoriques dans une cohérence narrative. Choisir le paradigme interactionniste nous a donné une grille de lecture implicite et explicite, nous a socialisé à un certain regard, en ce sens que le savoir que nous produisons « *n'a de sens que rapporté aux paradigmes qui guident l'observation du chercheur* » (Jacques-Jouvenot, 1997 : 26). Il s'agit donc de concevoir la théorie et ses déclinaisons en concepts, catégories et notions comme une boîte à outils dont on se sert au besoin et à juste mesure (Soulet, 2011). Au terme de ce travail, il convient de revenir sur les principales conclusions et d'exposer les pistes que nous avons développées pour compléter le puzzle.

Nous avons montré comment les recherches récentes en neurobiologie ont transformé le modèle de prise en charge des problèmes de dépendance. Celui-ci noue dorénavant avec des notions de citoyenneté et d'autonomie dans une approche de gestion individualisée des risques liés à la consommation (la réduction des risques). Le modèle reste ancré dans un référentiel psychanalytique, mais dont les moyens d'agir se sont montrés inefficaces selon les acteurs du terrain. Le paradigme de l'addictologie fait ainsi émerger un modèle plus pragmatique. Il s'agit, dans un premier temps, de « rencontrer l'usager là où il est au moment où il l'est » selon les professionnels de l'addictologie. Dans un deuxième temps ils tentent d'intervenir sur les arguments des usagers en faveur d'un changement de leurs vies. L'analyse des interactions entre professionnels et usagers, ainsi que de leurs discours, montre l'enjeu d'une transmission des techniques motivationnelles qui permet aux usagers de court-circuiter le système de la

[270] Becker (1998), *Trois leçons de sociologie (2). Du travail de conceptualisation*, vidéoconférence [20min43sec], Université de Metz, Centre Audio-Visuel de l'Université de Metz (CAVUM), [en ligne] http://www.canalu.tv/video/canal_socio/trois_lecons_de_sociologie_2_du_travail_de_conceptualisation.736, consulté le 20/04/15.

récompense tel qu'il s'est développé chez eux. En somme, le professionnel doit donc construire une réponse avec l'usager en situation comme l'implique l'idéologie de la réduction des risques. Cela sur fond d'un *ethos* professionnel, hérité du paradigme psychanalytique, qui prône d'atténuer les souffrances de l'usager. L'approche motivationnelle introduite par la récente institutionnalisation de l'addictologie permet de construire une réponse pragmatique pour changer les comportements de l'usager, afin qu'il consomme autrement et mieux. Ce registre de soin est ainsi hybride entre plusieurs champs idéologiques et interventionnels.

La posture engendrée par le registre expérientiel d'empathie dans les centres de soin, permet d'assurer une mise en récit des usagers qui participe de leur prise de conscience des conditions de la dépendance et de leur propre responsabilité dans la suite des événements. Il s'agit donc d'un processus de subjectivation. En effet, les usagers doivent s'appuyer sur leurs propres ressources biographiques, c'est-à-dire leur histoire sociale telle qu'elle est fragmentée à travers les interactions avec les professionnels, pour d'abord prendre conscience de leur besoin de changement et ensuite s'en sortir de manière authentique (selon « ses » propres choix « pour soi »). Le savoir de l'usager dans les interactions de soin est réduit, à travers la proto-professionnalisation (Trépos, 1995), à celui d'une connaissance des produits et de leurs effets. Le savoir de l'usager devient ainsi restreint à une connaissance de « l'éprouver ». Le registre discursif expérientiel n'est pas garant de plus d'autonomie et des marges de manœuvre pour les usagers, mais constitue une manière de s'approprier un savoir de ces derniers à travers le récit de leurs expériences. D'un point de vue plus macrosociologique, nous pouvons considérer que c'est un processus d'individuation qui se met en place, c'est-à-dire un cadrage sur la biographie individuelle des addicts, ce qui a pour conséquence de leur faire intérioriser les normes de conduite acceptables en société. Le processus d'objectivation dans une catégorie de patients-usagers experts d'eux-mêmes s'articule donc à la subjectivation que les addicts peuvent ou doivent engager (l'*empowerment*).

Dans cette optique, l'usager est à la fois considéré *victime* de sa situation et *responsable* de son propre devenir. Nous avons ainsi démontré l'enjeu de la temporalité dans le parcours de soins idéal-typique au sein des CSAPA qui consiste à faire changer le rapport au temps des usagers, afin qu'ils puissent se projeter dans l'avenir, ce qui contraste avec le modèle pragmatique mentionné ci-dessus qui tente d'agir sur l'horizon temporel court des usagers. Il s'agit bien d'une manière de distinguer l'usager immature de l'usager responsable et autonome : s'ils ne passent pas les étapes, c'est qu'ils sont dans un rapport au temps immédiat, ils sont en marge du temps. Ils ont effectivement le droit d'y rester (ce sont des citoyens disposant librement de leur corps), parfois on ne peut rien faire pour eux. Néanmoins, tout effort déployé pour les aider à en sortir implique de les faire se projeter dans l'avenir, à passer des étapes.

Ainsi, malgré les discours des pouvoirs publics sur l'importance de l'autonomie du patient dans le système de soin et les réserves émises à l'égard de l'utilisation de la contrainte dans la prise en charge de populations vulnérables, l'analyse des interactions de soins montre que le schème des relations mobilisé est plus souvent asymétrique. Les interactants sont alors figés dans des rôles sociaux imposés par la situation de soin et par la relation d'autorité entre soignants et soignés (Goffman, 1973). Les critères moraux de catégorisation des « bons » usagers reposent sur des valeurs d'autonomie et de responsabilisation, même si les usagers n'intériorisent pas passivement l'identité sociale, voire morale, qui leur est attribuée et peuvent tenter de la disqualifier.

Les usagers peuvent s'approprier ou non le statut du bon patient, c'est-à-dire qui se comporte de manière appropriée, qui demande à changer son traitement au bon moment et qui accepte la temporalité longue consistant à se projeter dans l'avenir. En somme, le bon patient accepte les contraintes imposées par la structure de soins. L'articulation de l'autonomie du patient-usager et les contraintes du parcours de soins ne changent rien au fait que les patients-usagers sont toujours confrontés à une règle et à la déviance de celle-ci, même si l'on peut penser que les contraintes externes cèdent la place à l'autocontrainte par la mobilisation des ressources individuelles. L'autonomie est donc toujours celle qui est imposée par le système de soin et se mesure à la capacité à respecter la règle, plus qu'à la contourner.

Dans le prolongement de ce résultat, il serait pertinent de s'intéresser aux effets que peuvent avoir les textes législatifs ou les référentiels de bonnes pratiques sur les pratiques des professionnels concernant ces questions d'*empowerment* et d'approche expérientielle qui s'inscrivent dans la terminologie dominante des politiques publiques actuelles. Ces textes sont aussi une manière de réguler les contraintes et de limiter l'exercice de la domination de l'institution de soin sur l'individu. D'un côté, ces régulations peuvent être appropriées par les professionnels comme un code éthique correspondant à une symétrie dans les relations et à l'exercice de la libre volonté des usagers. De l'autre, ces régulations peuvent susciter des résistances en ce qu'elles comportent des contraintes sur les professionnels eux-mêmes pris dans des injonctions contradictoires entre l'obligation d'individualisation du traitement et la rationalisation des moyens disponibles.

La difficile autonomisation d'un modèle de soin organisé par les pouvoirs publics, capable de proposer des solutions efficaces à tous les addicts, explique, en partie, le relatif succès continu des associations d'entraide dans ce domaine depuis les années 1930. Les réunions hebdomadaires dont elles se font les promoteurs, sont l'objet non seulement d'un partage d'expériences par les récits des histoires de vie, mais participent en même temps à la constitution d'une mémoire collective de leurs parcours avec les produits qui les ont fait « chuter » jusqu'à « toucher le fond ». Le collectif des groupes assure une continuité de l'expérience de l'abstinence en ravivant le souvenir de leurs parcours chaotiques et aliénants, ainsi que l'échec de leurs prises en charge institutionnelles éventuelles (Fernandez, 2008). La référence à des principes de justification autour des cas et des exemples fait que les addicts en viennent à se reconnaître malades en se reflétant dans le miroir de l'altérité (Strauss, 1992b). Les caractéristiques de cette maladie, induites par les expériences communes des consommations excessives, infèrent « logiquement » l'abstinence comme le seul remède réellement efficace au trouble. La construction d'une identité narrative par la mise en récit de soi pose ainsi les bases d'une imputation de responsabilité éthique quant à son propre devenir : celui de l'abstinence heureuse.

Les aveux thérapeutiques ne se font pas sans guides, c'est-à-dire que la confession de ses conduites pathologiques est validée et contrôlée par les pères-pairs dans les groupes d'entraide. L'intériorisation de la vertu de la tempérance se fait donc aussi au moyen d'un hétéro-contrôle. En pérennisant son soi dans l'abstinence, on participe à la pérennisation des groupes d'entraide par les liens de dépendance qui se créent entre un père-pair et un malade-dépendant dans une relation d'autorité. C'est par et dans cette relation que l'on peut dès lors devenir soi-même un entraidant. En effet, ce processus de transmission met le récipiendaire dans une position de dette et l'oblige à rendre ce qu'il a reçu en s'appropriant lui-même une place de père-pair impliquant de tenir promesse de ne pas rechuter. Le basculement dans le rôle d'entraidant participe donc à la construction d'un sujet moral.

Il serait intéressant d'étudier ces trajectoires de pères-pairs sous l'angle de l'engagement associatif en interrogeant comment la transmission d'une place d'aidant s'inscrit ou ne s'inscrit pas dans des carrières de militants. En axant les récits de vie sur cette question, nous pourrons reconstituer dans une perspective biographique les significations et les choix opérés par les pères-pairs dans les phases antérieures de leur engagement.

Dans quelle mesure peut-on alors dire que l'appropriation du savoir biographique des addicts participe à la construction d'une légitimité expérientielle dans le soin des conduites addictives ? Si on considère que les centres de soin spécialisés font de l'empathie et de l'écoute de la souffrance des compétences valorisées, les frontières de l'expertise en addictologie s'ajustent autour de l'idée que la compréhension de l'expérience vécue par les addicts confère la légitimité de prise en charge. Cette compréhension est validée par l'engagement, dans la situation d'expertise, des cas et des exemples d'expériences addictives. Le récit de soi en tant que « processus institutionnalisé de l'aveu » (Hahn, 1986) permet donc aux soignants, professionnels ou bénévoles, de s'approprier un savoir biographique, mais semble aussi être central dans la *carrière morale* de la sortie de la dépendance.

Ainsi, il nous semble que la notion d'expertise profane n'est pas appropriée : la dichotomie savoir expert - savoir profane perd de son sens quand l'enjeu de lutte de la vérité, l'addiction, présuppose de l'avoir éprouvée pour la comprendre selon les acteurs spécialisés du champ. La légitimité expérientielle a donc cours dans le champ de la prise en charge des addictions, plus peut-être que dans d'autres domaines de la santé. Ceci est aussi lié à l'histoire militante du champ et de certains acteurs l'ayant traversé, qu'ils soient professionnels comme les acteurs de la réduction de risques, addicts et militants dans des associations d'entraide ou d'usagers, mais aussi chercheurs comme certains sociologues investis dans la politique de la réduction des risques (cf. le chapitre I). Au-delà, ce qui est intéressant à observer ici, c'est que la reconnaissance des addicts comme experts d'eux-mêmes semble acquise, du moins dans les discours, dans les milieux spécialisés (CSAPA et groupes d'entraide), et, pourtant, l'acquisition de la légitimité expérientielle ne va pas de soi : comme nous l'avons vu, non seulement il ne suffit pas de l'avoir vécu pour obtenir un statut d'expert, mais, aussi, on n'a pas forcément besoin de l'avoir éprouvé nous-mêmes. Les questions qui se posent et qu'il s'agit d'approfondir sont donc de savoir qui, et surtout comment, devient-on expert expérientiel ? Par quels mécanismes et processus sociaux des savoirs sensibles deviennent des savoirs expérientiels ? Et dans quelle mesure ceux-ci s'extraient de l'injustice épistémique[271] dont souffre le savoir profane ? Nous avons présenté des pistes de réponses concernant les groupes d'entraide, mais qu'en est-il dans le système de soins, et plus généralement dans la société ? Il semble judicieux dès lors de souligner que le savoir expérientiel ne peut pas être assimilé à un savoir profane qui se limiterait à une expérience avec les produits ou avec le système de soins. La mémoire collective des cas et leur narration deviennent une arme puissante dans la lutte pour la bonne définition de l'addiction et de la manière d'en sortir pour les groupes d'entraide. Néanmoins, leur opposition au savoir théorique qui leur permet de garder une attractivité en tant que lieu de la dernière chance, exclut aussi toute forme de coconstruction du savoir avec d'autres acteurs.

Nous avons posé l'hypothèse qu'il n'y a pas guerre de territoire, en tout cas perçue comme telle par les acteurs entre les CSAPA et les associations d'entraide, et que la critique réciproque entre eux pouvait s'apaiser dans un compromis sur le découpage du territoire (chacun s'occupe de ce dont il est compétent) et au terme de l'engagement d'une expression affective et compréhensive qui est gage de légitimité. Néanmoins, si un ajustement des frontières de l'expertise a lieu à travers un rapprochement du registre discursif autour de l'expérience et des pratiques d'intervention autour de l'empathie dans les CSAPA, les deux entités de traitement ne sont pas exemptes d'une lutte pour le monopole du savoir et du pouvoir. Cette lutte symbolique concerne la définition à la fois du trouble addictologique et du remède le plus efficace à lui appliquer. Il y a ainsi désaccord sur le terme de

[271] Concept mobilisé pour désigner les inégalités dans l'accès, la reconnaissance et la production des savoirs (Godrie et Dos Santos, 2017).

maladie employé dans les groupes d'entraide, critiqué par les professionnels de la santé parce qu'il réduit les usagers à une identité de malade, mais aussi sur l'utilisation des médicaments (notamment de substitution) que les groupes d'entraide dénoncent, car elle constitue un frein à une abstinence véritablement heureuse.

En effet, ces luttes de désignation qui renvoient aux entités étudiées, trouvent un compromis dans les notions de souffrance psychique et société addictogène, ainsi qu'un accord sur le fait qu'un travail biographique est nécessaire afin de devenir acteur de sa propre vie. Il y a donc un point commun concernant le « pourquoi » du soin. En revanche, il y a conflit quant au soin lui-même, c'est-à-dire quant aux modalités de prise en charge : qui (spécialistes professionnels ou bénévoles), comment (avec ou sans médicaments), quoi (les conséquences ou les causes du trouble) et dans quel but (réduire ou arrêter les consommations). Le principal désaccord porte sur les conclusions issues de la désignation de la souffrance comme le fondement du trouble pathologique de l'addiction : les sujets peuvent et/ou doivent se composer avec ou sans les produits. Ces litiges peuvent aussi avoir lieu à l'intérieur des entités et concernent alors les rapports qu'entretiennent les addicts aux produits psychotropes, une fois la trajectoire de déprise engagée. Ils sont sous-tendus par une question qui semble taboue au sein des politiques publiques de lutte contre les addictions : faut-il soigner ou entretenir l'addiction ?

Les entités de traitement participeraient, malgré des conflits d'idéologie et de lutte pour le monopole du savoir en addictologie, au même mouvement vers un vivre-ensemble moins incertain et moins « risqué » (Beck, 2001). Elles marquent une frontière en distinguant celles et ceux qui restent au « seuil », c'est-à-dire qui ne sont pas encore prêts au changement ou qui sont dans le déni. Cette perspective permet de contribuer à la réflexion sur les limites de la société et à la responsabilisation des addicts comme participant aux techniques de gouvernement par un contrôle des corps. Pour nuancer et compléter cette perspective, il convient de noter le besoin révélé des personnes touchées par l'addiction de « retrouver leur voix » (Corin, 2002). Même si ce besoin est aussi socialement et politiquement situé, il n'est pas négligeable dans le monde du soin des addictions. La voix retrouvée individuellement ou au niveau collectif pourrait-elle participer à bouger les frontières de la société ?

Le travail biographique que les addicts déploient afin d'inscrire leur expérience dans un récit de soi cohérent, est déterminant dans une carrière de déprise, en ce sens que ce travail permet la transformation de soi par la rupture biographique que l'abstinence leur impose. Néanmoins, l'abstinence n'est pas la seule possibilité de vivre mieux. En étudiant les récits d'expérience de l'addiction il apparaît que la plupart de personnes se questionnent à différents moments sur leur éventuelle sortie de la dépendance. Entre la recherche d'un confort (social, sanitaire, psychique) pour continuer ses « consos », en ayant recours par exemple à divers médicaments, d'un contrôle de ses consommations pour revenir à un usage festif ou récréatif en changeant son mode de vie, d'une abstinence totale en faisant un continuel travail sur soi, la diversité des expériences est de mise. Elle donne à voir des manières concrètes et morales de faire face à une consommation parfois problématique, parfois source de plaisir, parfois nécessaire pour vivre, voire survivre. La conceptualisation en termes de trajectoire ne doit donc pas occulter la diversité des expériences, des pratiques et des représentations chez les addicts. Le chemin de l'abstinence est autant une sortie socialement désirée qu'un choix intime et authentique des addicts qui cherchent à s'en sortir.

Les techniques de soi telles que la mise en récit dans le cadre d'une thérapie, avec des professionnels de la santé, en groupe de parole ou de manière individuelle, sont aussi historiquement situées. Elles sont héritées des traditions chrétiennes de la confession de ses actions fautives à un niveau moral. Il faut donc prendre en compte l'articulation entre le processus d'objectivation dans une identité sociale de malade, de patient ou d'usager et le processus de subjectivation du devenir soi. Mettre en récit son expérience et sa trajectoire dans les groupes d'entraide peut participer à un processus de déprise d'un certain soi structurant pour l'individu et lui permettre de trouver un sens à sa nouvelle vie en devenant un père-pair. Néanmoins, ce jeu de l'altérité dans les groupes d'entraide peut jouer des tours et induire des contournements de ce cadre, en cachant les consommations, voire des résistances quand sont dévoilées les failles du système, notamment la trahison de certains qui revendiquent et témoignent pourtant d'une abstinence totale. La convention de l'authenticité est dans ce cas rompue. Il y a aussi des résistances à l'idéal d'abstinence trop normalisateur et les personnes peuvent se référer à une éthique de l'autocontrôle plutôt qu'à celle de la tempérance.

Dans les CSAPA, le chemin de la responsabilisation, consistant à passer les étapes d'un arrêt progressif des produits tout en apprenant à gérer les risques de ses pratiques de consommation, peut permettre aux usagers de se projeter dans l'avenir et de travailler l'authenticité de ses choix. Pourtant, ce cadre peut être vécu comme trop contraignant et susciter des ajustements ou des contournements pour échapper aux contraintes de la substitution, par exemple en ajustant secrètement ses doses ou en cachant ses rechutes. Ce faisant, les addicts conservent une certaine liberté dans leurs actes de consommation. Les résistances à ce cadre peuvent aussi s'exprimer lors des régulations, notamment en refusant d'augmenter les dosages contrairement à l'avis médical pour éviter une nouvelle dépendance aux médicaments.

Plus précisément, dans les groupes d'entraide, adhérer à leur grille de lecture signifie que l'on est appelé à transmettre le statut de malade aux nouveaux membres en montrant l'exemple du héros ordinaire : fier de son abstinence, fragile de par sa maladie chronique. Il est aussi possible que ce statut soit vécu comme une soumission à un cadre trop disciplinaire, alors que l'on peut être tiraillé entre un choix esthétique de jouissance et un choix éthique de conscience de soi. Le statut de malade peut aussi être contourné s'il y a désaccord sur l'interprétation du trouble comme une maladie en décidant de s'éloigner du groupe d'entraide. Dans les CSAPA, l'adhésion au registre de soin consiste à s'approprier un statut de patient et se conduire en usager clean, irréprochable, lui conférant une certaine autonomie dans le parcours de soins idéal-typique. Ce statut peut néanmoins être subi quand la vertu du contrôle de soi n'est pas totalement intégrée, ou contourné quand la liberté individuelle semble entravée par les contraintes induites par le système de soin. Nous sommes ainsi en présence d'un double processus de la constitution du sujet à la fois par l'assujettissement aux contraintes, pratiques et morales, liées à leur inscription dans une entité de traitement et la subjectivation à travers les mises en récit de soi. En ce sens les entités médiatisent les récits des personnes dépendantes, parce qu'elles contribuent à distinguer ce qui est de l'ordre du dicible ou pas. La narration devient la condition d'accès à la « Cité », parce que, en se mettant en récit, le sujet capable s'atteste moralement en sujet responsable. Il ne faut donc pas occulter l'aspect contraignant de ce processus, en ce sens que l'obligation à se raconter participe aussi à construire un sujet moral capable de s'autocontrôler. On retrouve là une vision de l'individu historiquement et socialement situé qui se traduit dans des notions, telles qu'autonomisation, responsabilisation et empowerment.

Notre typologie démontre différentes trajectoires de déprise selon des modalités qui se situent sur un axe entre abstinence totale et définitive d'un côté et une continuité de ses consommations avec une forte dimension d'autocontrôle de l'autre. Des facteurs individuels, sociaux et institutionnels peuvent infléchir ces trajectoires, mais elles reposent aussi sur des critères pratiques et moraux en référence aux entités de traitement. À certains types de déprise correspond une forme d'accompagnement. Il est certain qu'il y a une concordance entre les formes de déprise qui valorisent l'abstinence et le passage par les groupes d'entraide (particulièrement dans la catégorie malades-souffrants). La volonté notamment de se choisir soi-même et non pas les produits est primordiale pour sortir d'un rapport au temps immédiat. Néanmoins, des formes de résistance peuvent exister en référence à la morale de bien-être et à une idée de liberté de consommer de bon cœur, même si les personnes sont alors tiraillées entre l'éthique et l'esthétique, ce dernier sous forme de désir envers la jouissance que procurent les produits (notamment dans la catégorie des épicuriens). De la même manière, on peut noter une forme de déprise qui reconnaît le plaisir que procurent les produits tout en restant dans un contrôle de soi, chez les personnes qui s'adressent plus particulièrement aux centres de soins spécialisés (les ex-addicts). Une éventuelle rechute dans une consommation non contrôlée est vécue comme un échec de la liberté de faire ce qu'on veut. Pourtant, parmi les usagers des CSAPA, il y a aussi des personnes qui se réfèrent à un idéal d'abstinence par la normalité que celle-ci représente (les accidentés) et qui préfèrent ajuster secrètement leurs doses de méthadone pour sortir plus vite de la consommation que de s'engager dans un parcours sur un temps plus long proposé par cette entité de traitement impliquant aussi de faire un travail sur soi. Il y a donc aussi des formes de résistance envers l'idéologie de la réduction des risques car celle-ci implique d'accepter la condition de dépendant et donc ne plus avoir de volonté comme une personne « normale ». Les trajectoires de déprise se bricolent ainsi non seulement selon les ressources à disposition ou des choix individuels, mais aussi largement en référence à des systèmes de normes et de valeurs que les entités participent à divulguer. Pourrait-on imaginer que la résistance au dévoilement, aux logiques de l'aveu dont font preuve les addicts qui ne se conforment pas aux idéologies des deux entités, constitue aussi une forme de résistance aux valeurs contemporaines d'authenticité et de sincérité excluant toute forme de jouissance par des produits chimiques ? Pourtant, les exigences morales et les normes des entités ont aussi un pouvoir sur les addicts, ce qui donne lieu à un tiraillement moral et psychique. Donc, sans pouvoir, point de résistance ?

Les entités de traitement ont leur propre économie morale, c'est-à-dire « *la production, la circulation et l'appropriation des valeurs et des affects dans un espace social donné* » (Fassin et al., 2013 : 12). Cette perspective implique de considérer qu'un ensemble de valeurs, de normes et d'émotions se constituent comme dominant et légitime dans un cadre historique, politique et social donné. L'économie morale peut donc être subie, appropriée, transmise ou contournée par les individus, voire concurrencée par d'autres groupes sociaux, comme celui de consommateurs de drogues dites dures qui forme tant symboliquement qu'au niveau phénoménologique un monde en soi avec ses propres codes, normes et valeurs (Becker, 2001 ; Bourgois, 2001 ; Fernandez, 2010). Un usager des drogues peut donc se référer à ce « monde de la conso » pour justifier ses conduites. Néanmoins, elle peut aussi être concurrencée par d'autres groupes sociaux comme les groupes de « copains », plus avancés en âge, se qualifiant de bons vivants qui existent dans d'autres couches sociales plus aisées, que le produit consommé entre eux soit l'alcool (le plus souvent) ou la cocaïne. L'absence de ressources matérielles et la réalité des situations sociales plutôt dégradées (éloignement de l'emploi, hébergement précaire, absence de revenus stables) chez un certain nombre d'usagers de drogues dans les centres ne doivent donc pas faire oublier l'existence de certaines « cultures de consommation » dans des milieux sociaux plus aisés, bien qu'elles soient moins visibles. Elles ne sont pas sanctionnées moralement, alors que les quantités et la nature des produits peuvent être sensiblement les mêmes. Il s'agit ainsi de mettre à l'épreuve nos hypothèses en les appliquant à d'autres milieux sociaux, ceux qui échappent aux hétéro-contrôles. En ce sens il convient de pouvoir comparer différentes cultures de consommation à la fois selon le produit consommé et selon le groupe social d'appartenance.

Nous avons tout au long de ce travail utilisé la catégorie d'addict pour désigner nos principaux enquêtés. Comme nous l'avons évoqué en introduction ce terme reste impropre en ce sens qu'il réduit forcément les personnes à un aspect de leur identité, de leur mode de vie ou de leur appartenance sociale. Cette désignation montre ses limites dans la typologie qui indique que consommateur autocontrôlé serait plus approprié pour certains. Néanmoins, cette expression est également imprécise. Peut-on considérer que les consommateurs exercent uniquement un autocontrôle ? Les normes sociales, les codes moraux, ainsi que les hétéro-contrôles comme la médecine ou la justice jouent également un rôle comme nous l'avons démontré.

Dans notre étude, la richesse vient de la « polyphonie » de notre terrain, mais constitue aussi les limites d'une définition précise de l'addiction : les différents acteurs dans le domaine de la prise en charge, ainsi que la diversité des produits consommés qui peuvent renvoyer à des trajectoires et à des appartenances identitaires différentes, brouillent une définition précise de ce que serait un addict. En effet, plus que d'apporter une réponse précise à cette question, notre travail a servi à nuancer et à interroger la définition sociologique dominante, celle de l'addiction comme un fait social total, c'est-à-dire une expérience qui engage l'individu dans les différentes sphères de sa vie (sociale, économique, politique, familiale, etc.). Dans cette perspective la nature du produit ou le type de comportement addictif n'ont pas d'importance. La notion de ligne biographique dominante est celle qui rend compte de cette conception et que nous avons exposée dans l'introduction sans que l'on sache pour autant ce qu'est une ligne biographique dominante. Il faudrait pouvoir dégager toutes les lignes biographiques chez les enquêtés, et surtout les lignes dominantes, à partir des récits de vie complets et exhaustifs et étudier simultanément les processus de désignation sociale, ainsi que les régimes d'actions des addicts. Un des enjeux théoriques de la recherche sur ce sujet est de nourrir les réflexions autour d'une définition sociologique de l'addiction.

Finalement, c'est à une critique sociologique des catégories, qu'elles soient institutionnelles, scientifiques, politiques ou morales, qu'il faut s'attacher, tout en se méfiant des catégories que l'on construit pour réaliser l'analyse d'une réalité sociale. Comment dès lors sans cesse interroger la dimension morale des différentes catégorisations sans faire de la morale ? Si l'analyse sociologique dépasse la simple description, la question de sa portée critique doit être posée. Réaliser des récits de vie, c'est aussi demander aux enquêtés de se mettre en récit. Comment peut-on alors garantir que l'objectivation que l'on en fera ne les fige pas dans une catégorie qui peut être reprise dans des sphères sur lesquelles le sociologue n'a plus prise ? C'est là peut-être un des risques inhérents à la recherche, mais qui rend d'autant plus indispensable une réflexion sur la manière dont les sociologues peuvent ou doivent participer à une émancipation, plutôt qu'à une objectivation, des sujets.

Bibliographie

Alcooliques Anonymes. (2011). Les alcooliques Anonymes. Sondage 2011 sur les membres. A.A. World Services, inc.

Ameisen, O. (2008). *Le dernier verre*. Paris : Denoël.

Ancel, P., & Gaussot, L. (1998). *Alcool et alcoolisme : pratiques et représentations*. Paris : L'Harmattan.

Anonyme. (1997). *Journal d'un morphinomane : 1880-1894*. (J. Gouzer & P. Artières, Éd.). Paris : Éd. Allia.

Arborio, A.-M., & Fournier, P. (2008). *L'observation directe*. Paris : A. Colin.

Arrien, S.-J. (2008). De la narration à la morale : le passage par la promesse. *Cités*, *33* (1), 97-108.

Astier, I. (2007). *Les nouvelles règles du social*. Paris : Presses universitaires de France.

Astier, I., & Duvoux, N. (Éd.). (2006). *La société biographique : une injonction à vivre dignement*. Paris : L'Harmattan.

Aubry, F. (2011). *La transmission des compétences professionnelles des aides-soignantes et des préposés aux bénéficiaires dans les organisations gériatriques en France et au Québec : comparaison internationale sur le rôle central de l'intégration à l'organisation comme processus d'habilitation des nouvelles recrues par le groupe de pairs* (Thèse de doctorat en sociologie). Université de Franche-Comté, Besançon.

Bachmann, C., & Coppel, A. (1989). *Le Dragon domestique : deux siècles de relations étranges entre l'Occident et la drogue*. Paris : Albin Michel.

Barbot, J., & Dodier, N. (2011). Violence et démocratie au sein d'un collectif de victimes. Les rigueurs de l'entraide. *Genèses*, *n° 81* (4), 84-103.

Bateson, G. (1977). *Vers une écologie de l'esprit*. Paris : Ed. du Seuil.

Becker, H. S. (1985). *Outsiders : études de sociologie de la déviance*. Paris : Métailié.

Becker, H. S. (2004). *Écrire les sciences sociales*. Paris : Économica.

Beck, F. (2005). Dénombrer les usagers de drogues : tensions et tentations. *Genèses*, *58* (1), 72-97.

Beck, U. (2001). *La société du risque : sur la voie d'une autre modernité*. Paris : Aubier.

Bensa, A., & Fassin, D. (Éd.). (2008). *Les politiques de l'enquête : épreuves ethnographiques*. Paris : la Découverte.

Bensa, A., & Fassin, E. (2002). Les sciences sociales face à l'événement. *Terrain. Revue d'ethnologie de l'Europe*, (38), 5-20.

Bergeret, J. (Éd.). (2008). *Abrégé de psychologie pathologique théorique et clinique* (10e éd.). Paris : Masson.

Bergeron, H. (2010a). Drogues illicites et toxicomanies. In D. Fassin & B. Hauray, *Santé publique : l'état des savoirs* (p. 173-184). Paris : La Découverte.

Bergeron, H. (2010b). *Sociologie de la drogue*. Paris : La Découverte.

Bergeron, H. (1999). *L'État et la toxicomanie : histoire d'une singularité française*. Paris : Presses universitaires de France.

Bergeron, H. (2001). *Dispositifs spécialisés alcool et toxicomanie santé publique et nouvelle politique publique des addictions*. (Observatoire français des drogues et des toxicomanies & de formation et d'intervention Centre d'analyse, Éd.). Paris : OFDT.

Bertaux, D. (1997). *Les récits de vie : perspective ethnosociologique*. Paris : Nathan.

Bessin, M., Bidart, C., & Grossetti, M. (Éd.). (2009). *Bifurcations : les sciences sociales face aux ruptures et à l'événement*. Paris : Éd. la Découverte.

Bessin, M., & Gaudart, C. (2009). Les temps sexués de l'activité : la temporalité au principe du genre ? *Temporalités. Revue de sciences sociales et humaines*, (9). Consulté à l'adresse http://temporalites.revues.org/979

Bessy, C., & Chateauraynaud, F. (1995). *Experts et faussaires : pour une sociologie de la perception*. Paris : Éditions Métailié.

Blanchet, A., & Gotman, A. (1992). *L'enquête et ses méthodes : l'entretien*. Paris : Nathan.

Blumer, H. (1971). Social Problems as Collective Behavior. *Social Problems*, *18* (3), 298-306.

Boltanski, L. (1990). *L'amour et la justice comme compétences : trois essais de sociologie de l'action*. Paris : Éd. Métailié.

Boltanski, L., & Chiapello, E. (1999). *Le nouvel esprit du capitalisme*. Paris : Gallimard.

Boltanski, L., & Thévenot, L. (1991). *De la justification : les économies de la grandeur*. Paris : Gallimard.

Bouhnik, P. (2007). *Toxicos : le goût et la peine*. Paris : La Découverte.

Bourdieu, P. (1986). L'illusion biographique. *Actes de la recherche en sciences sociales*, *62* (1), 69-72.

Bourdieu, P. (1992). *Réponses : pour une anthropologie réflexive*. Paris : Ed. du Seuil.

Bourdieu, P. (1996). *Raisons pratiques : sur la théorie de l'action*. Paris : Éd. du Seuil.

Bourdieu, P. (2001). *Langage et pouvoir symbolique*. Paris : Éditions du Seuil.

Bourgois P. (2001), *En quête de respect. Le crack à New York*, Paris : Éditions du Seuil.

Bury, M. (1982). Chronic illness as biographical disruption. *Sociology of Health & Illness*, *4* (2), 167-182.

Buton, F. (2006). De l'expertise scientifique à l'intelligence épidémiologique : l'activité de veille sanitaire. *Genèses*, *65* (4), 71-91.

Callon, M. (1986). Éléments pour une sociologie de la traduction. La domestication des coquilles Saint-Jacques dans la Baie de Saint-Brieuc. *L'Année sociologique*, (36).

Carricaburu, D., & Ménoret, M. (2004). *Sociologie de la santé : Institutions, professions et maladies*. Paris : Armand Colin.

Castelain, J.-P. (1989). *Manières de vivre, manières de boire : alcool et sociabilité sur le port*. Paris : Éd. Imago : diff. PUF.

Castel, R. (1981). *La gestion des risques : de l'anti-psychiatrie à l'après-psychanalyse*. Paris : les Éditions de Minuit.

Castel, R. (1995). *Les métamorphoses de la question sociale : une chronique du salariat*. Paris : Fayard.

Castel, R. (1998). *Les sorties de la toxicomanie*. Fribourg : Ed. Universitaires.

Castel, R., & Coppel, A. (1991). Les contrôles de la toxicomanie. In A. Ehrenberg, *Individus sous influence : drogues, alcools, médicaments psychotropes*. Paris : Éd. Esprit : diff. Éd. du Seuil.

Cefaï, D. (2010). *L'engagement ethnographique*. Paris : Éd. de l'École des hautes études en sciences sociales.

Cefaï, D. (2012). Comment généralise-t-on ? Chronique d'une ethnographie de l'urgence sociale. In E. Désveaux & M. de Fornel (Éd.), *Faire des sciences sociales. Généraliser.* Paris : Éd. de l'École des hautes études en sciences sociales.

Cefaï, D. (2013a). L'expérience des publics : institution et réflexivité. *Revue électronique des sciences humaines et sociales.* Consulté à l'adresse http://www.espacestemps.net/articles/lexperience-des-publics-institution-et-reflexivite/

Cefaï, D. (2013b). Opinion publique, ordre moral et pouvoir symbolique. *Revue électronique des sciences humaines et sociales., EspacesTemps.net, Travaux.* Consulté à l'adresse http://www.espacestemps.net/articles/opinion-publique-ordre-moral-et-pouvoir-symbolique/#bodyftn4

Cefaï, D., & Gardella, E. (2012). Comment analyser une situation selon le dernier Goffman ? De Frame Analysis à Forms of Talk. In D. Cefaï & L. Perreau, *Erving Goffman et l'ordre de l'interaction.* Paris : CURAPP-ESS.

Cefaï, D., & Terzi, C. (Éd.). (2012). *L'expérience des problèmes publics.* Paris : Éd. de l'École des hautes études en sciences sociales.

Chapoulie, J.-M. (1984). Everett C. Hughes et le développement du travail de terrain en sociologie. *Revue française de sociologie*, *25* (4), 582-608.

Chappard, P. (2009). La substitution aux opiacés : le point de vue des usagers. *Annales Pharmaceutiques Françaises*, *67* (5), 365-368.

Christin, O. (1999). Leçons de choses. *Actes de la recherche en sciences sociales*, *128* (1), 80-86.

Cleau, H. (2012). *Savoirs et soin. L'interaction patient-médecin dans le cadre du traitement du cancer de la prostate.* (Thèse de doctorat en sociologie). Université de Franche-Comté, Besançon.

Conrad, P., & Schneider, J. W. (1992). *Deviance and medicalization : from badness to sickness*. Philadelphia : Temple University Press.

Coppel, A. (2002). *Peut-on civiliser les drogues ? de la guerre à la drogue à la réduction des risques*. Paris : La Découverte.

Corbin, J. M., & Strauss, A. L. (1988). *Unending work and care : managing chronic illness at home*. San Francisco : Jossey-Bass Publishers.

Corin, E. (2002). Se rétablir après une crise psychotique : ouvrir une voie ? Retrouver sa voix ? *Santé mentale au Québec*, *27* (1), 65-82.

Couteron, J.-P. (2012). Société et addiction. *Le sociographe*, *39* (3), 10-16.

Dargelos, B. (2005). Une spécialisation impossible. *Actes de la recherche en sciences sociales*, *156-157* (1), 52-71.

Dargelos, B. (2008). *La lutte antialcoolique en France depuis le XIXe siècle*. Paris : Dalloz.

Darmon, M. (2003). *Devenir anorexique : une approche sociologique*. Paris : Éd. La Découverte.

Darmon, M. (2008). La notion de carrière : un instrument interactionniste d'objectivation. *Politix*, *n° 82* (2), 149-167.

Darré, J.-P. (1999). *La production de connaissance pour l'action : arguments contre le racisme de l'intelligence*. Paris : Éditions de la Maison des sciences de l'homme : Institut national de la recherche agronomique.

Dassieu, L. (2014). La définition d'un trouble à la croisée de plusieurs mondes : controverses et compromis autour des traitements de substitution aux opiacés. *Socio-logos. Revue de l'association française de sociologie*, (9). Consulté à l'adresse http://socio-logos.revues.org/2847

De Coninck, F. de, & Godard, F. (1990). L'approche biographique à l'épreuve de l'interprétation. Les formes temporelles de la causalité. *Revue française de sociologie*, *31* (1), 23-53.

Denzin, N. K. (1993). *The Alcoholic Society : Addiction and Recovery of the Self*. New Brunswick, New Jersey : Transaction Publishers.

Dewey, J. (2004). *Comment nous pensons*. Paris : Les empêcheurs de penser en rond.

Di Chiara, G., & Imperato, A. (1988). Drugs abused by humans preferentially increase synaptic dopamine concentrations in the mesolimbic system of freely moving rats. *Proceedings of the National Academy of Sciences of the United States of America*, *85* (14), 5274-78.

Douglas, M. (1987). *Constructive Drinking : Perspectives on Drink from Anthropology*. Cambride : Cambridge University Press.

Drulhe, M. (2008). Le travail émotionnel à l'épreuve de la transformation du système de soins. In F. Fernandez, S. Lézé, & H. Marche, *Le langage social des émotions : études sur les rapports au corps et à la santé*. Paris : Economica : Anthropos.

Dubar, C. (2000). *La socialisation : construction des identités sociales et professionnelles*. Paris : A. Colin.

Dubar, C. (2008). Temporalité, temporalités : philosophie et sciences sociales. *Temporalités. Revue de sciences sociales et humaines*, (8). Consulté à l'adresse http://temporalites.revues.org/137

Dubet, F. (2002). *Le déclin de l'institution*. Paris : Éditions du Seuil.

Dudouet, F.-X. (2003). De la régulation à la répression des drogues. Une politique publique internationale. *Les cahiers de la sécurité intérieure*, (52), 89-112.

Duvoux, N. (2009a). *L'autonomie des assistés : sociologie des politiques d'insertion*. Paris : Presses universitaires de France.

Duvoux, N. (2009b). L'injonction biographique dans les politiques sociales. *Informations sociales*, *156* (6), 114-122.

Ehrenberg, A. (1991). *Le culte de la performance*. Paris : Calmann-Lévy.

Ehrenberg, A. (1995). *L'individu incertain*. Paris : Calmann-Lévy.

Ehrenberg, A. (1998). *La fatigue d'être soi : dépression et société*. Paris : O. Jacob.

Ehrenberg, A. (2004). Remarques pour éclaircir le concept de santé mentale. *Revue française des affaires sociales*, *n° 1* (1), 77-88.

Ehrenberg, A., & Lovell, A. M. (Éd.). (2001). *La maladie mentale en mutation : psychiatrie et société*. Paris : O. Jacob.

Elias, N. (1973). *La civilisation des mœurs*. Paris : Calmann-Lévy.

Elias, N. (1991). *Qu'est-ce que la sociologie ?* La Tour-d'Aigues : Éd. de l'Aube.

Emerson, R. M., & Messinger, S. (2012). Micro-politique du trouble. In D. Cefaï & C. Terzi (Éd.), *L'expérience des problèmes publics*. Paris : Éd. de l'EHESS.

Estroff, S. (1998). *Le labyrinthe de la folie : ethnographie de la psychiatrie en milieu ouvert et de la réinsertion*. Le Plessis-Robinson : Institut Synthélabo pour le progrès de la connaissance.

Fainzang, S. (1994). Anciens buveurs et alcoolisme. Discours de la causalité. *Sciences sociales et santé*, *12* (3), 69-99.

Fainzang, S. (1996). *Ethnologie des anciens alcooliques : la liberté ou la mort*. Paris : Presses universitaires de France.

Fainzang, S. (2012). *L'automédication ou les mirages de l'autonomie*. Paris : Presses universitaires de France.

Fassin, D. (2009b). Les économies morales revisitées. *Annales. Histoire, Sciences Sociales*, *64* (6), 1237-1266.
Fassin, D. (2009a). Une science sociale critique peut-elle être utile ? *Tracés. Revue de Sciences humaines*, (9), 199-211.
Fassin, D. (1998). *Les figures urbaines de la santé publique : enquête sur des expériences locales*. Paris : La Découverte.
Fassin, D. (2000). La supplique. Stratégies rhétoriques et constructions identitaires dans les demandes d'aide d'urgence. *Annales. Histoire, Sciences Sociales*, *55* (5), 955-981.
Fassin, D. (2004). *Des maux indicibles : sociologie des lieux d'écoute*. Paris : la Découverte.
Fassin, D. (2006). Souffrir par le social, gouverner par l'écoute. *Politix*, *n° 73* (1), 137-157.
Fassin, D., Bouagga, Y., Coutant, I., et *al.* (2013). *Juger, réprimer, accompagner : essai sur la morale de l'État*. Paris : Éd. du Seuil.
Fassin, D., & Hudébine, H. (2002). *Politiques de la drogue et gouvernement des villes. Les scènes locales de la réduction des risques*. Bobigny : CRESP.
Fassin, D., & Memmi, D. (2004). *Le gouvernement des corps*. Paris : Éd. de l'École des hautes études en sciences sociales.
Fassin, D. É. scientifique, & Hauray, B. É. scientifique. (2010). *Santé publique : l'état des savoirs*. Paris : La Découverte.
Favret-Saada, J. (1977). *Les mots, la mort, les sorts*. Paris : Gallimard.
Fédération française d'addictologie. (2004). Conférence de consensus. Stratégies thérapeutiques pour les personnes dépendantes des opiacés : place des traitements de substitution. HAS.
Fernandez, F. (2008). « Dépasser les mots ». Étude sur le pouvoir des émotions au sein d'une fraternité de dépendants. In F. Fernandez, S. Lézé, & H. Marche, *Le langage social des émotions : études sur les rapports au corps et à la santé*. Paris : Economica : Anthropos.
Fernandez, F. (2010). *Emprises : drogues, errance, prison*. Bruxelles : Larcier.
Fernandez, F. (2011). Le théâtre des fumeurs de « crack ». Mise en scène émotionnelle et voilement/dévoilement de soi. *Ethnologie française*, *41* (4), 707-715.
Fernandez, F., Leze, S., & Marche, H. (2006). Voilement et dévoilement des émotions sur les terrains de la santé : du rapport de sens au rapport de force. *Face à face. Regards sur la santé*, (9). Consulté à l'adresse http://faceaface.revues.org/179
Fernandez, F., Lézé, S., & Marche, H. (2008). *Le langage social des émotions : études sur les rapports au corps et à la santé*. Paris : Economica : Anthropos.
Feroni, I., & Lovell, A. M. (2007). Les dispositifs de régulation publique d'un médicament sensible : le cas du Subutex®, traitement de

substitution aux opiacés. *Revue française des affaires sociales, 3-4* (3), 153-170.

Fillieule, O., & Pudal, B. (2010). 8. Sociologie du militantisme. In E. Agrikoliansky, O. Fillieule, & I. Sommier, *Penser les mouvements sociaux. Conflits sociaux et contestations dans les sociétés contemporaines.* (p. 163-184). Paris : La Découverte.

Fortané, N. (2010). La carrière des « addictions ». *Genèses, n° 78* (1), 5-24.

Fortané, N. (2014). La carrière politique de la dopamine. *Revue française de science politique, 64* (1), 5-28.

Foucault, M. (1994a). *Dits et écrits, 1954-1988* (Vol. IV). Paris : Gallimard.

Foucault, M. (1994b). *Dits et écrits, 1954-1988* (Vol. II). Paris : Gallimard.

Foucault, M. (1961). *Folie et déraison : histoire de la folie à l'âge classique.* Paris : Plon.

Foucault, M. (1975). *Surveiller et punir : naissance de la prison.* Paris : Gallimard.

Foucault, M. (1976). *Histoire de la sexualité. 1, La volonté de savoir.* Paris : Gallimard.

Freda, G. (2012). De la toxicomanie aux addictions. *Le sociographe, 39* (3), 65-68.

Freidson, E. (1986). *Professional powers : a study of the institutionalization of formal knowledge.* Chicago : University of Chicago Press.

Gardella, É. (2003). Du jeu à la convention. Le self comme interprétation chez Goffman. *Tracés. Revue de Sciences humaines*, (4), 21-42.

Gaussot, L. (1998). Les représentations de l'alcoolisme et la construction sociale du « bien boire ». *Sciences sociales et santé, 16* (1), 5-42.

Geismar-Wieviorka, S., Guis, G., & Guionnet, C. (1997). *La méthadone.* Paris : Presses universitaires de France.

Giami, A. (2004). De l'impuissance à la dysfonction érectile. Destins de la médicalisation de la sexualité. In D. Fassin & D. Memmi, *Le gouvernement des corps.* Paris : Éd. de l'École des hautes études en sciences sociales.

Glaser, B. G., & Strauss, A. L. (2010). *La découverte de la théorie ancrée : stratégies pour la recherche qualitative.* Paris : A. Colin.

Godrie, B., & Dos Santos, M., (2017). Inégalités sociales, production des savoirs et de l'ignorance. Sociologie et sociétés, XLIX (1), 7-31.

Goffman, E. (1968). *Asiles : études sur la condition sociale des malades mentaux et autres reclus.* Paris : Éd. de Minuit.

Goffman, E. (1973). *La mise en scène de la vie quotidienne.* Paris : Éd. de Minuit.

Goffman, E. (1974). *Frame analysis : an essay on the organization of experience.* Cambridge : Harvard University Press.

Goffman, E. (1975). *Stigmate : les usages sociaux des handicaps.* Paris : Éd. de Minuit.

Goffman, E. (1987). *Façons de parler.* Paris : les Éditions de Minuit.

Gomart, E. (2004). Surprised by Methadone : in Praise of Drug Substitution Treatment in a French Clinic. *Body & Society*, *10* (2-3), 85-110.

Goodman, A. (1990). Addiction : definition and implications. *British Journal of Addiction*, *85* (11), 1403-1408.

Gootenberg, P. E. (2013). *Cocaïne andine : l'invention d'une drogue globale*. Plouasne : Les Perséides.

Grappe-Nahoum, V. (1991). *La culture de l'ivresse : essai de phénoménologie historique*. Paris : Quai Voltaire.

Grappe-Nahoum, V. (2010). *Vertige de l'ivresse : alcool et lien social*. Paris : Descartes & Cie.

Grard, J. (2008). Devoir se raconter. La mise en récit de soi, toujours recommencée. In D. Fassin & A. Bensa, *Les politiques de l'enquête. Épreuves ethnographiques.* (p. 143-163). Paris : La Découverte.

Hahn, A. (1986). Contribution à la sociologie de la confession et autres formes institutionnalisées d'aveu. *Actes de la recherche en sciences sociales*, *62* (1), 54-68.

Haroche, C. (1993). Se gouverner, gouverner les autres. *Communications*, *56* (1), 51-68.

Herzlich, C., & Pierret, J. (1984). *Malades d'hier, malades d'aujourd'hui : de la mort collective au devoir de guérison*. Paris : Payot.

Hughes, E. C. (1996). *Le regard sociologique : essais choisis*. Paris : Éd. de l'École des hautes études en sciences sociales.

Hugo, V. (1890). *Les misérables* (Vol. II). Paris : Emile Testard.

Ion, J. (1996). *Le travail social à l'épreuve du territoire*. Paris : Dunod.

Ion, J. (Éd.). (2005). *Le travail social en débat*. Paris : la Découverte.

Ion, J., Giuliani, F., & Laval, C. (2005). *Travail social et « souffrance psychique »*. Paris : Dunod.

Jacques-Jouvenot, D. (1995). Compétence et désignation du successeur. Le cas des exploitations agricoles. *UTINAM*, (13), 47-64.

Jacques-Jouvenot, D. (1997). *Choix du successeur et transmission patrimoniale*. Paris : L'Harmattan.

Jacques-Jouvenot, D. (2014). Une hypothèse inattendue à propos du suicide des éleveurs : leur rapport aux savoirs professionnels. *Etudes rurales*, *193* (1), 45-60.

Jacques-Jouvenot, D., & Schepens, F. (2007). Transmettre et reprendre une entreprise : de l'Homo œconomicus à l'Homo memor. *Revue du MAUSS*, *29* (1), 377-391.

Jacques-Jouvenot, D., & Vieille Marchiset, G. (Éd.). (2012). *Socio-anthropologie de la transmission*. Paris : L'Harmattan.

Jacquet, M.-M., & Rigaud, A. (2000). Émergence de la notion d'addiction : des approches psychanalytiques aux classifications psychiatriques. In S. LE POULICHET, *Les addictions*. Paris : Presses Universitaires de France.

Jamoulle, P. (2000). *Drogues de rue : récits et styles de vie*. Bruxelles : De Boeck.

Jauffret-Roustide, M. (2002). Les groupes d'autosupport d'usagers de drogues Mise en œuvre de nouvelles formes d'expertise. In C. Faugeron & M. Kokoreff, *Société avec drogues. Enjeux et limites* (p. 165-181). Paris : ERES.

Jauffret-Roustide, M. (2010). Narcotiques Anonymes, une expertise profane dans le champ des conduites addictives centrée sur le rétablissement, la gestion des émotions et l'entre-soi communautaire. *Pensée plurielle*, *23* (1), 93-108.

Katz, A. A. H., & Bender, E. I. (1976). *The Strength in Us : Self-Help Groups in the Modern World*. New York : New Viewpoints.

Kierkegaard, S. (1943). *Ou bien.. ou bien..* Paris : Gallimard.

Laforgue, D. (2009). Pour une sociologie des institutions publiques contemporaines : *Socio-logos. Revue de l'association française de sociologie*, (4). Consulté à l'adresse http://socio-logos.revues.org/2317

Lalande, A. (2010). L'addictologie, pour quoi faire ? *Vacarme*, (51). Consulté à l'adresse http://www.vacarme.org/article1886.html

Langumier, J. (2008). Soutien psychologique et culture du risque : deux réponses institutionnelles contraires face aux émotions de la catastrophe. In F. Fernandez, S. Lézé, & H. Marche, *Le langage social des émotions : études sur les rapports au corps et à la santé*. Paris : Economica : Anthropos.

Laplantine, F. (1986). *Anthropologie de la maladie : étude ethnologique des systèmes de représentations étiologiques et thérapeutiques dans la société occidentale contemporaine*. Paris : Payot.

Latour, B. (1989). *La science en action*. Paris : la Découverte.

Le Naour, G. (2010). *Drogues, sida et action publique : une très discrète politique de réduction des risques*. Rennes : Presses universitaires de Rennes.

Lévi-Strauss, C. (1962). *La pensée sauvage*. Paris : Plon.

Lézé, S. (2007). Comment devenir psychanalyste ? *Revue Sociologie Santé. Système de santé et professions de santé.*, *3* (27), 213-236.

Lézé, S. (2010). *L'autorité des psychanalystes*. Paris : Presses universitaires de France.

Lézé, S. (2013). L'attribution des identités morales : perspective anthropologique sur les catégorisations de la personne. *Psychiatrie Française*, *43* (4), 95-100.

Lovell, A. (1998). Sida-toxicomanie, un objet hybride de la nouvelle santé publique à Marseille. In D. Fassin, *Les figures urbaines de la santé publique : enquête sur des expériences locales*. Paris : La Découverte.

Madec, A. (2002). Rires et relations d'enquête. *Ethnologie française*, *32* (1), 89-94.

Malenka, Ro., & Nestler, E. (2004). Les drogues et le cerveau. *Pour la science*, (318).

Massé, R. (1995). *Culture et santé publique : les contributions de l'anthropologie à la prévention et à la promotion de la santé*. Montréal : Gaëtan Morin.

Massé, R. (1997). Les mirages de la rationalité des savoirs ethnomédicaux. *Anthropologie et Sociétés*, *21* (1), 53-72.

McDougall, J. (1978). *Plaidoyer pour une certaine anormalité*. Paris : Gallimard.

McDougall, J. (1982). *Théâtres du Je*. Paris : Gallimard.

McDougall, J. (2004). L'économie psychique de l'addiction. *Revue française de psychanalyse*, *68* (2), 511-527.

Mead, G. H. (2006). *L'esprit, le soi et la société*. Paris : Presses universitaires de France.

Memmi, D. (2000). Vers une confession laïque ? La nouvelle administration étatique des corps. *Revue française de science politique*, *50* (1), 3-20.

Memmi, D. (2006). Du gouvernement des corps par la parole. *Spirale*, *37* (1), 51-55.

Mendras, H. (1975). *Eléments de sociologie*. Paris : Armand Colin.

Ménoret, M. (1999). *Les temps du cancer*. Paris : CNRS éd.

Merchiers, J., & Pharo, P. (1990). Compétence et connaissance expertes. Propriétés publiques et cognitives-pratiques. *Sociétés contemporaines*, *4* (1), 89-108.

Michaud, P., & Abesdris, J. (2003). Diffusion de la pratique de l'intervention brève : méthodes de formation et de mobilisation des acteurs de soins de premier recours. *Médecine et Hygiène*, *61* (2 451), 1817-1822.

Michel, J. D. (1999). Groupes d'entraide : enjeux et perspectives. *Dépendances*, (7), 10-12.

Morel, A. (2002). Fondements historiques et cliniques d'un rapprochement. *Alcoologie et addictologie*, *24* (4), 10-19.

Morel, A. (2006). *Drogues et substitution : traitements et prise en charge du sujet (Préface)*. (J.-P. Jacques & C. Figiel, Éd.). Bruxelles : De Boeck.

Morel, A. (2007). Drogues, plaisirs et politique. *Socio-anthropologie*, (21), 3-22.

Morel, A., Chappard, P., & Couteron, J.-P. (2012). *L'aide-mémoire de la réduction des risques en addictologie : en 22 notions*. Paris : Dunod.

Morel, A., & Couteron, J.-P. (2008). *Les conduites addictives - Comprendre, prévenir, soigner.* Paris : Dunod.

Morel, A., & Couteron, J.-P. (2011). *Drogues : faut-il interdire ?* Paris : Dunod.

Muller, P. (1990). *Les politiques publiques*. Paris : Presses universitaires de France.

Nachi, M. (2006). *Introduction à la sociologie pragmatique : vers un nouveau « style » sociologique ?* Paris : A. Colin.

Narcotiques Anonymes. (1988). *Juste pour aujourd'hui*. Narcotics Anonymous World Services, Inc.

Narcotiques Anonymes. (2008a). *Le parrainage*. Narcotics Anonymous World Services, Inc.

Narcotiques Anonymes. (2008b). *Narcotiques Anonymes* (6e éd.). Narcotics Anonymous World Services, Inc.

Narcotiques Anonymes. (2011). Enquête sur les membres de NA. Narcotics Anonymous World Services, Inc. Consulté à l'adresse http://www.narcotiquesanonymes.org/wp-content/uploads/2014/04/Enque%CC%82te-sur-les-membres-de-NA.pdf

Nizet, J. (1973). La temporalité chez Soren Kierkegaard. *Revue Philosophique de Louvain, 71* (10), 225-246.

OFDT. (2012). RECAP (REcueil Commun sur les Addictions et les Prises en charge). Consulté à l'adresse http://www.ofdt.fr/BDD/publications/docs/recap2012.pdf

Ogien, A. (1999). *Sociologie de la déviance*. Paris : A. Colin.

Olievenstein, C. (1976). *Il n'y a pas de drogués heureux*. Paris : R. Laffont.

Paillé, P. (1994). L'analyse par théorisation ancrée. *Cahiers de recherche sociologique*, (23), 147-181.

Parquet, P. J., & Reynaud, M. (1999). *Les personnes en difficulté avec l'alcool : usage, usage nocif, dépendance, propositions. Rapport de mission 1998*. Vanves : CFES.

Parquet, P.-J., Reynaud, M., & Lagrue, G. (2000). *Les pratiques addictives : usage, usage nocif et dépendance aux substances psychoactives*. Paris : O. Jacob.

Pedersen, L. (2011), *Addictologie et savoirs profanes : une approche sociologique*, mémoire de Master 2, sous la direction de D. Jacques-Jouvenot, Université de Franche-Comté.

Peele, S. (1998). *The meaning of addiction : an unconventional view*. San Francisco : Jossey Bass Publishers.

Peretti-Watel, P. (2004). Du recours au paradigme épidémiologique pour l'étude des conduites à risque. *Revue française de sociologie*, *45* (1), 103-132.

Peretz, H. (1998). *Les méthodes en sociologie : l'observation*. Paris : Éd. la Découverte.

Perreault, M. (2009). Rites, marges et usages des drogues : représentations sociales et normativité contextuelle. *Drogues, santé et société*, *8* (1), 11-55.

Petiau, A. (2006). Marginalité et musiques électroniques. *Agora débats/jeunesses*, *42* (1), 128-139. http://doi.org/10.3406/agora.2006.2350

Pétonnet, C. (2002). *On est tous dans le brouillard*. Paris : Ed.du C.T.H.S.

Pharo, P. (2007a). Naturalisme et phénoménologie dans l'explication sociologique : le cas de l'addiction. *L'Année sociologique*, *57* (1), 103-125.
Pharo, P. (2007b). Sociologie des vertus : l'exemple de la tempérance et du contrôle de soi en matière d'usage de drogues. *Revue Sociologie Santé. Système de santé et discours profanes.*, *2* (26), 49-70.
Pharo, P. (2010). Bien-être et dépendances. *Pensée plurielle*, *23* (1), 11-23.
Pharo, P. (2012). *Plaisirs et dépendances dans les sociétés marchandes*. Bruxelles : Éd. de l'Université de Bruxelles.
Quéré, L. (1989). Les boîtes noires de Bruno Latour ou le lien social dans la machine. *Réseaux*, *7* (36), 95-117.
Raikhel, E., & Garriott, W. (2013). *Addiction Trajectories*. Durham and London : Duke University Press Books.
Ray, M. B. (1961). The Cycle of Abstinence and Relapse among Heroin Addicts. *Social Problems*, *9* (2), 132-140.
Reynaud, M. (1984). *Les Toxicomanies : alcool, tabac, médicaments, drogues*. Paris : Maloine.
Reynaud, M. (2000). Les pratiques addictives à l'université. *Le courrier des addictions*, *2* (1), 4-7.
Reynaud, M. (2009). Addictologie et psychiatrie : allons-nous enfin célébrer un mariage de raison ? *L'information psychiatrique*, *85* (7), 593-596.
Richez, J.-C. (2011). L'éducation populaire à l'épreuve du service social : les rendez-vous manqués (1930-1950). *Agora débats/jeunesses*, *58* (2), 55-72.
Ricœur, P. (1990). *Soi-même comme un autre*. Paris : Éd. du Seuil.
Ricœur, P. (2005). Devenir capable, être reconnu. *Esprit*, (7).
Roques, B. (1999). *La dangerosité des drogues : rapport au Secrétaire d'État à la santé*. Paris : O. Jacob : La documentation française.
Rosanvallon, P. (1995). *La nouvelle question sociale : repenser l'État-providence*. Paris : Éditions du Seuil.
Rudder, V. de. (2002). De l'urbain au social : le « cycle des relations raciales ». *Revue européenne des migrations internationales*, *18* (3), 41-54.
Savoie-Zajc, L. (2003). L'entrevue semi-dirigée. In B. Gauthier, *Recherche sociale : de la problématique à la collecte des données* (p. 293-316). Sainte-Foy (Québec) : Presses de l'Université du Québec.
Soulet, M.-H. (2005). La vulnérabilité comme catégorie de l'action publique. *Pensée plurielle*, *10* (2), 49-59
Soulet, M.-H. (2009). Drogues et conventionnalité : un ménage commun ? *Psychotropes*, *15* (4), 63-69.
Soulet, M.-H. (2011). Interpréter, avez-vous dit ! *SociologieS*. [Online], Research experiments, Régimes d'explication en sociologie, URL : http://journals.openedition.org/sociologies/3471

Strauss, A. L. (1992a). *La trame de la négociation : sociologie qualitative et interactionnisme*. Paris : Éd. l'Harmattan.

Strauss, A. L. (1992b). *Miroirs et masques : une introduction à l'interactionnisme*. Paris : Métailié.

Stroobants, M. (1991). Travail et compétences - Récapitulation critique des approches des savoirs au travail. *Formation emploi*, (33), pp. 31-42.

Stroobants, M. (1993). *Savoir-faire et compétences au travail : une sociologie de la fabrication des aptitudes*. Bruxelles : Éd. de l'Université de Bruxelles.

Stroobants, M. (1995). Un savoir n'arrive jamais seul : les sciences cognitives en société. *UTINAM*, (13), 25-46.

Suissa, A. J. (2008). Addictions et pathologisation de l'existence : aspects psychosociaux. *Psychotropes*, *14* (2), 61-80.

Tassin, J.-P., Trovero, F., & Pirot, S. (1993). *Drogues et toxicomanies : neurobiologie, épidémiologie*. Paris : Nathan (INSERM).

Thiry-Bour, C. (1996). *Genèse d'une institution : Le centre d'hygiène alimentaire et d'alcoologie - Évolution de la politique de lutte*. Strasbourg : Presses Universitaires de Strasbourg - PUS.

Tilly, C. (1986). *La France conteste : de 1600 à nos jours*. Paris : Fayard.

Trépos, J.-Y. (1995). Compétences expertes et qualification des situations d'expertise. Pour une sociologie de l'expertise. *UTINAM*, (13), 13-24.

Trépos, J.-Y. (1996). *La sociologie de l'expertise*. Paris : Presses universitaires de France.

Walzer, M. (1996). *La critique sociale au XXe siècle : solitude et solidarité*. Paris : Éd. Métailié.

Watzlawick, P., Jackson, D. D. A., & Bavelas, J. B. (1972). *Une logique de la communication*. Paris : Éd. du Seuil.

Weber, M. (1992). *Essais sur la théorie de la science*. Paris : Presses pocket.

Weber, M. (1995). *Économie et société* (Vol. 1 – 2). Paris : Pocket.

Weber, M. (1996). *Sociologie des religions*. Paris : Gallimard.

Weinberg, D. (2002). On the Embodiment of Addiction. *Body & Society*, *8* (4), 1-19.

Weinberg, D. (2005). *Of Others Inside : Insanity, Addiction, and Belonging in America*. Philadelphia : Temple University Press.

Weller, J.-M. (2002). Groupes de parole d'usagers et VIH : l'épreuve des traitements. In V. Châtel & M.-H. Soulet, *Faire face et s'en sortir. Volume 2 : Développement des compétences et action collective* (Vol. 2). Fribourg : Éditions Universitaires de Fribourg.

Widmer, J. (2009). *Discours et cognition sociale : une approche sociologique*. Paris : Éd. des Archives contemporaines.

Sitographie

www.asud.
www.federationaddiction.fr
www.vielibre.org
www.narcotiquesanonymes.org
www.alcooliques-anonymes.fr
www.ofdt.fr
www.interieur.gouv.fr
www.drogues.gouv.fr
www.anpaa.asso.fr
www.vih.org
www.canal-u.tv

Sigles et abréviations

AA : Alcooliques Anonymes
ANIT (1980-2008) / **ANITeA** (2008-2011) **:** Association Nationale des Intervenants en Toxicomanie (et Addictologie)
ANPAA : Association Nationale de Prévention en Alcoologie et Addictologie
ASUD : Auto-Support des Usagers des Drogues
CAARUD : Centre d'accompagnement et d'Aide à la Réduction des risques auprès des Usagers de Drogues
CCAA : Centre de Cure Ambulatoire en Alcoologie (1998-2009)
CHA : Centre d'Hygiène Alimentaire (entre 1975-1983)
CHAA : Centre d'Hygiène Alimentaire et Alcoologie (1983-1998)
CSAPA : Centre de Soins, d'Accompagnement et de Prévention en Addictologie (2009-)
CSST : Centre Spécialisé de Soins aux Toxicomanes (1992-2009)
ELSA : Équipe de Liaison et de Soin en Addictologie
FA (depuis 2011) : Fédération Addiction
FFA : Fédération Française d'Addictologie
HCEIA : Haut Comité d'Étude et d'Information sur l'Alcoolisme
HCSP : Haut Conseil de la Santé Publique
MAB : Mouvement des Anciens Buveurs
MILDT/MILDeCA (depuis 2014) : Mission Interministérielle de Lutte contre la Drogue et la Toxicomanie/ Mission interministérielle de Lutte contre les Drogues et les Conduites Addictives.
NA : Narcotiques Anonymes
OFDT : Observatoire Français des Drogues et des Toxicomanies
RDR : Réduction des risques
TSO : Traitement de substitution aux opiacés
VL : Vie Libre

Tableaux

Figures

Ouvrages parus dans la collection Conception et dynamique des organisations

La bureaucratie libérale : nouvelle gestion publique et régulation organisationnelle, de David Giauque, préface de Yves Emery, Série Publithèses, 2003, 390 pages, 27 €, ISBN 978-2-747-55535-6

Sait-on piloter le changement ?, dirigé par Jean-Claude Sardas et Alain Max Guénette, 2004, 350 pages, 31 €, ISBN 978-2-747-57659-0

Paradoxes de la gestion publique, d'Yves Emery et David Giauque, 2005, 250 pages, 21,50 €, ISBN 978-2-747-58064-4

Changement dans les organisations, dirigé par Jean-Claude de Crescenzo, 2005 : *Tome 1 : Stratégie, processus et performance,* 2005, 250 pages, 21,50 €, ISBN 978-2-747-59231-6 ; *Tome 2 : Communication, négociation et interventions,* 2005, 230 pages, 20 €, ISBN 978-2-747-59659-1

Management de la santé et de la sécurité au travail : un champ de recherche à défricher, dirigé par Emmanuel Abord de Chatillon et Olivier Bachelard, 2005, 468 pages, 39 €, ISBN 978-2-747-59552-8

Capital immatériel, connaissance et performance, dirigé par Ahmed Bounfour, 500 pages, 41 €, ISBN 978-2-296-01128-4

L'art de l'innovation, coordonné par Nicolas Mottis, 2006, 266 pages, 23,50 €, ISBN 978-2-296-02435-9

La facilitation des changements organisationnels : méthodes, outils et modèles, de Jacques Bec, François Granier et Jacky Singery, préface de Michel Lallement, 2006, 302 pages, 24 €, ISBN 978-2-296-02551-6

Les performances des organisations africaines. Pratiques de gestion en contexte incertain, dirigé par Jean Nizet et François Pichault, 2007, 298 pages, 25,50 €, ISBN 978-2-296-04257-5

Comprendre et organiser : quels apports des sciences économiques et sociales ?, dirigé par Jean-Claude Sardas, David Giauque et Alain Max Guénette, 2007, 546 pages, 45 €, ISBN 978-2-296-05048-8

Analyse de discours et organisations. Fantasmes, mythes, non-dits et quiproquos, dirigé par Rodolphe Ocler, 2009, 278 pages, 27 €, ISBN 978-2-296-10568-3

Les nouvelles organisations du travail face à l'immobilisme des entreprises, de Jean-Claude de Crescenzo, Série Synthèses, 2009, 106 pages, 11,50 €, ISBN 978-2-296-10203-3

Management humain des organisations : grandeurs et misères de la fonction de dirigeant, dirigé par Farid Ben Hassel et Benoît Raveleau, préface de Guy Bédouelle, 2010, 270 pages, 34 €, ISBN 978-2-296-12064-8

Être homme ou femme dans les organisations. Contribution à l'éclosion de l'Économie de la Connaissance, dirigé par Florian Sala et Lyvie Guéret-Talon, préface de Thibault de Swarte, 2010, 412 pages, 38 €, ISBN 978-2-296-11662-7

De l'utopie au marché. 50 ans de développement du Cesi, de Marc Uhalde, 2010, 520 pages, 44.50 €, ISBN 978-2-296-11649-8

Le service social du travail à l'épreuve de la GRH. La fonction de Tiers-Social, de Dominique Paturel, préface de Jean-Marie Peretti, Série Publi-thèses, 2010, 340 pages, 30.00 €, ISBN 978-2-296-11696-2

Le service public au XXIe siècle. Identités et motivations au sein de l'après-fonctionnariat, de Yves Emery et Noémi Martin, 2010, 260 pages, 25,50 €, ISBN 978-2-296-13049-4

La qualité à l'hôpital. Un regard sociologique, de Gilles Herreros et Bruno Milly, Série Synthèses, 2011, 150 pages, 14,5 €, ISBN 978-2-296-55083-4

Le travail contre la santé ? Du monde du travail au travail des séniors, dirigé par Sophie Le Garrec, 2011, 302 pages, 31 €, ISBN 978-2-296-56280-6

L'Innovation entre philosophie et management. La théorie des trois cubes, de Nicolas Babey, François Courvoisier et François Petitpierre, 2012, 234 pages, 23 €, ISBN 978-2-296-55733-8

Travail dissimulé et estime de soi : Une sociologie du rapport moral face aux règles formelles, de Jérôme Heim, préface de François Hainard, Série Publi-thèses 2014, 322 pages, 32 €, ISBN 978-2-343-04728-7

Gestion de projet et innovation, dirigé par Cédric Baudet, 2014, 215 pages, 21 €, ISBN 978-2-343-04326-5

Crise sociale et transformation des entreprises, de Marc Uhalde, préface de Florence Osty, 2016, 346 pages, 35.50 €, ISBN 978-2-343-09118-1

Salariés du public, salariés du privé face aux changements, dirigé par Nathalie Greenan, Sylvie Hamon-Cholet et Pascal Ughetto, 326 pages, 34 €, ISBN 978-2-343-09731-2

Knowledge Transfer in Multinational Companies : Sharing Multiple Perspectives, under the direction of Lamia Ben Hamida and Christophe Lejeune, 204 pages, 20.50 €, ISBN 978-2-343-10929-9.

Le partage d'emploi – Job Sharing. Nouvelles opportunités et défis du travail - Neue Chancen und Herausforderungen der Arbeit - New Opportunities and Challenges of Work, dirigé par Irenka Krone-Germann et Alain Max Guénette, 390 pages, 38 €, ISBN 978-2-343-10836-0

La fonction de suivi dans les organisations publiques. Pour une performance accrue grâce à la prise en compte des caractéristiques du flux de travail réel, de Léon Bertrand Ngouo, préface de Patrick Gibert, 460 pages, 42 €, ISBN 978-2-343-13736-0

Littérature et management, Le management comme roman et le manager comme romancier ?, dirigé par Fabien De Geuser et Alain Max Guénette, 224 pages, 23,5 €, ISBN 978-2-343-13742-1

Expertises et addictions. Les trajectoires de déprise à l'épreuve des savoirs professionnels et expérientiels, de Line Pedersen, préface de Dominique Jacques-Jouvenot, Série Publi-thèses, 2018, 360 pages, 36 €, ISBN 978-2-343-xxxxx-x

TRAVAIL SOCIAL, INTERVENTION, ANIMATION, ACCOMPAGNEMENT

AUX ÉDITIONS L'HARMATTAN

Dernières parutions

LES ENJEUX DE LA RECHERCHE EN TRAVAIL SOCIAL

Définitions, Champs et Pratiques professionnelles

Sous la direction de Didier Favre, Marcel Jaeger, Emmanuel Jovelin - Association française pour le développement de la recherche en travail social

Ce volume a pour ambition de marquer une étape essentielle dans la promotion de la Recherche en travail social (RETS). Il s'agit de prolonger les questionnements sur la recherche en/dans/sur/ le travail social. Ces textes donnent la parole à ceux et celles qui se reconnaissent ou se positionnent dans une recherche en travail social : acteurs du champ, chercheurs, praticiens-chercheurs du champ de l'intervention sociale.

(Coll. Recherches en action, 266 p., 27,5 euros)

ISBN : 978-2-343-15971-3, EAN EBOOK : 9782140102929

DE L'INSERTION À L'EXCLUSION

Le cas des centres d'hébergement et de réinsertion sociale

Claire Fleury-Gorkowski

Cet ouvrage tente de mettre en exergue les mécanismes pouvant conduire à l'exclusion de personnes hébergées en centres d'hébergement et de réinsertion sociale (CHRS). À partir d'un constat de terrain professionnel, l'auteure va mener une recherche pour comprendre ce qui se joue dans l'exclusion des personnes en CHRS.

(Coll. Éducateurs et Préventions, 180 p., 19 euros)

ISBN : 978-2-343-15397-1, EAN EBOOK : 9782140101472

INTERACTIONS COMMUNICATIVES EN MÉDIATION

La construction d'un dialogue

Fathi Ben Mrad

Dans la continuité de son premier livre sur la médiation intitulé "Sociologie des pratiques de médiation" (2002), Fathi Ben Mrad poursuit ses analyses de la médiation. L'auteur appréhende les médiations à partir des communications observées en situation. Son objectif est notamment de scruter les interactions communicatives des médiateurs et des médiés. Des figures comme le démasquage, le sous-entendu, ou la concession apparaissent dès lors comme des rhétoriques singulières observables chez ces médiés. Figures, face auxquelles les médiateurs développent des habilités adaptatives et des ajustements de leurs pratiques.

(Coll. Travail du social, 196 p., 20 euros)

ISBN : 978-2-343-15669-9, EAN EBOOK : 9782140100239

BRISURES

Abécédaire au pays de l'enfance en danger

Marie-Thérèse Leroy

Dans une approche originale, Marie-Thérèse Leroy nous dévoile vingt-six portraits, sous forme d'abécédaire. Elle a librement pris la plume pour revenir sur ces histoires singulières qui se déroulent entre 1966 et 2006. Les héros sont les enfants, les familles et aussi les professionnels d'un secteur trop souvent mal connu, celui de la protection de l'enfance en danger. Leur parole est évoquée avec respect, pudeur, parfois avec humour et sans jamais tomber dans le voyeurisme.

(134 p., 14,5 euros)

ISBN : 978-2-343-15653-8, EAN EBOOK : 9782140099243

ÉDUCATEUR SPÉCIALISÉ : UNE AVENTURE HUMANISANTE

Dominique Lepage

L'auteur souhaite trasnmettre à tous les éducateurs ou à ceux qui se préparent à le devenir, tout le bonheur que ce métier lui a donné. Cette profession est aussi passionnante qu'elle est exigeante. Ces pages témoignent de l'enthousiasme et des convictions qui sont les siennes. C'est une aventure «humanisante » où le quotidien est un rendez-vous en terre inconnue.

(186 p., 19,5 euros)

ISBN : 978-2-343-15506-7, EAN EBOOK : 9782140098369

LE TRAVAIL DES COORDONNATEURS DANS LE CHAMP SOCIAL ET ÉDUCATIF

De quoi la fonction de coordination est-elle le symptôme ?

Christian Gauffer

Le fait de dédier la fonction de coordination à un poste spécifique est relativement nouveau au sein des institutions médicosociales. Auparavant la fonction de coordination était de la pleine responsabilité de la hiérarchie. Avons-nous changé de monde ? Que s'est-il passé pour arriver à ce changement de paradigme ? Est-ce un effet de mode ou une nécessité liée à la transformation du travail ? Ce livre élaboré à partir des observations d'une centaine de coordonnateurs propose une réflexion sur ces questions.

(120 p., 14 euros)

ISBN : 978-2-343-14930-1, EAN EBOOK : 9782140094194

PETITES CONVERSATIONS SUR LES VIOLENCES

Paroles d'une femme policière

Catherine Garnier

En 2018, en France, les violences répétées sont encore le quotidien de milliers de femmes, d'hommes et d'enfants. Qui sont les victimes ? Pourquoi supportent-elles tant de souffrances ? Le cycle des violences, l'emprise, le stress post-traumatique, tous ces phénomènes qui les emprisonnent sont expliqués au lecteur afin qu'il change son regard et puisse comprendre que l'inexplicable a du sens.

(170 p., 18 euros)

ISBN : 978-2-343-15046-8, EAN EBOOK : 9782140093289

USAGES DE LA CULTURE ET POPULATION PÉNALE

Sous la direction de Delphine Saurier

Une compréhension élitiste de l'art et de la culture s'accommode mal du voisinage de la délinquance et du crime. Pourtant, depuis plusieurs décennies, des projets artistiques et culturels sont déployés en direction de la population pénale. Les pouvoirs publics nourrissent toute une série de réflexions à la fois sur la place de l'art et de la culture dans la société, et sur le sens de la peine et le rôle de certaines institutions pénales, telles que la prison.

(Coll. Logiques sociales, 170 p., 18 euros)

ISBN : 978-2-343-14605-8, EAN EBOOK : 9782140089152

ELÉMENTS DE PSYCHOLOGIE MÉDICALE

Hubert Mukendi Mpinga

Préface de Jean-Paul Nkongolo Mukendi

La psychologie médicale est une psychologie de l'homme malade, ou se réclamant comme tel, en situation de demande de soins auprès d'un médecin ou tout personnel soignant. La connaissance des deux pôles de la relation représentés par le malade et le médecin ainsi que la relation elle-même s'avère nécessaire à toute personne qui se propose d'aider les patients. Le milieu hospitalier regorge pour sa part d'individus aux caractères et intérêts différents dont il faut cerner les comportements.

(Coll. Notes de cours, 166 p., 18 euros)

ISBN : 978-2-343-13958-6, EAN EBOOK : 9782140065323

LE SERVICE MILITAIRE ADAPTÉ
Un modèle d'insertion outre-mer
Raphaël CHAUVANCY
Préface du colonel Philippe Boccon-Liaudet
Du fait de leur isolement, nos outre-mer doivent relever d'importants défis économiques et sociaux, dont l'insertion de la jeunesse. Le Service militaire adapté, institution méconnue en métropole, y contribue avec succès grâce à l'acquisition de compétences sociales et l'apprentissage d'un métier. Après 10 mois de formation, 75% des stagiaires réussissent leur insertion. Ces pages ouvrent des pistes novatrices en termes de transmission, d'éducation et de formation.
(90 p., 12 euros)
ISBN : 978-2-343-13988-3, EAN EBOOK : 9782140060557

FAMILLES, PAS SANS VOUS ?
Place et accompagnement des familles dans le secteur médico-social
Véronique Durand, Odile Boudjelloul
Préface de Daniel Lecompte
Aux familles, grandes absentes des débats publics comme des réflexions et décisions institutionnelles, les auteures de cet ouvrage ont voulu redonner la parole. Sur les bases de leur expérience confirmée d'éducatrice et de psychologue et riche de leur investissement respectif en milieux professionnels très diversifiés, relevant essentiellement de la protection de l'enfance et du monde du handicap (physique et/ou mental chez l'enfant et l'adulte), elles leur ont proposé une réappropriation légitime de leur place dans l'accompagnement de leurs enfants. Aujourd'hui, elles poursuivent ce travail partagé auprès des familles, dans la même Structure concernée par cet écrit.
(Coll. Éducateurs et Préventions, 180 p., 19 euros)
ISBN : 978-2-343-12852-8, EAN EBOOK : 9782140045646

SERVICE CIVIQUE EN BANLIEUES
Des jeunes engagés
Bertrand Dubreuil
Aujourd'hui, dans les quartiers périphériques de nos villes, de nombreux jeunes poursuivent des missions dans le cadre d'un service civique. Ils y interviennent en faveur de la solidarité, de l'éducation populaire, du lien social. Ils sont accueillis et accompagnés par des structures qui les associent à leur action. Ce service civique est conçu comme une forme de volontariat et doit permettre de soutenir les jeunes dans la construction de leur avenir tant citoyen que professionnel. Comment vivent-ils cette expérience ?
(Coll. Villes en mouvement, 174 p., 15 euros)
ISBN : 978-2-296-12097-6, EAN EBOOK : 9782140045745

VIEILLISSEMENT, VULNÉRABILITÉ ET ANIMATION SOCIALE
Sous la direction de Nicolas Combalbert et Sophie Rothé
Cet ouvrage collectif s'adresse principalement aux travailleurs sociaux, notamment aux animateurs sociaux et socioculturels, qui évoluent auprès de personnes âgées. Il traite du vieillissement normal et pathologique et plus particulièrement des personnes âgées en situation de perte d'autonomie ou de dépendance. Il vise à aider les acteurs de terrain, à ajuster leurs posture et pratique professionnelles, à interroger les limites de leur action dans un cadre institutionnel.
(Coll. Logiques sociales, 272 p., 27,5 euros)
ISBN : 978-2-343-12561-9, EAN EBOOK : 9782140042140

LAÏCITÉ, ÉMANCIPATION ET TRAVAIL SOCIAL
Sous la direction de Guylain Chevrier
La laïcité, indissociable d'une liberté intime, se construit toujours dans un cadre collectif. Cette liberté, aucun professionnel de l'action éducative et sociale ne peut se dispenser de la penser. Peut-on grandir, évoluer et s'émanciper sans que soit garantie la liberté de conscience ? Sur cette question, l'ambition de

cet ouvrage est double : convoquer la réflexion au sujet de la laïcité comme principe émancipateur, et fournir des outils à tout professionnel ou cadre du travail social désireux de penser sa pratique.
(Coll. Les Ecrits de BUC Ressources, 270 p., 28 euros)
ISBN : 978-2-343-12358-5, EAN EBOOK : 9782140041075

MAIS QUE FONT LES SERVICES SOCIAUX ?
Paroles de professionnels de l'action sociale
Collectif "Graines d'auteurs"
Chaque jours, en France, des assistants sociaux, des éducateurs, des médecins, des puéricultrices, des infirmiers, ou encore des sage-femmes, prennent leurs fonctions dans les centres médico-sociaux du territoire. Ces professionnels vont recevoir ces milliers "d'usagers" en quête d'écoute ou d'aide dans des domaines aussi variés que multiples. Leur travail s'inscrit dans un cadre législatif encore plus méconnu, et fait régulièrement l'objet de critiques violentes à l'occasion de faits divers dramatiques.
(292 p., 29 euros)
ISBN : 978-2-343-11406-4, EAN EBOOK : 9782140037245

LE MÉTIER D'ÉDUCATEUR SPÉCIALISÉ
Entre engagement personnel et engagement professionnel
Sandrine Mirolo
Les professions du travail social se transforment avec les nouveaux publics, les nouvelles pratiques, avec aussi moins de budget et plus de procédures, plus de pressions et moins de marge de manoeuvre. Les éducateurs spécialisés se trouvent ainsi pris dans des demandes paradoxales : être autonomes en même temps qu'exécutants. D'où vient le malaise des professionnels du secteur social ? Et comment accompagner la souffrance des personnes si on perd le sens des valeurs humaines ?
(Coll. Travail du social, 320 p., 33 euros)
ISBN : 978-2-343-11442-2, EAN EBOOK : 9782140034008

AUX FRONTIÈRES DES TERRITOIRES DE L'ORDINAIRE
Une institution soignante au coeur d'un quartier "sensible"
Brigitte Beudin-Guillaume, Lara Montagnac
Professionnels dans un service d'éducation et de soin situé au coeur d'un territoire dit "sensible", les auteurs témoignent d'une vie de quartier conjuguant richesses et vulnérabilités. Accompagner des enfants psychiquement fragiles nécessite de prendre en compte cet environnement dans toutes ses dimensions, mais aussi d'agir en vue de le rendre plus pacifié. Cela implique un engagement professionnel important, restitué ici de la manière la plus transparente possible.
(228 p., 23,5 euros)
ISBN : 978-2-343-11844-4, EAN EBOOK : 9782140035111

L'ACCOMPAGNEMENT SOCIAL ET ÉDUCATIF
Quelles modalités pour quelles finalités ?
Sous la direction de Valérie Becquet - Coordination de Maurice Corond
Les pratiques d'accompagnement sont devenues fréquentes dans le domaine de l'éducation, de la jeunesse et du social. Mais de quoi parle-t-on vraiment : de coaching, de tutorat, de care ? S'agit-il d'accompagner un individu ou une collectivité ? Et sur quelles valeurs faut-il s'appuyer ? Les différents chapitres de cet ouvrage tentent de répondre à ces interrogations. Des pratiques sont détaillées, des pistes sont tracées, des réflexions sont abordées.
(168 p., 18 euros)
ISBN : 978-2-343-11532-0, EAN EBOOK : 9782140031496

Structures éditoriales du groupe L'Harmattan

L'Harmattan Italie
Via degli Artisti, 15
10124 Torino
harmattan.italia@gmail.com

L'Harmattan Hongrie
Kossuth l. u. 14-16.
1053 Budapest
harmattan@harmattan.hu

L'Harmattan Sénégal
10 VDN en face Mermoz
BP 45034 Dakar-Fann
senharmattan@gmail.com

L'Harmattan Cameroun
TSINGA/FECAFOOT
BP 11486 Yaoundé
inkoukam@gmail.com

L'Harmattan Burkina Faso
Achille Somé – tengnule@hotmail.fr

L'Harmattan Guinée
Almamya, rue KA 028 OKB Agency
BP 3470 Conakry
harmattanguinee@yahoo.fr

L'Harmattan RDC
185, avenue Nyangwe
Commune de Lingwala – Kinshasa
matangilamusadila@yahoo.fr

L'Harmattan Congo
67, boulevard Denis-Sassou-N'Guesso
BP 2874 Brazzaville
harmattan.congo@yahoo.fr

L'Harmattan Mali
Sirakoro-Meguetana V31
Bamako
syllaka@yahoo.fr

L'Harmattan Togo
Djidjole – Lomé
Maison Amela
face EPP BATOME
ddamela@aol.com

L'Harmattan Côte d'Ivoire
Résidence Karl – Cité des Arts
Abidjan-Cocody
03 BP 1588 Abidjan
espace_harmattan.ci@hotmail.fr

L'Harmattan Algérie
22, rue Moulay-Mohamed
31000 Oran
info2@harmattan-algerie.com

L'Harmattan Maroc
5, rue Ferrane-Kouicha, Talaâ-Elkbira
Chrableyine, Fès-Médine
30000 Fès
harmattan.maroc@gmail.com

Nos librairies en France

Librairie internationale
16, rue des Écoles – 75005 Paris
librairie.internationale@harmattan.fr
01 40 46 79 11
www.librairieharmattan.com

Lib. sciences humaines & histoire
21, rue des Écoles – 75005 Paris
librairie.sh@harmattan.fr
01 46 34 13 71
www.librairieharmattansh.com

Librairie l'Espace Harmattan
21 bis, rue des Écoles – 75005 Paris
librairie.espace@harmattan.fr
01 43 29 49 42

Lib. Méditerranée & Moyen-Orient
7, rue des Carmes – 75005 Paris
librairie.mediterranee@harmattan.fr
01 43 29 71 15

Librairie Le Lucernaire
53, rue Notre-Dame-des-Champs – 75006 Paris
librairie@lucernaire.fr
01 42 22 67 13

www.ingramcontent.com/pod-product-compliance
Lightning Source LLC
LaVergne TN
LVHW011446061026
849535LV00004BA/966
9782343161730